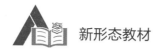

新形态教材

卓 越 医 生 教 育 培 养 计 划

基 础 医 学 实 验 教 学 系 列 教 材

供临床、基础、预防、检验、护理、口腔等专业使用

医学显微形态学实验

Yixue Xianwei Xingtaixue Shiyan

（第2版）

主　　编　苏衍萍　孙文平

副主编　隋宏书　杨雷英　杜　辉　李亚鲁　徐兴华
　　　　　袁　娜

编　　委（以姓氏笔画为序）

王　丽　王　勤　王振军　刘　惠　刘　蕾

刘钦来　许凤华　孙文平　苏衍萍　杜　辉

杜长青　李东娟　李亚琼　李亚鲁　杨　艳

杨雷英　吴馨培　谷婉莹　张景芳　苗　芳

郑　荟　房建强　柳雅玲　袁　娜　徐兴华

崔海庆　隋宏书　葛　丽　翟晓茜

U0312714

高等教育出版社·北京

内容提要

本书为国家"卓越医生教育培养计划"基础医学教学改革实验教材，编写宗旨为夯实基础知识、培养具有一定的实践能力和初步的临床思维并具有创新精神和人文素养的临床卓越医生。内容分基础实验、综合实验、案例分析和创新实验4篇。第一篇基础实验分为2章，第一章指导医学生组织学与胚胎学切片观察的方法，第二章指导病理学切片观察方法，每一实验包括实验目的、实验内容及观察方法，并附有思考题。第二篇综合实验，主要通过形态学实验技术的运用和正常组织学结构与病理学结构的对比分析，培养医学生综合应用知识的能力。第三篇案例分析，包括18例临床案例，强化早临床、多临床和反复临床的理念，培养医学生的实践能力和初步的临床思维及医学人文精神等。第四篇创新实验，主要针对基础理论和临床上一些尚待解决的医学问题，学生在教师指导下通过查阅文献、分析文献，自行进行实验设计、完成实验和分析结果，培养学生分析问题、解决问题和创新的能力。

本书适用于临床、基础、预防、检验、护理、口腔等专业。

图书在版编目（CIP）数据

医学显微形态学实验 / 苏衍萍，孙文平主编 . -- 2
版 . -- 北京：高等教育出版社，2021.12
供临床、基础、预防、检验、护理、口腔等专业使用
ISBN 978-7-04-056775-5

Ⅰ. ①医… Ⅱ. ①苏… ②孙…Ⅲ. ①人体形态学 –
显微术 – 实验 – 医学院校 – 教材 Ⅳ. ① R32-33

中国版本图书馆 CIP 数据核字（2021）第 166887 号

策划编辑 瞿德竑　　责任编辑 瞿德竑　　封面设计 张 楠　　责任印制 高 峰

出版发行	高等教育出版社	网　　址	http://www.hep.edu.cn
社　　址	北京市西城区德外大街4号		http://www.hep.com.cn
邮政编码	100120	网上订购	http://www.hepmall.com.cn
印　　刷	北京市密东印刷有限公司		http://www.hepmall.com
开　　本	787mm×1092mm　1/16		http://www.hepmall.cn
印　　张	16.5	版　　次	2015 年 3 月第 1 版
字　　数	370 千字		2021 年 12 月第 2 版
购书热线	010-58581118	印　　次	2021 年 12 月第 1 次印刷
咨询电话	400-810-0598	定　　价	78.00元

数字课程（基础版）

医学显微形态学实验

（第2版）

主编　苏衍萍　孙文平

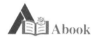

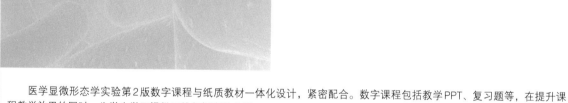

医学显微形态学实验（第2版）

医学显微形态学实验第2版数字课程与纸质教材一体化设计，紧密配合。数字课程包括教学PPT、复习题等，在提升课程教学效果的同时，为学生学习提供思维与探索的空间。

用户名：　　　　　密码：　　　　　验证码：　　　　5360　忘记密码？　　**登录**　　注册

http://abook.hep.com.cn/56775

扫描二维码，下载Abook应用

前　言

　　"卓越医生教育培养计划"是加快推进临床医学教育综合改革的重要举措，其核心为更新教育教学观念，改革人才培养模式，创新教育教学方法和考核评价方法。为此，山东第一医科大学对传统的以课程为中心的教学模式进行了大胆的改革尝试，开设了以器官系统为中心、以问题为基础的教学模式（problem based learning，PBL），同时对基础医学实验进行了整合。《医学显微形态学实验》是整合基础医学实验课程之一，内容包括组织学、胚胎学和病理学实验，编写过程中除了以上课程的基础实验外，循序渐进地加设了综合实验、案例分析和创新实验，目的在于培养具有较强的实践能力和初步的临床思维并具有创新精神和人文素养的临床卓越医生。内容分基础实验、综合实验、案例分析和创新实验4篇。

　　本书的主要特点如下。

　　1. 基础实验部分与相应学科的理论课同步进行，以巩固理论知识和培养学生的观察和动手能力。实验内容中设有一览表，使学生对每次实验内容和要点一目了然。文字部分描述简明扼要，重在引导、启发和指导学生掌握学习规律，快速准确观察，提高观察切片的效果。

　　2. 综合实验主要通过形态学实验技术的运用和组织学结构与病理学结构的对比观察，培养学生获得知识的能力和解决复杂问题的能力。案例分析中的案例是教师根据临床病例改编而来的，旨在培养学生运用知识综合分析的能力，加强基础与临床的衔接，强化早临床、多临床和反复临床的理念，培养医学生的人文素养。创新实验主要是针对一些尚待解决的医学问题，在教师指导下，由学生自行设计和完成的一些实验，以培养学生的创新能力。

　　3. 本书共有彩色照片457幅，其中组织学与胚胎学照片213幅，病理学照片244幅。主要为我校技术人员制作的切片、模型和大体标本原照，图片清晰、结构典型，指导性强。图随文走，图文并茂，将抽象的微细结构生动、形象地展现出来，有助于学生在头脑中建立人体结构、病理变化的具体形象，便于学生记忆、理解。为提高学生专业外语水平，每幅图的中文图名后均有英文，并采用英文标注。同时还列举了正常结构和病理变化的对照，以加强学科渗透，拓宽学生的思维空间。

这本实验改革教材经过5年的使用，获得了师生的一致好评，我们综合几年的使用情况和目前教育部对一流课程的要求进行了修订，教材修订过程中进一步凝练课程的高阶性和创新性，并增加了课程思政的表述，增强了教材的指导性。教材修订过程中得到数字人公司和我校领导的大力支持，在此表示衷心的感谢！

由于教学改革永远在路上，加之我们水平有限，时间仓促，本书若有不足和疏漏，敬请同行专家和同学们批评指正。

苏衍萍

2021.2

目 录 ◀

第一篇 基 础 实 验

第二篇 综合实验

第三篇 案例分析

第四篇　创　新　实　验

基础实验

第一章

组织学与胚胎学基础实验

实验一　组织学绪论
Introduction to Histology

组织学是研究正常机体微细结构及其功能关系的科学。微细结构的直观观察通过基础实验完成，组织学基础实验是组织学教学的重要组成部分，主要目的是通过使用显微镜观察组织切片，识别各种组织、器官光镜下的结构，培养学生的观察能力，并通过实验过程培养学生严谨的科学态度。

一、实验注意事项

1. 实验课应携带理论教材、实验指导、彩色铅笔、橡皮、作业本（纸）等，穿隔离衣。

2. 实验前应复习好理论知识，按照进度预习实验指导。

3. 2个自然班按照学号分在3个实验室，每个实验室的学生按照学号顺序入座。实验室配备有数码互动系统，每位学生一台显微镜。要熟悉数码互动系统操作流程，了解显微镜的构造、性能、使用及维护方法。

4. 实验室内计算机按照程序操作，显微镜光源及时关闭。爱护实验设备，人为损坏后应照章赔偿。

5. 实验室仪器、设备、切片标本等不得带出实验室。

6. 请保持实验室安静，可在老师指导下谈论式学习，但严禁喧哗。

7. 请保持实验室整洁，实行卫生值日制，届时请值日生做好实验室清洁，下课离开时注意关好水、电、门窗。

二、实验仪器设备及使用方法

（一）数码互动系统

1. 组成

显微数码互动系统由4部分组成：数码一体化显微镜系统、图像处理系统、语音系统和软件系统。其中软件系统对前三者有机整合，形成了图像与语音并重的互动实验室系统。学生端LED指针、学生语音单元、学生耳麦、学生显微镜、学生计算机与教师计算机、教师耳麦、教师显微镜构成整个互动系统。

（1）数码一体化显微镜系统：我校显微数码互动实验室配置的数码一体化显微镜包括教师用显微镜和学生用显微镜。教师用显微镜为内置800万像素摄像系统，采用IEEE1394接口，可保证大量高清晰图像快速传输的数码一体化显微镜。学生用显微镜为内置200万像素数码显微镜头，可通过数据传输线将图像传入教师用计算机的数码一体化显微镜。

（2）图像处理系统：显微数码互动实验室图像处理系统包括教师通道、学生通道1、学生通道2和学生通道3。教师通道显示的是教师用显微镜下的图像，可用于示教。每个学生通道可同时显示20台学生显微镜的图像，可以用鼠标左键点击任一图像，单独全屏显示1台显微镜的图像。

（3）语音系统：语音系统包括师生对讲、学生示范、分组练习、拒绝（允许）拍照、响应呼叫、清除呼叫、全通话和系统复位。

（4）软件系统：软件系统包括Digiclass 1.2部分和Advanced 3.2部分。上实验课时使用最多的是Digiclass 1.2部分，而Advanced 3.2部分用于图像处理和图像分析。

Digiclass 1.2软件操作界面，左上方占屏幕大部分面积的是视频显示部分，下方为对应的视频图像操作功能控制面板，右侧为语音互动部分。视频显示部分主要显示来自教师通道和学生通道的图像，教师可以通过学生通道来监控学生的实验情况。左下方的视频图像操作功能控制面板包括基本、高级和拍照，可对图像进行明亮度、对比度、锐度、图像色彩、白平衡、捕捉图像等操作，使图像更真实、清晰。右上方左侧为语音互动操作部分，右侧的"耳机"和"话筒"是教师耳机的调节功能。右下方为系统状态和学生的编号。

Advanced 3.2主要是对所拍下来的图像进行处理、分割和计算，并作出图文报告。

请同学们注意，因为数码互动软件和计算机的更新换代，以教师实地指导为准。

2. 操作流程

操作流程包括显微图像处理和数字网络显微互动两部分。

（1）显微图像处理：

1）双击桌面上MiE软件图标。

2）点击"预览"启动视频预览。

3）在显微镜载物台上放好切片，调节显微镜，至屏幕上显示出清晰图像。

4）调节白平衡：①首先把切片移至大面积空白位置；②在视频预览状态下点击"高级"，在弹出的窗口中选择"自动白平衡"；③等待1～2 s后取消选择"自动白平衡"，点击"隐藏"关闭窗口。

5）点击"图像处理"，切换至图像处理单元。

（2）数字网络显微互动：右键点击右下角电脑图标，出现菜单，可实现功能有电子举手、远程信息和作业提交。

1）电子举手：学生在听课的过程中可以使用电子举手请求教师回应。学生登录后在右键菜单中选择电子举手或按ScrollLock键即可发出举手信息。

2）远程信息：学生通过远程信息对话框可以和老师对话。

3）作业提交：学生把老师发下的试卷做完后，通过"作业提交"交给老师。

（二）普通光学显微镜的构造和使用方法

1. 显微镜构造

显微镜主要由支架部分、机械部分和光学部分组成。

（1）支架部分：

1）镜座：支持着整个显微镜。

2）镜臂：是镜筒、载物台、调焦旋钮和聚光器的支持结构。

（2）机械部分：

1）载物台：又称工作台或镜台，台正中的孔称镜台孔。台上装有标本移动器，用来固定标本和调节标本的位置。

2）镜筒：其上端装有目镜，下端连接物镜转换器。

3）物镜转换器（镜盘）：是可旋转的圆盘形结构，其上装有放大不同倍数的物镜镜头。

4）调焦旋钮：安装在镜臂上，有粗调旋钮和细调旋钮两种。旋转前者可大幅度调节物镜与标本之间的距离，而后者用于细微调节，使图像由模糊变得清晰可见。

（3）光学部分：

1）反射镜（反光镜）：安装在镜座上，其功能是将光线反射至聚光器。

2）聚光器：由一组透镜组成，其功能是将来自反光镜的光线聚集到被观察的标本上。前两者又称采光部分。其下方的光圈可开大或关小，用以调节光线的强度。请同学们注意物镜镜头由低倍转向高倍光圈的变化，并分析其原因。

3）目镜：安装在镜筒头端，装有一个目镜的称为单筒型显微镜（单目镜），两个目镜者称为双筒型显微镜（双目镜），两目镜可被内外拉动，以调节眼间距，使双眼看到同一视野上。目镜放大倍数有10倍、15倍和20倍，常用10倍。

4）物镜：安装在镜盘上，放大倍数有4倍、10倍、40倍和100倍等，通常将10倍称为低倍镜，40倍称为高倍镜，100倍为油镜。放大倍数为目镜和物镜的乘积。故后两者也称放大部分。

2. 使用方法

正确使用显微镜可提高观察效果和速度，因此，不但要熟悉显微镜构造，更要掌握使用方法。

（1）对光：插上电源插头，打开底座一侧电源开关，将10倍物镜旋至正中；升高聚光镜，打开光圈；眼睛与目镜接触，调节光的强度。若光线太强，不但刺激眼睛，而且易损伤灯泡。

（2）放置切片：将切片盖玻片面向上置于显微镜载物台上，操作标本移动器将标本调至中央适当位置。

（3）调焦距：一般用10倍物镜，转动粗调旋钮，至被观察标本与物镜相距约0.5 cm处，再缓缓调节两者之间的距离，配合使用细调旋钮，直至图像清晰为止。如换用高倍镜，则在此基础上直接将镜头转至正中对准镜台孔，然后操作细调旋钮，便可看到清晰的物像。

（4）标本观察：调好清晰度后，按实验目的要求调节标本移动器，对切片进行仔细观察。

（5）油镜的使用方法：若需使用油镜，应首先在高倍镜下找到欲观察的结构，并将其移至视野中央。在盖玻片上滴一滴香柏油，旋转物镜转换器，将油镜头旋至正中，然后从侧面观察，使镜头浸入油中。缓缓调节细调旋钮至图像清晰。使用完油镜，必须用二甲苯等清洁剂将镜头擦干净。

3. 注意事项

（1）搬动显微镜时要右手握镜臂，左手托镜座，贴于胸前，以防碰撞。切忌单手提显微镜，以防部件滑脱，造成损伤。

（2）缓慢升降物镜，以免损伤切片。

（3）要用专用擦镜纸擦镜头，不得用手直接擦拭。显微镜已精心调试，并在镜头内安装了指针（在视野内看到的黑线），故不得振动和随便拆卸镜头及其他部件，出现故障或损伤应立即报告。用完后包好放回原处。

三、常用制片技术

观察前要了解该标本的制作方式及染色方法。同一标本用不同的染色方法，所呈现的颜色不同，不同的染色方法所显示的结构不同，如硝酸银染色能显示网状纤维、胃肠内分泌细胞、滤泡旁细胞等，而在HE染色的标本上则不能显示。为将结构显示得更好，要根据需要选择染色方法。

（一）石蜡切片苏木精–伊红染色法

石蜡切片苏木精–伊红（hematoxylin-eosin，HE）染色法是最基本、最常用的制片方法，下面简要介绍制作过程。

1. 取材（obtaining the specimen）

材料一般来自人尸体或手术切除的组织或器官，有的取自动物的组织或器官。切取新鲜组织块，迅速投入一定浓度的固定液内。组织块大小一般不超过1.2 cm×0.5 cm×0.5 cm。

2. 固定（fixation）

固定的目的是避免组织自溶、腐败。固定剂使组织内的蛋白质变性、凝固，使组织易于切片染色。常用固定剂有甲醛、乙醇、重铬酸钾、醋酸与苦味酸等，常用4%甲醛溶液。为提高固定或染色效果，可用复合固定剂。固定剂的用量一般要大于组织块体积的20倍。材料固定一段时间后硬度增加，修整后继续固定。

3. 脱水（dehydration）及透明（clearing）

固定后的组织含有水分使石蜡难以浸入，所以，浸蜡前需用脱水剂（乙醇、甲醇或丙酮）脱去组织中的水分，常用的方法是用50%、70%、80%、90%、95%、100%乙醇梯度脱水。由于乙醇和石蜡不能混溶，所以，脱水后的组织还需要用能与乙醇和石蜡混合的脂溶剂（二甲苯、氯仿、甲苯等）浸透，取代组织中的乙醇，从而使液状石蜡易于浸入组织；而且脂溶剂浸透后的组织折光率增加，变得较为透明，故这一过程称为透明。

4. 浸蜡

将透明的组织块投入熔点为54～56℃，56～58℃，58～60℃的熔蜡中，使液体蜡浸入组织细胞内。

5. 包埋（embedding）

组织块经上述处理后，置于盛有熔蜡的包埋盒中，待冷却。

6. 切片（sectioning）及贴片（mounted）

切片前将蜡块修成需要的形状，将其固定于切片机上，切成5~10 μm厚的蜡片。将连成带状的蜡片在温水中展开，贴于清洁并涂有薄层蛋白甘油的载玻片上。置37℃恒温箱内烘干。

7. 染色（staining）

染色前入二甲苯脱蜡，再依次入100%、95%、90%、80%、70%乙醇，然后放入蒸馏水后即可进行染色，这一步骤称为脱蜡复水。常用的染色方法有数种，其中以HE染色最为常见。

苏木精为碱性染料，可使组织中的酸性物质染色，如细胞核中的染色质、神经元胞质内的尼氏体等。伊红是酸性染料，使细胞质和细胞外基质中的碱性蛋白成分染成粉红色。一般先用苏木精染色5~10 min，经冲洗、分色、蓝化后，再用伊红染2~5 min。

8. 脱水、透明

染色后，经70%、80%、90%、95%、100%乙醇脱水，再经二甲苯透明，以增加组织透光度，提高观察效果。

9. 胶封

在透明后的标本上滴一滴树胶，盖上盖玻片，晾干或烘干后可长期保存。

（二）普通组织化学技术——PAS反应

过碘酸-希夫（periodic acid-Schiff，PAS）反应的原理：过碘酸是一种强氧化剂，可将多糖分子中的乙二醇基氧化成乙二醛基；后者再与Schiff试剂中的亚硫酸品红结合，形成不溶于水的紫红色沉淀，紫红色物质存在的部位即是多糖和糖蛋白存在的部位。

PAS反应是较常用的一种组织化学技术。其前期制片过程从取材到脱蜡复水与石蜡切片HE染色法基本相同。浸水后的切片作如下处理：过碘酸氧化→水洗→希夫试剂→水洗→苏木精染细胞核→脱水透明→胶封。此方法可用来显示基膜、糖原、黏液性腺细胞内的黏原颗粒等。

（三）免疫组织细胞化学技术

利用抗原与抗体特异性结合的原理，应用已标记的特异性抗体，与组织、细胞内的特异性抗原结合，检测组织、细胞中抗原性物质（蛋白质或多肽等）存在和分布的技术称为免疫组织化学（immunohistochemistry）技术和免疫细胞化学（immunocytochemistry）技术。切片的前期和后期处理基本同普通组织学HE染色技术，但各步骤要求比较严格。不同之处主要是染色所用试剂为免疫组织化学试剂。

（四）电镜技术

制备超薄切片程序和石蜡切片步骤类似，但要求极严格，所用试剂不同。主要区别是：取材很小（1 mm³），所用固定液为戊二醛和锇酸，脱水后用树脂包埋，用超薄切片机制作超薄切片（50~80 nm），超薄切片用醋酸双氧铀和枸橼酸铅双染色，用透射电子显微镜观察。如要观察标本的表面立体构象，则组织块不需切片，用上述两种固定液固定后再经脱水、干燥、表面喷炭或金属膜后，扫描电镜观察。

四、实验步骤和方法

组织学基本实验主要是用显微数码互动系统观察组织切片，也可通过局域网观察数字切片，数字切片作为真实组织标本的补充，也可配合观察图谱、电镜照片、模型等。观察切片过程中应注意以下几点。

1. 观察步骤

先用肉眼观察，再用低倍镜，最后用高倍镜观察。必要时用油镜观察。

（1）肉眼：观察组织的外形、断面、颜色等。

（2）低倍镜：了解组织切片的全貌，确定结构类型。若是中空性器官，则应从内（腔面）向外逐层观察。注意各层的结构特点及层与层之间的关系。如果是实质性器官，应从外周（一般为被膜）至中心依次观察，重点观察实质的结构。

（3）高倍镜：在低倍镜观察的基础上，进一步观察组织和细胞的微细结构，包括细胞的形态、细胞间的相互关系及细胞间质的结构特点等。

（4）观察切片过程中要开动脑筋，不但注意要求看什么，更要关注看到的是什么。要运用比较、归纳的方法，辨别不同组织结构的异同，以利于加深和巩固对其特点的认识，以便举一反三。

（5）对感兴趣的图片进行拍照、存储。

2. 注意事项

（1）实验用玻片多为石蜡切片HE染色标本，使用过程中容易被物镜压碎或者滑落地面摔碎。

（2）应重视低倍镜下结构的观察。切勿因盲目追求放大倍数而直接用高倍镜观察。因为高倍镜观察虽然放大倍数大，但视野较小，容易忽略全貌，以致观察结果不全面、不准确，甚至错误。

（3）取材和切片制作过程中，要经过复杂的技术处理，不可避免地对组织产生损伤，造成人工假象。如出血，上皮细胞脱落，组织间出现裂隙、皱褶、刀痕、染料残渣等，应注意区别。

（4）注意平面和立体的关系，由于切片的部位和方向的不同，同一组织或器官可呈现不同的图像。

3. 绘图

绘图可以加强学生对于组织结构的理解和记忆，同时也是培养观察和综合分析能力的一个重要环节。绘图应在仔细观察并理解的基础上，选取典型部位绘制。绘制的图片应力求反映镜下所见的真实结构。颜色应尽量与标本颜色一致，如在HE染色的标本上，细胞质着红色，细胞核着蓝色。图面设计、大小比例、颜色深浅、线条粗细要合理，注字时要求拉线平直、字头对齐、书写端正（提倡用英文注字）。

思考题

1. 请根据石蜡切片HE染色标本的制作过程和原理，分析影响标本质量的因素是什么。

2. 解释名词：（1）HE staining　（2）Acidophilia　（3）Basophilia　（4）PAS reaction

（苏衍萍）

实验二　上皮组织
Epithelial Tissue

一、实验目的

1. 掌握各种被覆上皮的结构特点及分布。
2. 熟悉电镜下微绒毛、纤毛、基膜的结构特点。
3. 了解上皮细胞不同侧面的特殊结构，理解各自的功能。

二、实验内容

标本号	名称	取材	染色	观察要点	备注
94	甲状腺	狗	HE	单层立方上皮，核形态及位置、游离面和基底面	
57	胆囊	人	HE	单层柱状上皮，核形态及位置、游离面和基底面	
65	气管	胎儿	HE	假复层纤毛柱状上皮，辨别纤毛柱状细胞、杯状细胞和基膜	
46	食管	人	HE	复层扁平上皮，辨别表层、中间层及基底层	注意两者比较
72	膀胱	人	HE	变移上皮，盖细胞、中间层及基底层单层扁平上皮（血管内皮和间皮）	
	肠系膜	蛙	镀银	单层扁平上皮	示教
50	小肠	猫	HE	单层柱状上皮，辨别柱状细胞、杯状细胞、间皮	示教
48	胃	狗	HE	单层柱状上皮，注意与小肠上皮的比较	示教
69	肾	兔	HE	辨别单层扁平上皮和单层立方上皮	示教

1. 单层扁平上皮（simple squamous epithelium）（镀银染色）

标本为蛙肠系膜铺片，镀银染色。

镜下观察：细胞呈多边形，相邻细胞交界处呈棕黑色锯齿状，细胞中央圆形或椭圆形蓝色结构为细胞核（Fig.1.1.2–01）。

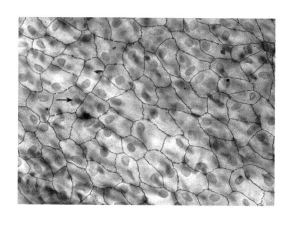

Fig.1.1.2–01　单层扁平上皮simple squamous epithelium（surface view）silver stain　high mag.
→：the nucleus of epithelium

2. 单层扁平上皮（HE染色）

镜下观察：在肾切片的肾小囊壁层，可见扁平的蓝紫色核，核周围细胞质很少，即单层扁平上皮侧面形态（Fig.1.1.2–02A）。

在小肠管壁最外层可见扁平的蓝紫色核，即间皮（mesothelium）细胞核，请注意比较分布在不同部位的单层扁平上皮结构特点（Fig.1.1.2–02B）。

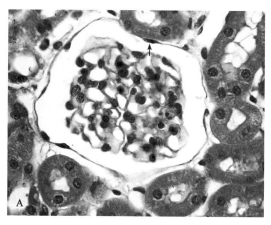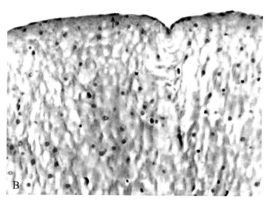

Fig.1.1.2–02　单层扁平上皮simple squamous epithelium（↑）　high mag.
A. kidney　B. mesothelium（small intestine）

3. 单层立方上皮（simple cuboidal epithelium）

肉眼观察：甲状腺切片标本呈长条形，为实质性器官。

低倍镜观察：腺实质内有大量大小不等的腺泡切面，腺泡壁由单层立方上皮构成，腔内粉红色均质状物是上皮细胞分泌物，红色胶状物质周边可看到浅染的泡状结构，请分析形成原因，找到圆形细胞核排列整齐的滤泡上皮，转高倍镜观察。

高倍镜观察：腺泡壁上皮细胞近似立方形，细胞质弱嗜碱性或嗜酸性，核圆形，位于细胞的中央（Fig.1.1.2–03）。思考：此种上皮还分布在何处？

4. 单层柱状上皮（simple columnar epithelium）

肉眼观察：胆囊切片标本呈半圆形，凹面为内表面，外观不整齐，着浅蓝色，为黏膜层，单层柱状上皮位于其表面，其余的部分染成红色，为胆囊壁的其他构造。

低倍镜观察：腔面有许多高而分支的皱襞，其表面为单层柱状上皮。由于单层柱状上皮被斜切的缘故，常见有多层细胞核，似多层细胞排成复层。有的部位游离面可见成片或带状非细胞结构，是残留的胆汁。选择核呈椭圆形，整齐排列成单层的部位用高倍镜进一步观察。

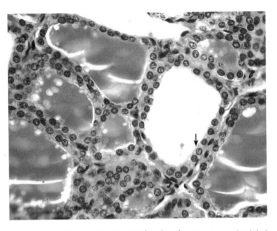

Fig.1.1.2–03 单层立方上皮simple cuboidal epithelium（↓）（thyroid gland） high mag.

高倍镜观察：上皮细胞位于基膜上，呈高柱状，细胞质染成粉红色，细胞核呈长椭圆形，靠近细胞的基底面（Fig.1.1.2–04）。注意观察核质的比例、细胞核的形态等。思考：胆囊、胃和小肠的单层柱状上皮有什么不同？其与功能有何关系？

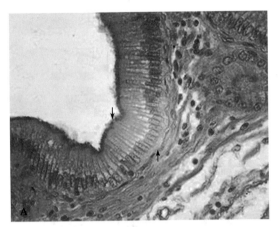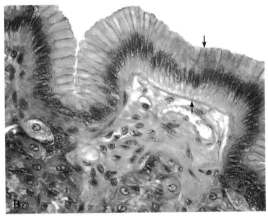

Fig.1.1.2–04 单层柱状上皮simple columnar epithelium high mag.
A. gallbladder B. stomach ↓: free surface ↑: basal surface

5. 假复层纤毛柱状上皮（pseudostratified ciliated columnar epithelium）

肉眼观察：气管横断面为环状结构，被覆腔面（凹面）的薄层蓝紫色组织是假复层纤毛柱状上皮，其深层着紫蓝色的半环状结构是软骨。

低倍镜观察：上皮的游离面和基底面都很平整，细胞核高低不一致。上皮的游离面可见有一层淡染的带状结构，是密集的纤毛。

高倍镜观察：构成上皮的几种细胞，因细胞边界不清，故形态分辨不清（Fig.1.1.2–05），但可根据细胞核的形态、位置加以区别。

（1）柱状细胞：细胞呈高柱状，顶部宽大达腔面，基部较窄，位于基膜上，细胞核大，染色浅，位置较高，细胞表面有密集的纤毛。

（2）杯状细胞：位于其他上皮细胞之间，形似高脚酒杯，其顶部膨大，底部较细窄。顶部常被染成淡蓝色或空泡状，空泡是因为杯状细胞所产生的分泌颗粒（黏原颗粒）在制片过程中被二甲苯等脂溶剂溶解所致。细胞核位于底部较窄的部分，呈扁圆形或三角形，着色较深。

（3）梭形细胞：细胞两端尖细、中间较粗，核呈长椭圆形，位于细胞中央。

（4）锥形细胞：位于上皮基部，核小，染色深，呈椭圆形，位置较低。

6. 复层扁平上皮（stratified squamous epithelium）

肉眼观察：标本为食管横切面，呈扁圆形或半圆形，壁较厚，腔面因有数条纵行皱襞而不规则，管腔小，内表面着蓝紫色的一层即为未角化的复层扁平上皮。

低倍镜观察：上皮由多层细胞构成，根据细胞形态特点，大致分为3层。上皮基底面凹凸不平，结缔组织伸入凹处，形成乳头状结构。

高倍镜观察：位于基底部的一层细胞为立方形或矮柱状，排列紧密，细胞界限不清，细胞质嗜碱性较强，核呈椭圆形，可见有丝分裂象。中间为数层多边形细胞，细胞较大，核圆形，位于中央。向表面细

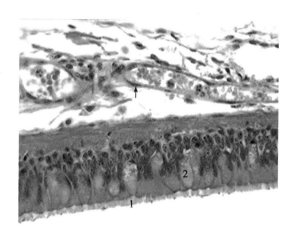

Fig.1.1.2–05 假复层纤毛柱状上皮 pseudostratified ciliated columnar epithelium（trachea） high mag.
1. cilia 2. goblet cell ↑: endothelium

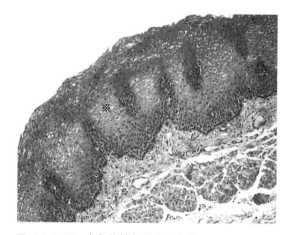

Fig.1.1.2–06 未角化的复层扁平上皮 nonkeratinized stratified squamous epithelium（※）（esophagus） medium mag.

胞逐渐变扁，呈梭形或扁平状，核扁圆，与细胞长轴平行（Fig.1.1.2–06）。

7. 变移上皮（transitional epithelium）

肉眼观察：标本为膀胱切片收缩状态，呈矩形，腔面有着紫蓝色的薄层结构，为变移上皮所在处。

低倍镜观察：上皮细胞较厚，7~8层，表层细胞大，上皮基底面较平坦。

高倍镜观察：细胞层数较多，表层细胞大，呈立方形，称盖细胞，盖细胞胞质丰富，核圆形，有的可见双核；中间数层细胞呈多边形或倒梨形；基底层细胞呈立方形或低柱状。请分析比较复层扁平上皮和变移上皮的结构异同点，说明结构与功能的关系。在上皮下方的结缔组织中可见许多血管断面，其腔面见扁平的紫蓝色核，即内皮（endothelium）的侧面形态（Fig.1.1.2–07），膀胱底部的标本在膀胱壁的最外层可见扁平的紫蓝色核，即

间皮。注意：在其他标本上皮外的结缔组织内均可看到血管的断面。

注意：在气管和食管壁内看到的泡状结构为外分泌腺，前者以浆液性腺泡（细胞核呈圆形）为主，后者以黏液性腺泡（细胞核呈扁圆形）为主。在有关章节还要作详细介绍和观察。

思考题

1. 上皮组织位于什么部位？其共同结构特点是什么？分析结构和功能的关系。

2. 在切片上如何将上皮组织与结缔组织区别开来？

3. 镜下如何区别复层扁平上皮和变移上皮？

4. 上皮组织的形态会发生改变吗？请思考形态与疾病的关系。

5. 名词解释（1）Microvillus （2）Cilium （3）Gap junction （4）Plasma membrane infolding

（苏衍萍）

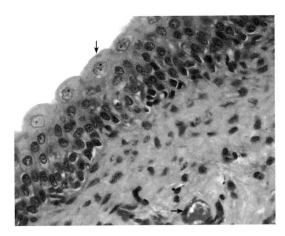

Fig.1.1.2−07　变移上皮 transitional epithelium（bladder）　high mag.

↓：tectorial cell　　→：nucleus of the endothelial cell

实验三　结缔组织
Connective Tissue

一、实验目的

1. 掌握结缔组织的分类、分布、结构特点和功能。

2. 掌握疏松结缔组织（LCT）中不同细胞成分和纤维成分的形态结构特征并能在光镜下辨认。

3. 依据致密结缔组织（DCT）、脂肪组织和网状组织的结构特点，能在光镜下准确辨认以上三种组织。

二、实验内容

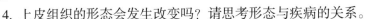
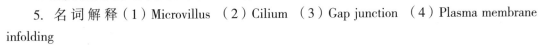

标本号	名称	取材	染色	观察要点	备注
10	LCT铺片	小鼠	特染	辨认成纤维细胞、肥大细胞、巨噬细胞及脂肪细胞，胶原纤维和弹性纤维	

续表

标本号	名称	取材	染色	观察要点	备注
11	LCT切片	大鼠	HE	比较切片和铺片的不同	示教
	DCT切片	大鼠	HE	辨认胶原纤维和成纤维细胞	
88	皮肤	人	HE	辨认脂肪细胞	示教
35	淋巴结	人	镀银	辨认网状细胞、网状纤维	示教
57	胆囊	人	HE	浆细胞	示教
	肉芽组织	人	HE	成纤维细胞	示教

1. 疏松结缔组织铺片（spread preparation of loose connective tissue）

10号切片为皮下组织或肠系膜铺片，取自活体台盼蓝注射后的皮下组织，在载玻片上牵拉成薄片，用升汞纯乙醇饱和液Susa–Ⅱ液固定，甲苯胺蓝和醛品红染色制成。

肉眼观察：标本呈薄层棉絮状。

低倍镜观察：首先可以看到纵横交错的纤维束，胶原纤维呈宽窄不一的条索状，被染成红色，占纤维束中的大部分。弹性纤维呈细丝状直行，断端呈卷曲状，含量较少，被染成紫蓝色。纤维之间有许多点状结构为细胞核。可见三五成群的肥大细胞，有的标本中可见到着色深的毛细血管网和网间的脂肪细胞，脂肪细胞往往成群分布（Fig.1.1.3–01）。

高倍镜观察：分辨2种纤维成分和4种细胞成分（Fig.1.1.3–02），并思考为什么疏松结缔组织内其他细胞和纤维不能辨认。

纤维：①胶原纤维（collagenous fiber）：染成粉红色，较粗大，呈波浪状，有分支交织成网。②弹性纤维（elastic fiber）：染成紫色，比胶原纤维细直，因为折光性强，所以看起来比较表浅，也有分支，交织成网状。

细胞：①成纤维细胞（fibroblast）：数量最多，胞体大，扁平多突起，细胞质嗜碱性

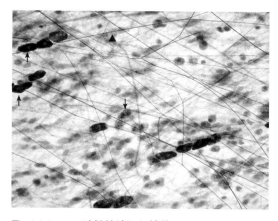

Fig.1.1.3–01　疏松结缔组织铺片 spread preparation of loose connective tissue（special stain）　medium mag.

▲：elastic fiber　↑：mast cells　↓：macrophage

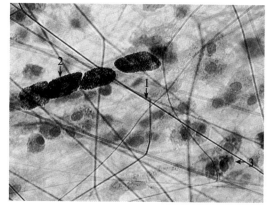

Fig.1.1.3–02　疏松结缔组织铺片 spread preparation of loose connective tissue（special stain）　high mag.

1. elastic fiber　2. mast cells　3. macrophage

（但是在铺片上很难看到其全貌，原因是什么？），细胞核大且扁，呈卵圆形。②巨噬细胞（macrophage）：细胞体多为不规则形状，也有圆形和椭圆形者，细胞质多呈嗜酸性，因其具有较强的吞噬能力，镜下可见细胞质内含有大小不等、分布不均的台盼蓝颗粒，细胞核小，圆形或肾形。思考：它与肥大细胞有何区别？③肥大细胞：常分布于小血管周围，细胞体较大，呈圆形或椭圆形，细胞质内充满紫色颗粒，颗粒粗大，大小一致，数量多，以致使细胞呈紫黑色，这与巨噬细胞有较大区别，在观察时应选择颗粒较稀少者观察。核小圆形，位于细胞中央（Fig.1.1.3–02）。④脂肪细胞：常成群分布，细胞体大，呈圆形或卵圆形，细胞核扁，在胞质一侧。

2. 疏松结缔组织切片（loose connective tissue section）

11号切片为大鼠皮下组织的石蜡切片。

低倍镜观察：为大块较疏松的粉红色区域，大部分为红色条块，有横、纵、斜各方向的断面（说明了什么？），是胶原纤维，之间夹杂着弹性纤维，两者不易区分，纤维之间有散在分布的细胞核，可见成团的空泡状脂肪细胞。

高倍镜观察：纤维排列疏松，方向不一。细胞核大部分为椭圆形或梭形，染色深，其周围的细胞质不易辨认，细胞类型不能区分。脂肪细胞呈空泡状，为制片过程中脂滴被溶解所致，细胞核扁圆形或月牙形，被挤在一侧。

3. 浆细胞（plasma cell）

显微镜观察：在胆囊上皮深面可找到浆细胞，其细胞体呈圆形或卵圆形；细胞质嗜碱性强，染成紫蓝色；细胞核大、圆、偏居一侧，染色质粗且密集，沿核膜呈辐射状分布，排列成车轮状，中央可见核仁（Fig.1.1.3–03）。请同学们注意观察胆囊壁是否正常，思考为什么能找到这么多浆细胞。

4. 成纤维细胞（fibroblast）

低倍镜观察：可见新鲜的肉芽组织内成纤维细胞密集排列，常位于胶原纤维周围，并可见到许多新生毛细血管。

高倍镜观察：成纤维细胞呈梭形，多突起，细胞核大、椭圆形、着色浅，位于细胞中央，核仁清楚，功能静止的成纤维细胞胞质嗜碱性强，染成蓝色（Fig.1.1.3–04）。

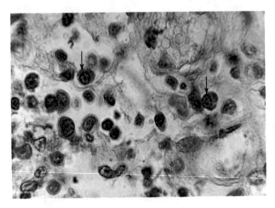
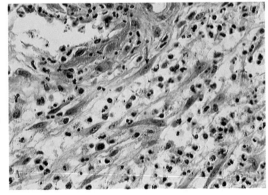

Fig.1.1.3–03　浆细胞plasma cell（↓）　high mag.

Fig.1.1.3–04　肉芽组织中的成纤维细胞fibroblast（↓）in granulation tissue　high mag.

5. 脂肪组织（adipose tissue）

88号切片为人的指皮，Susa液固定，石蜡切片。

肉眼观察：标本上染成红色或紫蓝色的弯曲边缘是指皮的表皮，其下方染色浅的部位是脂肪组织。

低倍镜观察：脂肪组织被疏松结缔组织分割成许多小叶，小叶内有成团的脂肪细胞。在制片过程中，由于细胞内的脂滴被溶解，故细胞呈空泡状（Fig.1.1.3-05）。在结缔组织内有血管、神经断面。请思考脂滴呈空泡状的原因。

高倍镜观察：脂肪细胞。

6. 致密结缔组织（dense connective tissue）

显微镜观察：大量胶原纤维密集平行排列，细胞较少，分布于纤维之间，呈扁平状，有突起（Fig.1.1.3-06）。

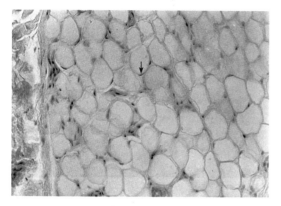

Fig.1.1.3-05　脂肪组织adipose tissue（human hypodermis）　medium mag.

↓：nucleus of adipose cell

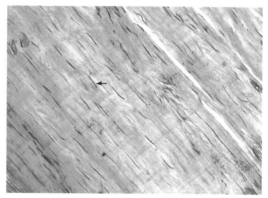

Fig.1.1.3-06　致密结缔组织dense connective tissue（human muscle tendon）　low mag.

←：tenocyte

7. 网状组织（reticular tissue）

显微镜观察：切片为硝酸银染色的网状组织，由网状细胞和网状纤维构成。网状纤维具有嗜银性，在镀银染色标本中呈黑色，又称嗜银纤维（Fig.1.1.3-07）。网状细胞在硝酸银染色的标本内不易分辨，为什么？

思考题

1. 疏松结缔组织中有哪些细胞？在实验过程中你是怎么辨认各种细胞的？

2. 疏松结缔组织中有几种纤维？各种纤维的染色特征是什么？有何特性和功能？

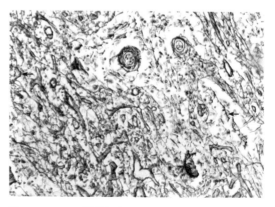

Fig.1.1.3-07　网状组织reticular tissue in lymphatic node（silver stain）　medium mag.

←：reticular fiber

3. 本章组织切片中，你所看到的细胞和纤维有哪些？其他为什么看不到？
4. 名词解释：（1）Macrophage （2）Fibroblast （3）Plasma cell

（葛 丽）

实验四 血液和血细胞发生
Blood and Hematopoiesis

一、实验目的

1. 掌握油镜的使用方法。
2. 光镜下辨认并掌握红细胞、网织红细胞、各类白细胞和血小板的结构特点。
3. 了解血涂片的制作方法。
4. 了解血液发生、发育过程中的形态变化过程。

二、实验内容

标本号	名称	取材	染色	观察要点	备注
8	血涂片	人	Wright	辨认：红细胞、中性粒细胞、嗜酸性粒细胞、嗜碱性粒细胞、淋巴细胞、单核细胞和血小板	
9	血涂片	兔	煌焦油蓝	网织红细胞	示教
	骨髓涂片				示教

1. 血涂片（blood smear）

血涂片制作：无菌条件下，用采血针取耳垂或指尖血，用载玻片一端蘸取少许血液，再用另一载玻片一端放在血滴前，成45°角，待血滴沿推片下边散开后，稍用力均匀前推，铺成一血膜，自然干燥后，经Wright染色。

低倍镜观察：涂片中有大量橘红色、无核的红细胞，细胞体较大、数量较少的有核细胞为白细胞。选择涂片较薄，白细胞数量多的区域，换成高倍镜观察。

高倍镜观察（Fig.1.1.4-01）：

（1）红细胞（erythrocyte）：细胞质染成橘红色，其中央色浅，称中央苍白区，周围色深，为什么？其形态结构与其功能有何关系？

（2）白细胞：为有核球形，分有粒和无粒白细胞，有粒白细胞胞质内含有特殊颗粒，包含中性粒细胞、嗜酸性粒细胞、嗜碱性粒细胞；无粒白细胞为单核细胞和淋巴细胞，细胞核不分叶（Fig.1.1.4-02）。

（3）血小板：为形态不规则的细胞质小块，无核，血涂片上呈圆形、椭圆形或不规则形，常成群分布在其他细胞之间。

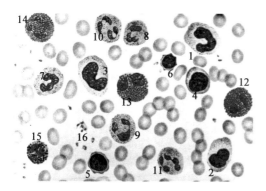

Fig.1.1.4-01　人血涂片（1）human blood smear（Wright stain）　high mag.
1～3. monocytes　4～6. lymphocytes　7～11. neutrophils　12～14. eosinophils　15. basophil　16. platelets

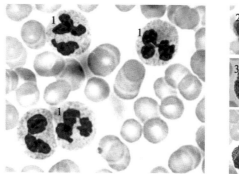

Fig.1.1.4-02　人血涂片（2）human blood smear（Wright stain）　high mag.
1. neutrophils　2. monocyte　3. basophil　4. lymphocyte　5. eosinophil

油镜观察：

（1）中性粒细胞（neutrophil）：数目较多，直径10～12 μm，细胞质中有许多细小的淡红色及少量淡紫色噬天青颗粒，分布均匀。细胞核着色较深，呈弯曲杆状或分叶状，有2～5叶，叶间有染色质丝相连。

（2）嗜酸性粒细胞（eosinophil）：数目较少，标本中较难找到。直径10～15 μm，细胞核常为2叶，细胞质中充满粗大、均匀分布的嗜酸性颗粒，染成亮红色。

（3）嗜碱性粒细胞（basophil）：数目最少，极难找到。直径10～12 μm，细胞核呈"S"形、"U"形或不规则形，常被颗粒所遮盖而轮廓不清，染色较浅，细胞质中含大小不等、分布不均的嗜碱性颗粒，呈蓝紫色。

（4）淋巴细胞（lymphocyte）：数目较多，多为小淋巴细胞，直径与红细胞相似；细胞核圆形，一侧常有小凹陷，染色质浓密、呈块状，着色深，染成深蓝色；细胞质少，仅在核周形成一窄带，呈蔚蓝色。大、中淋巴细胞体积较大，形态与小淋巴细胞相似，胞质较多，偶见淡紫色的噬天青颗粒，核染色质略稀疏，着色略浅。

（5）单核细胞（monocyte）：体积最大，数量较少，呈圆形或椭圆形，细胞质丰富，呈灰蓝色，内含较多淡紫色的噬天青颗粒。细胞核呈马蹄形、肾形或不规则形，染色质细而疏松，故着色较浅。

（6）血小板（blood platelet）：是形状不规则的胞质小块，直径2～4 μm，成群分布于血细胞之间，中央有细小的紫蓝色颗粒，周边透明，呈浅蓝色。

2. 网织红细胞（reticulocyte）

取兔血一滴，滴在预先准备好的煌焦油蓝色膜上，推成血膜，血膜干后用Wright染液复染。

高倍镜或油镜观察：网织红细胞略大于成熟红细胞，细胞质内有染成蓝色的细网与颗粒，它们是细胞内残留的核糖体（Fig.1.1.4-03）。

3. 血细胞发生过程的形态演变规律

人骨髓穿刺，抽取骨髓，制备骨髓涂片，Wright染液染色，封片观察（校医学形态学数字化教学平台观察）。

肉眼观察：可见大量细胞密集排列。

低倍镜观察：选择视野中有核细胞较多、细胞较清楚的区域，进一步油镜观察。

油镜观察：主要观察红细胞系和粒细胞系细胞形态变化，比较各阶段细胞发育特点，绘图并列表归纳总结各阶段细胞形态特征。

（1）红细胞系的发生：红细胞系的发生历经原红细胞、早幼红细胞、中幼红细胞、晚幼红细胞，后者脱去细胞核成为网织红细胞，最终变为成熟红细胞。具体形态学变化请参考理论课教材及图Fig.1.1.4-04，这里不再赘述。

（2）粒细胞系的发生：粒细胞系的发生历经原粒细胞、早幼粒细胞、中幼粒细胞、晚幼粒细胞，进而分化为成熟的杆状核和分叶核粒细胞。具体形态学变化请参考理论课教材及图Fig.1.1.4-05，这里不再赘述。

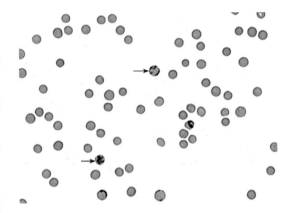

Fig.1.1.4-03 网织红细胞 reticulocyte（→）（brilliant cresyl blue） high mag.

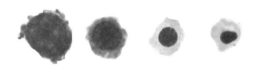

原红细胞 早幼红细胞 中幼红细胞 晚幼红细胞

Fig.1.1.4-04 人红细胞系发生 human erythropoiesis（Wright stain） high mag.

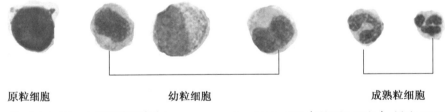

原粒细胞　　　　　　　幼粒细胞　　　　　　　　成熟粒细胞

Fig.1.1.4-05 人粒细胞系发生 human granulocytogenesis（Wright stain） high mag.

思考题

1. 血液中的血细胞有哪几种？正常值各是多少？什么是血象？

2. 红细胞和网织红细胞各有什么结构特点？血红蛋白有什么功能？

3. 白细胞如何分类？怎样在光镜下区分各种白细胞？各种白细胞分别执行什么功能？

4. 血小板的形态结构及功能是什么？

5. 名词解释（1）Neutrophil （2）Plasma （3）Serum （4）Erythrocyte ghost （5）Hemopoietic inductive microenvironment

（葛 丽）

实验五　软骨和骨
Cartilage and Bone

一、实验目的

1. 掌握透明软骨的结构并能在光镜下准确辨认。
2. 光镜下准确辨认弹性软骨、纤维软骨，并掌握各自的结构特点。
3. 掌握骨组织和长骨骨干密质骨的结构特点并在光镜下辨认。

二、实验内容

标本号	名称	取材	染色	观察要点	备注
65	气管	狗	HE	软骨细胞、软骨陷窝、软骨囊、同源细胞群	
16	骨切片	人	硫堇–苦味酸	内、外环骨板，骨单位，中央管，骨陷窝，骨小管，间骨板	
	耳郭	人	Weigert	弹性纤维、软骨细胞	示教
	椎间盘	人	HE	胶原纤维束、软骨细胞、软骨囊、同源细胞群	示教
19	指骨	胎儿	HE	破骨细胞、成骨细胞	示教

1. 透明软骨（hyaline cartilage）

肉眼观察：标本呈环形，其中可见淡蓝色的 "C" 形结构，即透明软骨环。

低倍镜观察：气管腔面为假复层纤毛柱状上皮，其外为结缔组织，其中含有腺体，再往外可见透明软骨环，包在软骨环周围的致密结缔组织即为软骨膜（perichondrium），分内、外两层，外层纤维多、细胞少，内层则相反。

靠近软骨膜的软骨细胞（chondrocyte）较小，扁椭圆形，单个存在；靠近中央的软骨细胞变大、变圆，常成群分布称同源细胞群（isogenous group）。生活状态下软骨细胞充满软骨陷窝（cartilage lacuna），切片中，因制片原因，软骨细胞皱缩，周围的腔隙，即为软骨陷窝可见部分。基质中的胶原原纤维，光镜下看不到，为什么？包在软骨陷窝周围的基质呈强嗜碱性，即软骨囊（cartilage capsule）。

高倍镜观察：辨别软骨细胞、软骨囊、同源细胞群和软骨膜（Fig.1.1.5-01），并分析比较。

2. 弹性软骨（elastic cartilage）

低倍镜观察：耳郭表面覆以皮肤，深面有染成长条状的弹性软骨。在结构上与透明软骨有类似性。

高倍镜观察：软骨细胞核和软骨基质未被染色。弹性纤维着深棕色，交织成网，分布于基质中（Fig.1.1.5-02）。

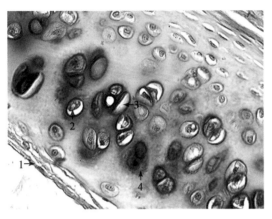

Fig.1.1.5–01　透明软骨 hyaline cartilage medium mag.

1. perichondrium　2. chondrocyte　3. cartilage lacuna　4. cartilage capsule

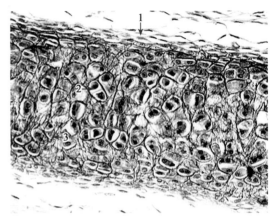

Fig.1.1.5–02　弹性软骨 elastic cartilage（Weigert stain）　medium mag.

1. perichondrium　2. chondrocyte　3. elastic fiber

3. 纤维软骨（fibrous cartilage）

低倍镜观察：可见大量交织排列的胶原纤维（collagen fiber）束；软骨细胞较小而少，成行排列在纤维束之间，基质弱嗜碱性。

高倍镜观察：请辨别纤维软骨的软骨细胞和其他类型软骨细胞形态和功能的不同（Fig.1.1.5–03）。

4. 骨（bone）

脱钙骨，为人长骨纵、横切面，硫堇 – 苦味酸染色。

肉眼观察：含纵、横两个切面，其中含有许多纵行管道的为纵切面。

低倍镜观察：横切面（Fig.1.1.5–04）。

（1）外环骨板（outer circumferential lamella）：在切片边缘观察，环绕骨干的外表面，

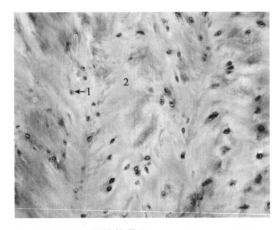

Fig.1.1.5–03　纤维软骨 fibrous cartilage　high mag.

1. chondrocyte　2. collagen fiber

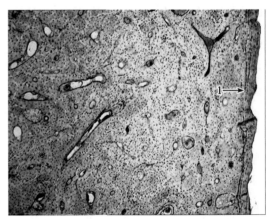

Fig.1.1.5–04　长骨骨干横切面 transverse section of long–bone diaphysis（special stain）　low mag.

1. outer circumferential lamella（→）　2. Volkmann's canal

较厚、较齐，可见横向穿行的穿通管，又称福尔克曼管（Volkmann's canal）。

（2）哈弗斯系统（又称骨单位，osteon）：为同心圆形结构，每个骨单位中央有一个较粗的圆形管道，为中央管（central canal），周围为同心圆形排列的骨板和位于其内的骨陷窝（bone lacuna），骨陷窝内有骨细胞。请进一步思考骨细胞和骨陷窝的关系。

（3）间骨板（interstitial lamella）：为骨单位间的一些不规则的、平行排列的骨板。有时可见连于2个中央管之间的横行穿通管（perforating canal）。

（4）内环骨板：位于骨髓腔面，较薄而不规则。有的切片上看不到内环骨板（为什么？）。

高倍镜观察：骨板内及骨板间可见排列有序的骨陷窝和骨小管（bone canaliculus），骨细胞的胞体位于骨陷窝内，向四周放射状排列的为骨小管。骨细胞突起位于骨小管内（Fig.1.1.5-05）。纵切面上，中央管为较粗的纵行管道，周围为平行排列的骨陷窝、骨小管，可见横行的穿通管（Fig.1.1.5-06）。

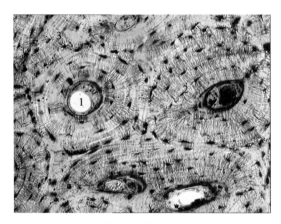

Fig.1.1.5-05　长骨骨干横切面 transverse section of long-bone diaphysis（special stain）　high mag.

1. central canal　2. osteon　3. interstitial lamella

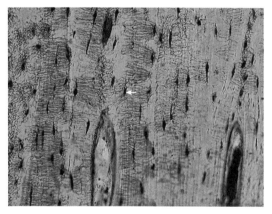

Fig.1.1.5-06　长骨骨干纵切面 longitudinal section of long-bone diaphysis（special stain）　high mag.

★：central canal　←：bone lacuna

5. 软骨内成骨（endochondral ossification）

人胎儿指骨切片，也可校内医学形态学数字化平台观察。

低倍镜观察：由软骨一端开始，向中央逐渐区分以下几部分。

（1）软骨储备区：软骨细胞较小，细胞体呈圆形或椭圆形，细胞分散，基质呈弱嗜碱性。

（2）软骨增生区：软骨细胞三五成群，纵行排列，细胞较小而扁，向骨干部体积逐渐增大。

（3）软骨钙化区：细胞体积增大，细胞质呈空泡状，或细胞退化。软骨基质因钙盐沉淀，呈强嗜碱性。

（4）成骨区：在蓝色纵行的残余软骨表面，有薄层红色的新生骨组织。此种骨组织犬牙交错地伸向不规则的小腔，即初级骨髓腔。在骨组织的表面可见到细胞体较大、细胞质嗜酸性的破骨细胞。

高倍镜观察：识别成骨细胞和破骨细胞（Fig.1.1.5-07）。

（1）成骨细胞（osteoblast）：是位于成骨区骨组织表面的一层立方形或矮柱状细胞，细胞核椭圆形，细胞质嗜碱性，染成紫蓝色。

（2）破骨细胞（osteoclast）：位于骨髓腔中或骨质的表面，细胞体较大，有数个细胞核，细胞质嗜酸性，染成红色（Fig.1.1.5-08）。

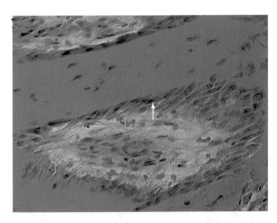 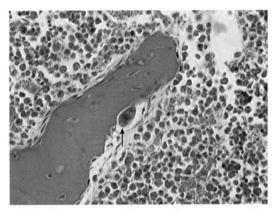

Fig.1.1.5-07　软骨内成骨endochondral ossification high mag.

In this developing trabecula，a row of basophilic osteoblasts is on one surface（↑）

Fig.1.1.5-08　破骨细胞osteoclast（↑）high mag.

思考题

1. 软骨组织由什么构成？分几种类型？依据什么分类？
2. 何谓同源细胞群？软骨基质中主要含什么成分？为何软骨囊呈强嗜碱性？
3. 什么是骨密质？其排列方式如何？何谓骨单位？
4. 骨组织的结构特点是什么？
5. 名词解释：（1）Isogenous group　（2）Haversian system（osteon）　（3）Osteoclast（4）Osteoblast

（葛　丽）

实验六　肌　组　织
Muscular Tissue

一、实验目的

1. 掌握3种肌纤维光镜下的形态结构特点。
2. 掌握骨骼肌和心肌在光镜下的异同点。

3. 熟悉骨骼肌和心肌超微结构特点。

二、实验内容

标本号	名称	取材	染色	观察要点	备注
20	骨骼肌	人	HE	骨骼肌纤维纵、横切面形态，核的形态、分布部位	数量
20	骨骼肌	人	铁苏木精	骨骼肌纤维纵、横切面形态，主要观察横纹	
36	心壁	狗	HE	心肌纤维纵、横切面的形态，核的数量和分布部位，闰盘、横纹	
22	心壁	狗	铁苏木精	主要观察闰盘和横纹	
50	十二指肠	猫	HE	平滑肌纤维纵、横切面	
	分离平滑肌	人	HE	平滑肌形态	

1. 骨骼肌（skeletal muscle）（HE染色）

肉眼观察：标本为HE染色，分别为骨骼肌的纵、横切面。

低倍镜观察：纵切面上肌纤维呈长带状，粗细均匀，平行排列。每条肌纤维周边有染色较深的肌膜包裹，肌膜下有多个椭圆形的细胞核，其长轴与肌纤维长轴平行。注意观察肌纤维细胞核与周围结缔组织内的细胞核有何区别。横切面上，肌纤维呈圆形或多边形，直径较大，胞核圆形或卵圆形，位于肌纤维的周边，含核断面较多（为什么？）。

高倍镜观察：纵切面上可见明显横纹。着深红色的是暗带（dark band），油镜下观察暗带的中央着色较浅的为H带；明带（light band）着色浅，油镜下可见，其中央有一条深色的细线称Z线。两条相邻Z线之间的一段肌原纤维称为肌节（sarcomere）（Fig.1.1.6-01）。横切面上，肌膜（sarcolemma）明显，请注意肌质内充满细小的点状结构，为肌原纤维（myofibril）横断面（Fig.1.1.6-02）。

2. 骨骼肌（skeletal muscle）（铁苏木精染色）

肉眼观察：标本为一长条黑蓝色的组织，为骨骼肌的纵切面。

低倍镜观察：纵切面上肌纤维呈长带状，每条肌纤维粗细均匀，平行排列。不同肌纤维粗细不同，每条肌纤维周边染色较深为肌膜，肌膜下有多个扁椭圆形的细胞核，其长轴与肌纤维长轴平行。

高倍镜观察：纵切面上横纹明显（Fig.1.1.6-03）（与HE染色高倍镜观察对比有什么不同？）。

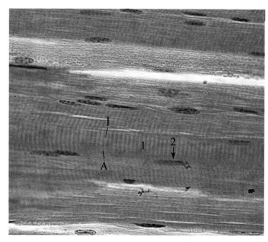

Fig.1.1.6-01　骨骼肌纵切面 longitudinal section of skeletal muscle　high mag.

1. muscle fiber　2. nucleus　A：A band　I：I band

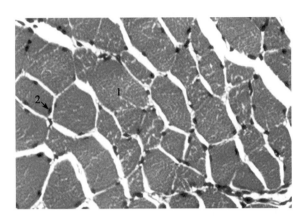

Fig.1.1.6–02 骨骼肌横切面transverse section of skeletal muscle high mag.

1. muscle fiber 2. nucleus

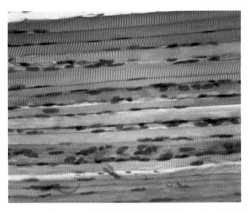

Fig.1.1.6–03 骨骼肌纵切面longitudinal section of the skeletal muscle（iron–hematoxylin stain） high mag.

3. 心肌（cardiac muscle）（HE染色）

肉眼观察：为一长条状结构，着色较红的为心肌。

低倍镜观察：由于心肌纤维呈螺旋状排列，故镜下可见纵、横、斜各种不同断面。纵切面的心肌纤维呈条带状，多数有分支，相互连接成网状；横切面的心肌纤维呈圆形或椭圆形，直径较小。心肌纤维间有少量结缔组织和丰富的毛细血管。

高倍镜观察：选择典型切面仔细观察，并与骨骼肌比较。纵切面上心肌纤维有明暗相间的横纹，但不如骨骼肌清晰；细胞核椭圆形，位于中央，有时可见双核，核周细胞质丰富（在切片上为核周色浅的部分）。闰盘（intercalated disk）为相邻心肌纤维之间染色较深的直线形或阶梯状细线，不甚明显（Fig.1.1.6–04）。横切面上心肌纤维呈圆形或椭圆形，细胞核位于中央，含核断面较少，有的肌纤维中央呈圆形空白区，为细胞核两端细胞质丰富的部位，肌原纤维呈点状，着粉红色，分布在细胞质的周边（Fig.1.1.6–05）。

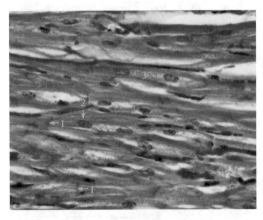

Fig.1.1.6–04 心肌纵切面longitudinal section of cardiac muscle high mag.

1. intercalated disks 2. central nucleus 3. longitudinal section of one cardiac muscle fiber

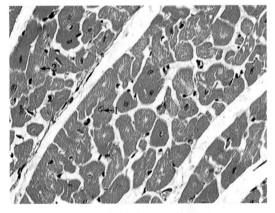

Fig.1.1.6–05 心肌横切面transverse section of cardiac muscle high mag.

1. nucleus 2. the blank area of cardiac muscle fiber

4. 心肌（铁苏木精染色）

肉眼观察：为一块紫蓝色的组织。

低倍镜观察：可见许多心肌纤维分支吻合连接成网，之间有结缔组织和血管。

高倍镜观察：选择典型的心肌纤维纵切面重点观察横纹和闰盘的形态结构（Fig.1.1.6-06）。

闰盘染色深，呈阶梯状或直线状，与心肌纤维的长轴垂直。横纹不如骨骼肌明显，请思考为什么。

5. 平滑肌（smooth muscle）

肉眼观察：管腔不规则，腔面染成紫蓝色的部分为黏膜层，外面红色的部分为肌层。

低倍镜观察：在观察过的单层柱状上皮深面找到平滑肌，其染色较周围结缔组织深。由于平滑肌在十二指肠内排列方向为内环、外纵2层，故可以见到平滑肌的纵、横断面。

高倍镜观察：纵切面的肌纤维呈长梭形，细胞质嗜酸性，细胞核呈椭圆形或杆状，位于中央，收缩时核常扭曲而呈螺旋形；相邻的肌纤维排列紧密，相互嵌合成层。横切面的肌纤维呈大小不等的圆形，细胞核圆形居中央，含核断面少（请思考为什么）。（Fig.1.1.6-07，Fig.1.1.6-08）。

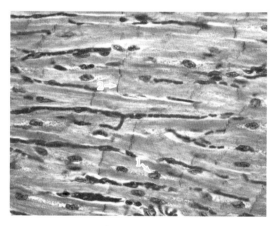

Fig.1.1.6-06 心肌纤维的横纹和闰盘cross striation and intercalated disks of cardiac muscle（Iron-hematoxylin stain） high mag.

1. central nucleus 2. intercalated disks

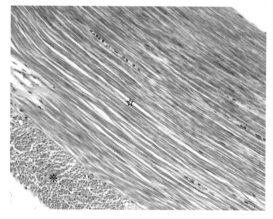

Fig.1.1.6-07 小肠壁平滑肌 smooth muscle in the wall of small intestine medium mag.

※：transverse section ☆：longitudinal section

6. 分离平滑肌

主要观察平滑肌纤维的形态（Fig.1.1. 6-09）。思考：平滑肌纤维如何排列构成血管、消化管、膀胱的肌层？

思考题

1. 试比较三种肌组织光镜结构的异同点。请思考何种肌纤维可以再生，为什么？
2. 何谓闰盘？请思考闰盘与心肌功能的关系。

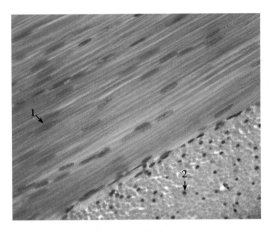

Fig.1.1.6–08 小肠壁平滑肌smooth muscle in the wall of small intestine high mag.

1. nucleus in longitudinal section 2. nucleus in transverse section

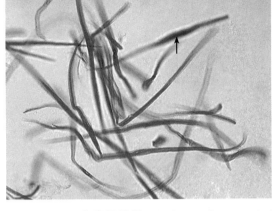

Fig.1.1.6–09 分离平滑肌smooth muscle separated (↑) medium mag.

3. 名词解释:(1)Sarcomere (2)Myofibril (3)Intercalated disk (4)Sarcoplasmic reticulum

（苏衍萍）

实验七 神经组织
Nerve Tissue

一、实验目的

1. 掌握脊髓多极神经元的光镜下形态结构。
2. 掌握有髓神经纤维的光镜下结构。
3. 掌握各种神经末梢的形态特征。
4. 熟悉大脑和小脑的光镜下结构。
5. 了解神经胶质细胞的光镜下结构。

二、实验内容

标本号	名称	取材	染色	观察要点	备注
30	脊髓	猫	HE	多极神经元、细胞核特点,尼氏体、树突、轴丘	
24	坐骨神经	猫	HE	轴突、髓鞘、神经膜、郎飞结	
88	手指皮	人	HE	触觉小体、环层小体	

续表

标本号	名称	取材	染色	观察要点	备注
	肋间肌压片	猫	氯化金	运动终板	示教
	大脑	人	镀银染色	锥体细胞、星形胶质细胞	示教

1. 脊髓（spinal cord）（HE染色）

肉眼观察：标本为猫脊髓横断面，HE染色，呈扁圆形。灰质（gray matter）位于中央，染色较深，呈"H"形或"蝴蝶"形，是神经元胞体集中的地方。周围染色较浅的部分为白质（white matter），是神经纤维和神经胶质集中的地方。灰质较宽的两侧突起为前角（anterior horn）（Fig.1.1.7-01）。

低倍镜观察：先找到前角，内有许多体积较大、形状不规则的细胞体，即运动神经元。细胞体周围神经元和神经胶质细胞的突起交织成网，其间小而深染的细胞核为神经胶质细胞（neuroglial cell）的核。选择一个较完整的神经元换高倍镜观察（Fig.1.1.7-02）。

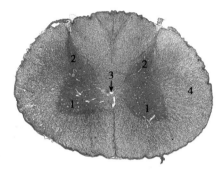

Fig.1.1.7-01 脊髓横切面 transverse section of spinal cord low mag.
1. anterior horn 2. posterior horn 3. central canal of spinal cord 4. white matter

高倍镜观察：在观察神经元时，可以看到大多神经元断面无核，为什么？找到一个有细胞核的神经元仔细观察，神经元胞体大，形态不规则，细胞核大而圆，染色浅，细胞核仁大而明显；细胞质内含有许多嗜碱性团块为尼氏体（Nissl body）或称嗜染质。多数突起内可见尼氏体，该突起为树突（dendrite）。轴突（axon）只有一条，不易见到。轴突起始部位呈圆锥形，称为轴丘（axon hillock），染色淡（为什么？）（Fig.1.1.7-03）。

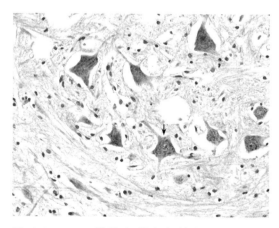

Fig.1.1. 7-02 脊髓灰质多极神经元 multipolar neuron（↓）in gray matter of spinal cord low mag.

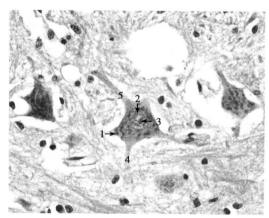

Fig.1.1.7-03 脊髓灰质多极神经元 multipolar neuron in gray matter of spinal cord high mag.
1. Nissl bodies 2. nucleus 3. nucleolus 4. axon hillock 5. dendrite

2. 脊髓（spinal cord）（镀银染色）

肉眼观察：标本被染成棕色，呈扁圆形。形态类似HE染色的标本。

低倍镜观察：在脊髓灰质内，找到细胞体积较大的神经元，转到高倍镜观察。

高倍镜观察：神经元核周质内交织成网、棕黑色或棕黄色的细丝为神经原纤维（neurofibril），其伸入树突和轴突（Fig.1.1.7-04）。在神经元表面呈棕黑色的圆形小体，附着在神经元的胞体或树突上，为突触小体（synaptic knob）或突触扣结（synaptic bouton）（Fig.1.1.7-05）。

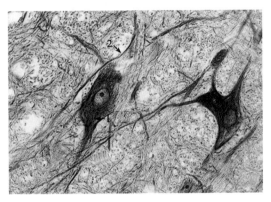

Fig.1.1.7-04 脊髓灰质多极神经元multipolar neuron in gray matter of spinal cord（silver stain） high mag.

1. neurofibril 2. nerve fiber

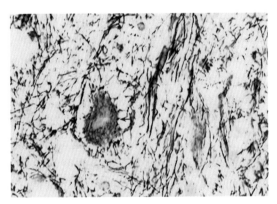

Fig.1.1.7-05 脊髓灰质神经元表面突触the synapse（←）on neuron in gray matter of spinal cord（silver stain） high mag.

3. 有髓神经纤维（myelinated nerve fiber）

肉眼观察：标本为猫坐骨神经纵、横断面，HE染色。长条形的是纵切面，圆形的是横切面。

低倍镜观察：纵切面上，神经纤维平行排列，纤维间界限不易辨认。横切面上可观察到包绕在整个神经干外周的结缔组织比较疏松，并伸入其内部将神经分隔成大小不等的神经束（nerve fasicle）。包绕在整个神经干外周的结缔组织称神经外膜（epineurium）。包绕在神经束表面的结缔组织称神经束膜（perineurium）（Fig.1.1.7-06）。

高倍镜观察：纵切面上，选择一条有郎飞结的纤维进行观察，可见：①轴突（axon）：位于神经纤维中央，为一紫红色的线状结构，常被切断。②髓鞘（myelin sheath）：位于轴突两侧，呈染色较

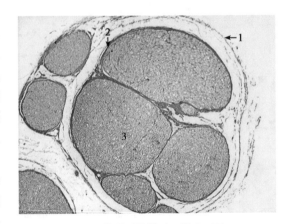

Fig.1.1.7-06 猫外周神经横切面transverse section of cat peripheral nerve low mag.

1. epineurium 2. perineurium 3. nerve fasicle

淡的细网状，这是制片过程中髓鞘的磷脂被溶解，仅残留少量的蛋白质所致。③神经膜（neurilemma）：位于髓鞘两侧，为红色的细线，由施万（Schwann）细胞外层胞质及基膜组成。可见卵圆形的施万细胞核。④郎飞结（Ranvier node）：为一缩窄部，此处的轴膜裸露，相邻2个郎飞结之间的一段神经纤维称结间体（internode）。神经纤维之间的少量结缔组织为神经内膜（endoneurium）（Fig.1.1.7–07）。

横切面上可见：伸入每条神经纤维周围的少量结缔组织为神经内膜。神经纤维（nerve fiber）呈大小不等的圆形结构，中央紫红色的小点为轴突，之间浅染的区域为髓鞘。神经膜（neurolemma）为髓鞘表面浅红色的薄膜，有时能看到施万细胞核（Fig.1.1.7–08）。

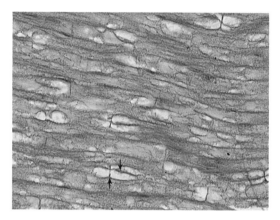

Fig.1.1.7–07　猫有髓神经纤维纵切面　longitudinal section of cat myelinated nerve fiber　high mag.

↑：Ranvier node　　↓：axon

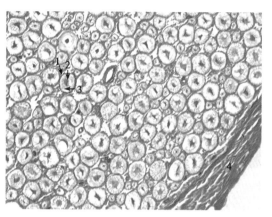

Fig.1.1.7–08　猫有髓神经横切面transverse section of cat myelinated nerve fiber　high mag.

1. myelinated nerve fiber　2. axon　3. myelin sheath
4. perineurium

用锇酸固定和染色神经干可保留髓磷脂，髓鞘呈黑色（Fig.1.1.7–09，Fig.1.1.7–10）。请同学们思考为什么不同的染色方法，同一结构却显示不同。

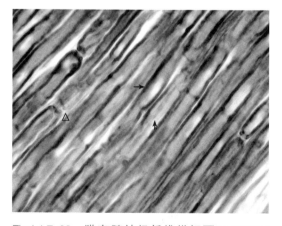

Fig.1.1.7–09　猫有髓神经纤维纵切面longitudinal section of cat myelinated nerve fiber（osmium stain）　high mag.

△：Ranvier node　↑：axon　→：myelin sheath

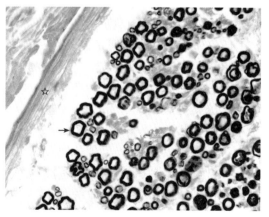

Fig.1.1.7–10　猫有髓神经纤维横切面transverse section of cat myelinated nerve fiber（osmium stain）　high mag.

☆：perineurium　→：myelin sheath

4. 触觉小体（tactile corpuscle）和环层小体（lamellar corpuscle）

肉眼观察：标本为手指皮HE染色，紫蓝色的部位为复层扁平上皮，即表皮；其深层为结缔组织，即真皮。

低倍镜观察：表皮的基底面凹凸不平，结缔组织突入其中的乳突状结构为真皮乳头层，在该层内可见淡红色椭圆形结构，即触觉小体。在真皮深层结缔组织网状层内，可见体积较大、呈同心圆排列的小体，即环层小体（Fig.1.1.7–11，Fig.1.1.7–12）。

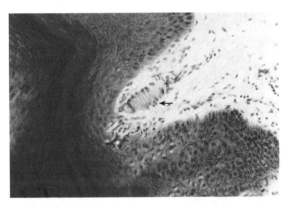

Fig.1.1.7–11　人真皮乳头层内触觉小体tactile corpuscle（←）in human dermis papillary layer medium mag.

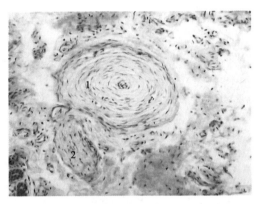

Fig.1.1.7–12　人真皮human dermis　low mag.
1. transverse section of lamellar corpuscle　2. unmyelinated nerve fiber

高倍镜观察：触觉小体呈卵圆形，长轴与表皮垂直，外包有结缔组织被囊，囊内有许多横列的扁平细胞，无髓神经纤维不能显示，为什么？环层小体体积较大，呈球形或卵圆形，被囊由多层同心圆排列的扁平细胞构成，中央为一均质状的圆柱体，神经纤维不能显示，为什么？用什么染色方法可以显示触觉小体和环层小体内的无髓神经纤维？

5. 运动终板（motor end plate）

制作方法：猫的肋间肌压片，氯化金染色。

低倍镜观察：骨骼肌呈暗红色，神经纤维呈黑色。因为压片较厚，所以视野比较暗。选择比较薄的区域进一步观察。

高倍镜观察：神经纤维分支呈爪状，其末端葡萄状膨大贴附在骨骼肌纤维的肌膜上，每个葡萄状终末与骨骼肌相接触，两者共同构成运动终板（Fig.1.1.7–13）。

6. 中枢神经系统的神经胶质细胞（neuroglial cell in central nerve system）

镜下观察：HE染色的标本不能辨认各种胶质细胞，在镀银染色的标本上胶质细胞被染成棕黑色或棕黄色，可以辨认各种

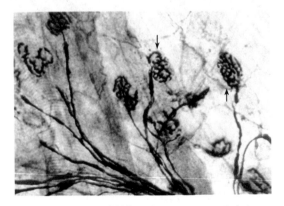

Fig.1.1.7–13　运动终板motor end plate（↑）（auric chloride stain）　low mag.

神经胶质细胞的形态。

（1）星形胶质细胞（astrocyte）：是体积最大的一种神经胶质细胞，呈星形，突起多。根据分布部位和形态分为原浆性星形胶质细胞和纤维性星形胶质细胞，请结合镀银图片仔细观察。

（2）少突胶质细胞（oligodendrocyte）：胞体较星形胶质细胞小，细胞核较小，呈圆形或椭圆形；突起细而少，分支也少。

（3）小胶质细胞（microglial cell）：是神经胶质细胞中胞体最小的一种，呈细长或椭圆形，突起细长有分支，表面有许多小棘突（Fig.1.1.7–14）。

（4）室管膜细胞（ependymal cell）：图片是猫脊髓横切面，中间为脊髓中央管，管壁衬单层柱状室管膜细胞，其表面可以观察到较长的纤毛。请结合理论课知识理解室管膜细胞的结构与功能的关系（Fig.1.1.7–15），并思考室管膜细胞与脑脊液形成和循环的关系。

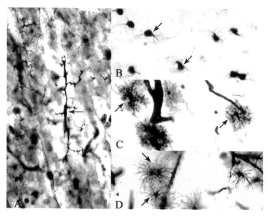

Fig.1.1.7–14 中枢神经系统的神经胶质细胞 neuroglial cells in central nerve system（silver stain） high mag.

A. microglial cell B. oligodendrocytes C. protoplasmic astrocytes D. fibrous astrocytes

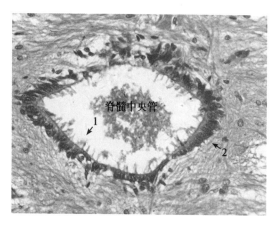

Fig.1.1.7–15 猫脊髓中央管 central canal of spinal cord in cat high mag.

1. apical cilia 2. ependymal cell

思考题

1. 光镜下如何区分白质与灰质、神经元与神经胶质细胞？

2. 中枢神经系统内的有髓神经纤维与周围神经系统内的有髓神经纤维有什么不同？有髓神经纤维怎么再生？

3. 名词解释：（1）Nissl body （2）Synapse （3）Neurofibril （4）The blood-brain barrier

（苏衍萍）

31

实验八　神经系统
Nerve System

一、实验目的

1. 光镜下辨认大脑皮质的6层结构和锥体细胞的形态结构。
2. 光镜下辨认并掌握小脑皮质的3层结构和浦肯野细胞的形态结构。
3. 了解神经节的光镜下结构。

二、实验内容

标本号	名称	取材	染色	观察要点	备注
26	大脑	猴	HE	大脑皮质的分层	
28	小脑	人	HE	小脑皮质的分层、浦肯野细胞	
	交感神经节	人		节细胞、卫星细胞	

1. 大脑皮质（cerebral cortex）

肉眼观察：标本为大脑，HE染色，表面着色深的为皮质，深层着色浅的为髓质。

低倍镜观察：分清皮质和髓质。

（1）皮质：位于大脑表面，由神经元、神经胶质细胞和无髓神经纤维组成。皮质内有许多着色深的细胞，主要为皮质内的神经元。大脑皮质分为6层，但在普通染色的标本中不容易分清各层的界限。选择锥体细胞相对多的区域，从皮质表层至深层，分为分子层（molecular layer）、外颗粒层（outer granular layer）、外锥体细胞层（outer pyramidal cell layer）、内颗粒层（inner granular layer）、内锥体细胞层（inner pyramidal cell layer）及多形层（polymorphic layer）（Fig.1.1.8-01）。

（2）髓质：位于皮质深层，由神经胶质和有髓神经纤维组成。

高倍镜观察：在皮质较深的部位仔细观察，可以见到许多锥体细胞，其尖端伸向皮质表面。有的部位第3、5层的锥体细胞胞体较易分辨，呈锥体形，可见顶端伸向皮质浅层。配合镀银染色观察大脑锥体细胞（Fig.1.1.8-02），理解并掌握锥体细胞形态和大脑分层。

2. 小脑（cerebellum）

肉眼观察：标本为小脑，HE染色，表面有许多凹凸不平的沟回，最外层浅粉色为小脑皮质分子层，最内层浅粉色的为小脑髓质，中间染色较深部分为皮质颗粒层。

低倍镜观察：小脑皮质分3层。①分子层（molecular layer）：位于皮质浅层，较厚，含大量神经纤维，呈浅红色，其间可见少量细胞核，主要为星形细胞和篮状细胞的胞核。②浦肯野细胞层（Purkinje cell layer）：由一层浦肯野细胞的胞体组成，夹在分子层和颗粒

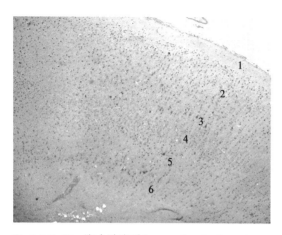

Fig.1.1.8-01 猴大脑皮质 the monkey brain cortex low mag.

1. molecular layer 2. out granular layer 3. outer pyramidal cell layer 4. inner granular layer 5. inner pyramidal cell layer 6. polymorphic layer

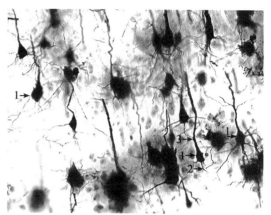

Fig.1.1.8-02 人大脑锥体细胞 pyramidal cell in human brain（silver stain） high mag.

1. cell body 2. axon 3. dendrite

层之间，细胞排列较松散，细胞体大，呈梨形。③颗粒层（granular layer）：由小神经元和神经胶质细胞组成，神经元数量多，排列密集，主要由颗粒细胞和一些高尔基细胞构成。髓质位于皮质深层，染色较浅，与皮质界限清楚（Fig.1.1.8-03）。

高倍镜观察：浦肯野细胞胞体大，呈梨形，细胞核大、核仁明显。从细胞体顶部发出的树突常被切断。参考镀银染色的标本掌握浦肯野细胞形态（Fig.1.1.8-04）。

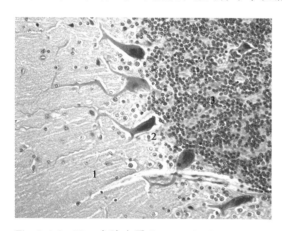

Fig.1.1.8-03 小脑皮质 the cerebellar cortex medium mag.

1. molecular layer 2. Purkinje cell layer 3. granular layer

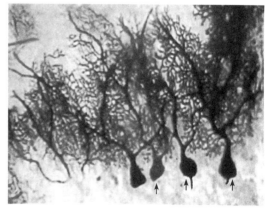

Fig.1.1.8-04 小脑皮质显示浦肯野细胞 the cerebellar cortex showing purkinje cells（↑）（silver stain） high mag.

3. 脊髓（spinal cord）

参见神经组织。

4. 交感神经节（sympathetic ganglion）

肉眼观察：交感神经节呈卵圆形。

低倍镜观察：表面有一层结缔组织被膜，较薄，节内可见散在分布的神经节细胞。

高倍镜观察：神经节细胞呈圆形或椭圆形，细胞核较大。常偏位于细胞的一侧，着色浅，核仁清楚。细胞质内尼氏体呈颗粒状，均匀分布。卫星细胞（satellite cell）较少，不完全地包裹节细胞胞体（Fig.1.1.8-05）。

5. 脊神经节

狗脊神经节，HE 染色。

肉眼观察：切面呈圆形。

低倍镜观察：脊神经节表面为致密结缔组织被膜，神经节内大小不等的神经节细胞散在分布，细胞核位于中间。

高倍镜观察：脊神经节细胞胞质内充满细小的嗜碱性颗粒即尼氏体。核大而圆，核仁明显，节细胞周围为卫星细胞（Fig.1.1.8-06）。

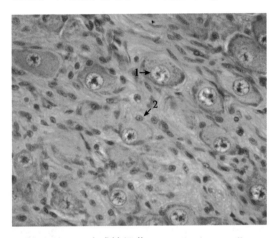

Fig.1.1.8-05　交感神经节 sympathetic ganglion high mag.

1. neuron　2. satellite cell

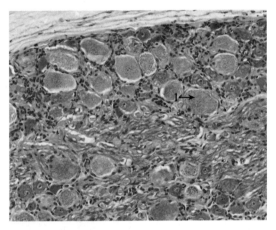

Fig.1.1.8-06　脊神经节 spinal ganglion　high mag.

1. spinal ganglion cell

思考题

1. 光镜下大脑皮质如何分层？
2. 小脑皮质分层和浦肯野细胞的结构和功能是什么？

（苏衍萍）

实验九　眼　和　耳
Eye and Ear

一、实验目的

1. 光镜下辨认并掌握眼球壁各层的结构。

2. 光镜下辨认内耳的结构，掌握壶腹嵴、位觉斑和螺旋器的光镜结构。

二、实验内容

标本号	名称	取材	染色	观片要点	备注
97	眼球	人	HE	区分眼球壁三层结构，重点观察角膜、视	示教
	眼球	人	HE	网膜、视神经	
100	内耳	豚鼠	HE	膜蜗管三个壁，螺旋器	
	内耳	豚鼠	HE	椭圆囊斑、球囊斑	

1. 眼球（eyeball）

肉眼观察：切片近似圆形，标本周围为眼球壁，其内卵圆形红色的结构是晶状体。辨认角膜、巩膜、虹膜、睫状体和晶状体，明确前房、后房及瞳孔的位置。

显微镜观察：区分眼球壁3层膜结构，由外向内依次观察观察纤维膜、血管膜和视网膜。①纤维膜，包括前1/6的角膜和后5/6的巩膜。由致密结缔组织构成，角膜稍向前凸，染成粉红色。巩膜与角膜连续，其前部表面覆有球结膜。②血管膜，位于纤维膜内面呈棕黑色，由富含血管和色素细胞的结缔组织构成。自前向后依次为：虹膜、睫状体和脉络膜。③视网膜，衬于脉络膜内面，分为盲部与视部，由4层细胞组成。

重点识别、观察角膜和视网膜的组织结构。

（1）角膜（cornea）：从前向后共分5层：①角膜上皮，为未角化的复层扁平上皮，细胞5～6层，上皮基底部平直，无乳头结构。②前界层，为一层染成浅粉红色的均质膜。③角膜基质，较厚，由许多与表面平行排列的胶原纤维组成，其间有少量扁平的成纤维细胞。④后界层，为一层均质浅染的薄膜。⑤角膜内皮，在角膜的最内层，为单层扁平上皮（Fig.1.1.9–01）。（想一想角膜透明的组织结构基础有哪些。）

（2）视网膜（retina）：自外向内主要由4层细胞组成。①色素上皮层：位于脉络膜内面，由单层矮柱状细胞组成，细胞核圆形，染色浅，细胞质内含有粗大的棕黄色色素颗粒。② 视细胞层：位于色素上皮的内侧，由视锥细胞和视杆细胞组成，在光镜下不易区分这两种细胞，其细胞核聚集排列，树突部分伸向色素上皮层，染色浅，轴突伸向双极细胞层。③ 双极细胞层：位于视细胞层的内侧，主要由双极细胞和水

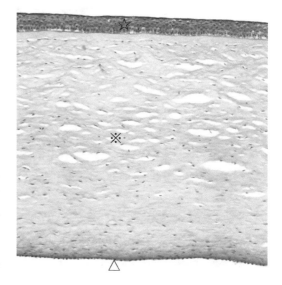

Fig. 1.1.9–01　角膜垂直切片 the vertical section of cornea　low mag.

☆：corneal epithelium　　※：corneal stroma

△：corneal endothelium

平细胞组成，细胞界限不清楚。细胞核圆形或椭圆形，密集排列，细胞的突起在光镜下不易分辨。④ 节细胞层：位于视网膜的最内侧，由细胞体较大的节细胞组成，细胞排列疏松，细胞核大而圆，染色浅，核仁清楚，其轴突汇集在一起形成视神经（Fig.1.1.9–02，Fig.1.1.9–03）。

示教：视盘，为眼球壁后方向外突的结构。该处染色浅，由视神经纤维组成，其中可见视网膜中央动、静脉。

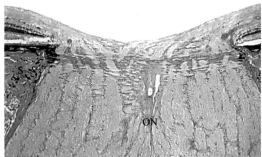

Fig. 1.1.9–03 视盘组织切片 section of the optic disc low mag.
ON: optic nerve S: sclera

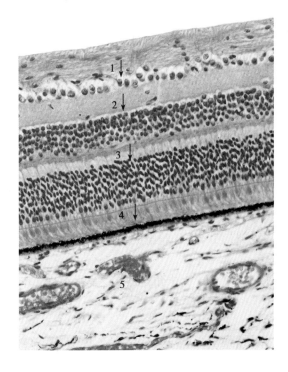

Fig. 1.1.9–02 视网膜光镜像 light micrograph of the retina low mag.
1. layer of ganglion cell 2. layer of bipolar cell 3. layer of visual cell 4. layer of pigment epithelial cell 5. choroid

2. 内耳（inner ear）

肉眼观察：标本呈不规则形，由于内耳切面方位不同，各种结构显示的位置关系不一，首先识别出耳蜗。

低倍镜观察：耳蜗为宝塔状结构，中央染成较深的粉红色结构为蜗轴（modiolus），周围是骨蜗管的断面。每个骨蜗管中央的三角形结构为膜蜗管（membranous cochlea duct），膜蜗管上方的腔隙称前庭阶（scala vestibuli），下方的腔隙称鼓室阶（scala tympanic）（Fig.1.1.9–04）。

膜蜗管的顶壁为前庭膜，较薄；外侧壁的上皮为复层柱状上皮，上皮内有血管分支穿入，故称血管纹（stria vascularis），血管纹下方为增厚的骨膜，称螺旋韧带；底壁由内侧的骨螺旋板和外侧的基底膜构成。骨螺旋板是蜗轴骨组织向外延伸形成的，其起始部骨膜增厚并突入膜蜗管，形成螺旋缘。螺旋缘上皮形成的粉红色胶质盖膜（tectorial membrane）盖在螺旋器上方。基底膜为薄层结缔组织膜，其上皮增厚，形成螺旋器（Fig.1.1.9–05）。

高倍镜观察：重点识别、观察螺旋器的组织结构。

螺旋器又称 Corti 器，由支持细胞和毛细胞组成，支持细胞又分柱细胞和指细胞等。

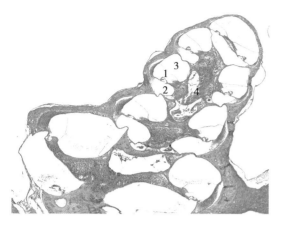

Fig. 1.1.9–04　耳蜗切片 section of the cochlea low mag.

1. membranous cochlea duct　2. scala tympanic
3. scala vestibuli　4. modiolus

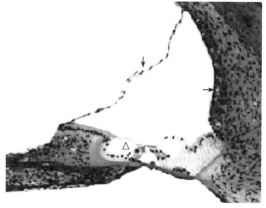

Fig. 1.1.9–05　膜蜗管切片 section of the membranous cochlea duct　low mag.

↓ : vestibular membrane　→ : stria vascularis
△ : tectorial membrane

柱细胞基部较宽，中部细长，排列为内、外两行，分别称内柱细胞和外柱细胞。内、外柱细胞在基底部和顶部彼此连接，中部分离，围成一条三角形的内隧道。内柱细胞内侧有1列内指细胞，外柱细胞外侧有 3 ~ 5 列外指细胞。指细胞呈杯状，顶部凹陷中托着一个毛细胞。内毛细胞呈烧瓶状，外毛细胞呈高柱状，细胞质嗜酸性，顶部有许多静纤毛。螺旋神经节位于蜗轴内，其神经元的末梢分布于内、外毛细胞基部。

3. 椭圆囊斑（macula utriculi）和球囊斑（macula sacculi）

椭圆囊斑和球囊斑是椭圆囊和球囊的黏膜局部增厚、上皮特化而成的斑块状隆起，即位觉斑，上皮由支持细胞与毛细胞组成（Fig.1.1.9–06）。镜下上皮细胞的形态不易分辨，位于基底部、排列紧密的细胞核为支持细胞的细胞核，位于胞质中上部、较大的为毛细胞的细胞核。固有层结缔组织增厚，略高于周围。位觉砂膜（otolithic membrane）为上皮表面的均质膜。

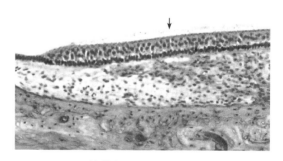

Fig. 1.1.9–06　位觉斑 maculae acoustica　low mag.
↓ : otolithic membrane

思考题

1. 试述角膜的组织结构和功能。
2. 简述房水循环途径。
3. 试比较两种视细胞结构和功能的异同。
4. 试述听觉的产生途径。
5. 试述内淋巴和外淋巴是如何产生的。

6. 名词解释：（1）Corneal limbus　（2）Papilla of optic nerve　（3）Stria vascularis （4）Spiral organ　（5）Maculae acoustica　（6）Crista ampullaris

（郑　荟）

实验十　循环系统
Circulatory System

一、实验目的

1. 辨别并掌握心壁的光镜结构。
2. 光镜下辨别并掌握大动脉、中动脉和小动脉的组织结构特点。
3. 了解静脉管壁的结构特点。
4. 掌握毛细血管的光镜结构。

二、实验内容

标本号	名称	取材	染色	观片要点	备注
36	左心室壁	羊	HE	心内膜，心肌膜，心外膜，浦肯野纤维	
33	中动脉和中静脉	人	HE	内膜，内弹性膜，中膜，外弹性膜，外膜	
34	大动脉	人	HE	内膜，中膜，外膜，弹性膜	
	中动脉	人	Weigert	内弹性膜与外弹性膜	示教
	毛细血管整装	大鼠	HE	管壁结构特点	示教

（一）左心室壁（the wall of left ventricle）

肉眼观察：标本为心脏壁的一部分，一侧平滑的为心外膜，相对的一侧是心内膜，两者之间较厚的是心肌膜。

低倍镜观察：区分3层膜结构，然后由内向外依次观察。

（1）心内膜：包括内皮和内皮下层。内皮为靠近心腔内表面的单层扁平上皮。内皮下层由靠近内皮的一层较薄的细密结缔组织构成，含少许平滑肌，但无血管；靠近心肌膜的一层，也称心内膜下层，为疏松结缔组织，内含小血管、神经和浦肯野纤维。

（2）心肌膜：主要由心肌纤维构成，可见内纵行、中环行、外斜行三层，肌纤维呈螺旋状排列，其间含有丰富的毛细血管和少量的结缔组织。

（3）心外膜：为浆膜，由一层间皮（常脱落）及其下面的薄层结缔组织组成，常见小血管、神经及脂肪组织。

（4）心瓣膜：表面为内皮，内部为致密结缔组织。

高倍镜观察：重点识别、观察心内膜的浦肯野纤维和心肌膜内各种血管及闰盘结构。

（1）浦肯野纤维：位于心内膜下层，比心肌纤维粗大，形状常不规则。细胞核较大，细胞质内肌原纤维较少且多分布于细胞的周边，故核周胞质着色浅淡（Fig.1.1.10–01）。

（2）闰盘：在心肌膜内，心肌纤维较规则的纵切面上，相邻心肌纤维连接处较深的红色线样结构即为闰盘。另外，在心肌纤维间还可以观察到不同切面的小动脉、微动脉及与其伴行的静脉和丰富的毛细血管。

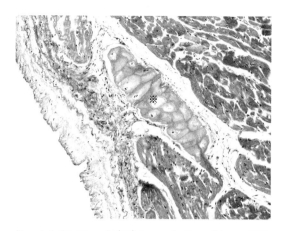

Fig. 1.1.10–01 心室壁 the wall of ventricle high mag.

※：Purkinje fiber

（二）大动脉（large artery）

肉眼观察：本片为大动脉横断面，标本呈圆形，染成红色的结构为大动脉管壁。

低倍镜观察：区分管壁由内向外的3层膜的结构及其厚度比例。内膜较薄，着色浅；中膜最厚，着色较深；外膜为结缔组织（Fig.1.1.10–02）。

高倍镜观察：

（1）内膜：由内皮和内皮下层构成，最薄，染色较浅。内皮下层因制片时管壁收缩而不明显，内弹性膜与中膜的弹性膜相连续，故内膜和中膜分界不显著。

（2）中膜：最厚，主要由40~70层弹性膜和夹在其间的平滑肌纤维和胶原纤维等结构构成。弹性膜为均质的粉红色波浪形线条（Fig.1.1.10–03）。

（3）外膜：为疏松结缔组织，内含营养血管，外弹性膜不明显。

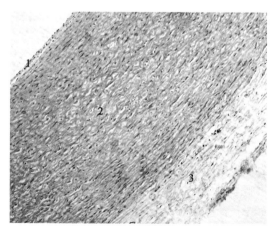

Fig. 1.1.10–02 大动脉 large artery low mag.

1. tunica intima 2. tunica media 3. tunica adventitia

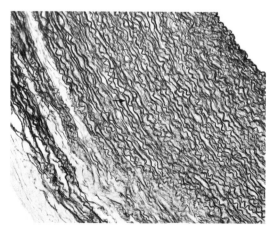

Fig.1.1.10–03 大动脉 large artery（stained for elastic lamina） high mag.

→：elastic membrane

（三）中动脉（medium-sized artery）和中静脉（medium-sized vein）

肉眼观察标本上管壁厚、管腔小而圆者为中动脉，管壁薄、管腔大而不规则者为中静脉。

1. 中动脉

低倍镜观察：观察整个动脉管壁的厚度，区分3层膜的界限，注意3层膜的厚度比例。在靠近管腔面可见一条发亮的、波浪状的粉红色线条，此为内弹性膜。在肌性中膜与外层结缔组织的交界处，可见多层、断断续续的弹性膜，即外弹性膜。内弹性膜与其以内的部分为内膜，外弹性膜与其以外的部分为外膜，内、外弹性膜之间较厚的部分为中膜（Fig.1.1.10–04，Fig.1.1.10–05）。

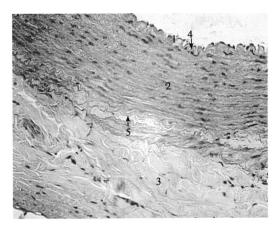

Fig.1.1.10–04　中动脉 medium-sized artery　low mag.

1. tunica intima　2. tunica media　3. tunica adventitia
4. internal elastic membrane（↓）　5. external elastic membrane（↑）

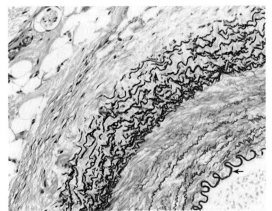

Fig.1.1.10–05　中动脉 medium-sized artery Weigert stain　low mag.

←: internal elastic membrane　↑: external elastic membrane

高倍镜观察：仔细观察3层膜的结构。

（1）内膜：很薄，由管腔面向外可分为3层：内皮，仅见其扁平或梭形的深蓝色胞核向管腔内突出；内皮下层，为内皮下极薄层结缔组织；内弹性膜，呈粉红色，折光较强，弯曲成波浪状的条带结构。

（2）中膜：最厚，主要由10～40层环行平滑肌构成，肌纤维间有少量染成亮红色、弯曲的弹性纤维和颜色淡的胶原纤维。

（3）外膜：厚度与中膜相近，由疏松结缔组织构成。外弹性膜紧靠中膜分布，多为纵行弹性纤维的横切面，呈大小不等的亮红色点状结构，有的为一层波浪状亮红色条带结构，但不如内弹性膜明显。外膜中还含有营养血管和神经。

2. 中静脉

低倍镜观察：与中动脉相比，中静脉的管壁较薄，3层膜分界不明显，中膜平滑肌数量少，外膜比中膜厚（Fig.1.1.10–06）。

高倍镜观察：

（1）内膜：很薄，由内皮和内皮下层构成，内弹性膜不明显。

（2）中膜：较薄，平滑肌数量少，排列稀疏。

（3）外膜：较厚，为疏松结缔组织。可见平滑肌束的横切面，但没有外弹性膜。

（四）小动脉（small artery）和小静脉（small vein）

低倍镜观察：小动脉和小静脉一般是伴行的。在结缔组织切片中找到小动脉、小静脉的横断面观察。小动脉壁厚，腔小而规则；小静脉壁薄，腔大而不规则（Fig.1.1.10–07）。

高倍镜观察：较大的小动脉，管壁3层结构较完整，内弹性膜明显。小静脉的管壁薄，管腔不规则。

（五）毛细血管整装铺片（whole mount preparation of capillary）

镜下显示分支吻合成网的毛细血管，其管径小，壁薄，仅由一层内皮细胞及其外少量结缔组织构成，腔内可见红细胞（Fig.1.1.10–08）。思考：毛细血管的超微结构特点、分类和主要分布部位。

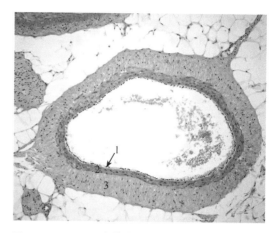

Fig. 1.1.10–06 中静脉 medium–sized vein low mag.

1. tunica intima 2. tunica media 3. tunica adventitia

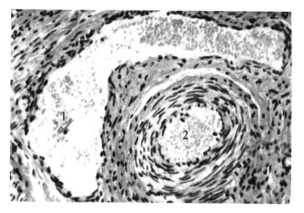

Fig.1.1.10–07 小血管 small vessels low mag.
1. small vein 2. small artery

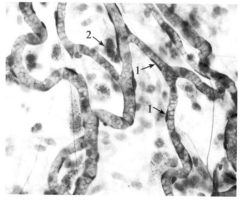

Fig. 1.1.10–08 毛细血管 capillary low mag.
1. endothelium 2. macrophage

思考题

1. 通过观察心室壁的组织结构，说明心壁结构与功能的关系。

2. 比较大、中、小动脉的光镜结构特点和功能。

3. 比较中动脉与中静脉的区别。

4. 简述毛细血管的分类、结构特点及分布。

5. 名词解释：（1）Purkinje fiber （2）Sinusoid （3）Microcirculation

（郑　荟）

实验十一　皮　肤
Skin

一、实验目的

1. 光镜下辨认并掌握表皮和真皮的结构。
2. 光镜下辨认汗腺、毛发、皮脂腺、触觉小体和环层小体的结构。

二、实验内容

标本号	名称	取材	染色	观察要点	备注
88	指皮	人	HE	基底层、棘层、颗粒层、透明层、角质层，汗腺分泌部和导管，触觉小体，环层小体	
89	头皮	人	HE	毛根、毛囊、毛球、毛乳头，立毛肌，皮脂腺	注意比较

1. 指皮（finger skin）

肉眼观察：标本表面深红色、深面紫蓝色的部分为表皮，其下方染色浅红色的部分为真皮和皮下组织。

低倍镜观察：表皮（epidermis）较厚，为角化的复层扁平上皮，从基底到表面可分为5层，基底部凹凸不平，与真皮分界清楚。真皮（dermis）位于表皮下方，分为乳头层和网织层。两者间无明显界限。乳头层紧靠表皮，较薄，由疏松结缔组织组成，此层伸入表皮底部，形成许多乳头状的隆起，称真皮乳头（dermal papillae）。乳头内可见丰富的毛细血管和触觉小体。网织层（reticular layer）在乳头层下方，较厚，由致密结缔组织构成。胶原纤维粗大，排列不规则，染成粉红色。其中有较大的血管和大小不等的神经纤维束，深层可见环层小体及汗腺（Fig. 1.1.11-01）。皮下组织（hypodermis）在网织层的下方，由疏松结缔组织和脂肪组织组成，与网织层无明显分界。皮下组织内含有血管、神经和汗腺（Fig. 1.1.11-02）。

高倍镜观察：主要观察表皮各层及汗腺、触觉小体和环层小体的结构（Fig. 1.1.11-03，Fig. 1.1.11-04）。

（1）基底层（stratum basale）：位于基膜上，由一层矮柱状或者立方形的基底细胞构成。胞质嗜碱性较强，故染成蓝色，核相对较大，呈圆形，染色较浅。

（2）棘层（stratum spinosum）：在基底层的上方，由4～10层多边形细胞组成。镜下

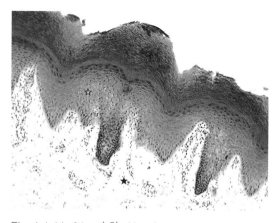

Fig. 1.1.11-01 皮肤 skin low mag.

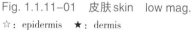

☆: epidermis ★: dermis

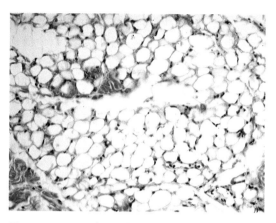

Fig. 1.1.11-02 皮下组织 hypodermis low mag.

可见细胞的表面有许多短小的棘状突起。细胞较大，界限清楚，细胞核大而圆。

（3）颗粒层（stratum granulosum）：由3~5层较扁的梭形细胞组成。细胞核已退化，细胞质内含有许多强嗜碱性的透明角质颗粒，染成深蓝色。

（4）透明层（stratum lucidum）：较薄，由2~3层扁平细胞组成，细胞核已退化消失，细胞呈透明均质状，细胞界限不清，切片中不明显。

（5）角质层（stratum corneum）：较厚，由多层扁平的角质细胞组成。细胞已完全角化，细胞轮廓不清，细胞质呈嗜酸性的均质状，染成粉红色，其中螺旋状成串的腔隙为汗腺排泄管的断面（Fig. 1.1.11-03）。

（6）汗腺（sweat gland）：位于真皮深层及皮下组织中，由分泌部和导管两部分组成。分泌部由单层锥体形细胞围成，腺腔较小，腺细胞染色较浅，核圆，位于细胞近基底部。腺细胞外方有肌上皮细胞。导管由两层染色较深的立方形细胞围成，细胞较小，胞质嗜碱性（Fig. 1.1.11-04）。

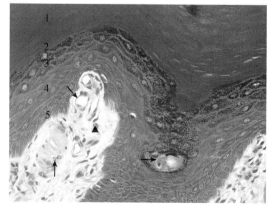

Fig. 1.1.11-03 皮肤 skin medium mag.

1. stratum corneum 2. stratum lucidum 3. stratum granulosum
4. stratum spinosum 5. stratum basale ▲: dermal
papillae ↘: capillary →: sweat pore ↑: tactile corpuscle

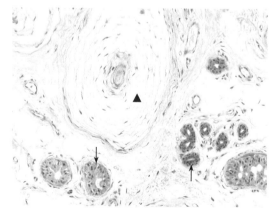

Fig. 1.1.11-04 汗腺 sweat gland low mag.

↑: duct ↓: secretory portion ▲: lamellar corpuscle

（7）触觉小体（tactile corpuscle）：找到真皮乳头，触觉小体位于真皮乳头内，卵圆形，外包结缔组织被囊，其中含有数个横列的扁平细胞。

（8）环层小体（lamellar corpuscle）：在真皮深层和皮下组织内辨别环层小体。环层小体位于真皮深层和皮下组织内，圆形或卵圆形，体积较大，由多层扁平细胞呈同心圆状环绕而成（Fig. 1.1.11-04）。

2. 人头皮（human scalp）

肉眼观察：表皮深染、较薄，真皮中可见毛根。

镜下观察：（与指皮对照观察）

（1）表皮：为角化的复层扁平上皮。棘层薄，透明层和颗粒层不明显，角质层很薄，染成粉色。

（2）真皮：乳头层不明显，环层小体和触觉小体极少见。

（3）皮肤附属器：

毛发：毛干（hair shaft）露在皮肤外部，有的已脱落；毛根（hair root）位于皮肤内，染成棕黄色或棕褐色。毛囊（hair follicle）包裹毛根，分为两层，内层为上皮鞘，外层为结缔组织鞘。毛根和毛囊末端膨大部分为毛球（hair bulb），其底面内凹处结缔组织伸入形成毛乳头（hair papilla）。连接毛囊和真皮之间的一束斜行平滑肌束，为立毛肌（arrector muscle）（Fig.1.1.11-05）。

皮脂腺（sebaceous gland）：位于毛囊一侧，分泌部呈泡状，染色浅，导管与毛囊相连。可见分泌部周边细胞小，越向中心细胞越大，细胞质染色越浅，含有空泡越多，导管部由复层扁平上皮构成（Fig.1.1.11-05，Fig.1.1.11-06）。

汗腺（sweat gland）：同指皮。

指（趾）甲（nail）：指（趾）端背面的硬角质板，由角化细胞组成。

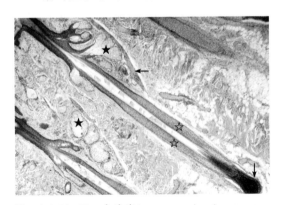

Fig. 1.1.11-05　人头皮 human scalp　low mag.
☆: hair follicle　↓: hair bulb　★: sebaceous gland
←: arrector muscle

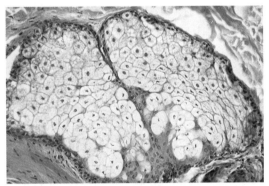

Fig. 1.1.11-06　皮脂腺 sebaceous gland　high mag.

思考题

1. 光镜下如何辨别皮肤表皮的五层结构？

2. 皮肤的附属器有哪些？简述其光镜下的观察要点。

3. 名词解释：（1）Keratinocyte （2）Sebaceous gland （3）Sweat gland

（杜 辉）

实验十二 免疫系统
Immune System

一、实验目的

1. 光镜下辨认并掌握胸腺、淋巴结和脾的组织结构。
2. 光镜下辨认扁桃体的组织结构。

二、实验内容

标本号	名称	取材	染色	观察要点	备注
96	胸腺	人	HE	被膜、小叶间隔，皮质、髓质、胸腺小体，胸腺细胞、上皮性网状细胞	
37	淋巴结	狗	HE	被膜、小梁，皮质、淋巴小结、副皮质区、被膜下窦和小梁周窦，髓质、髓索、髓窦	
38	脾	狗	HE	被膜、小梁，红髓、脾索、脾窦，白髓、中央动脉、动脉周围淋巴鞘、脾小结	
	扁桃体	人	HE	上皮、陷窝、淋巴组织	示教

1. 胸腺（thymus）

肉眼观察：标本为三角形，外周着色较深的为皮质，中央较浅为髓质。

低倍镜观察：器官表面覆有结缔组织被膜，其伸入实质形成小叶间隔，把胸腺分成许多不完全的小叶。每个小叶的周围染色较深的为皮质，中央染色较浅的为髓质，其中可见染成粉红色的椭圆形结构为胸腺小体（Fig.1.1.12–01）。

高倍镜观察：皮质内染色很深的为胸腺细胞的核，细胞质很少。有少数大而呈椭圆形、染色较浅的为胸腺上皮细胞的核，细胞质略带粉红色。髓质内亦可见到淋巴细胞和胸腺上皮细胞，但淋巴细胞的数目

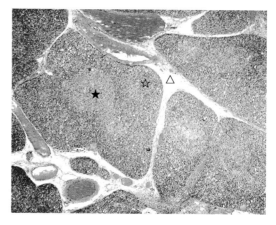

Fig. 1.1.12–01 胸腺thymus low mag.

☆: cortex ★: medulla △: interlobular septum

比皮质少，排列也较分散。胸腺小体（thymic corpuscle）大小不一，由多层扁平的上皮性网状细胞围成（Fig.1.1.12-02）。近小体中央的胞质变为嗜酸性，核消失。

2. 淋巴结（lymph node）

肉眼观察：标本呈椭圆形，外周着色较深的是皮质，中央深浅不一的是髓质。

低倍镜观察：器官表面为薄层致密结缔组织构成的被膜（capsule），被膜伸入实质互相交织成网，形成小梁（trabecula）。淋巴结的门部结缔组织较多（Fig.1.1.12-03），可见血管、输出淋巴管。皮质（cortex）位于被膜下方，由浅层皮质、副皮质区和皮质淋巴窦组成。浅层皮质（superfacial cortex）位于皮质浅层，主要由淋巴小结和少量弥散淋巴组织构成，注意辨认区别。淋巴小结（lymphoid nodule）细胞密集呈球形。淋巴小结之间为弥散的淋巴组织。副皮质区（paracortex zone）位于皮质的深层，为较大片的弥散淋巴组织，与周围无明显分界。皮质淋巴窦（cortical sinus）位于淋巴小结与被膜之间的称被膜下窦（subcapsular sinus），该窦为一宽敞的扁囊，包绕整个淋巴结皮质（Fig.1.1.12-04）；位于小梁周围的称小梁周窦（peritrabecular sinus）。髓质（medulla）位于皮质的深层，由髓索和髓窦组成，与皮质无明显的界限。髓索（medullary cord）染色深，由相互连接的索条状淋巴组织构成。髓窦（medullary sinus）是髓质内的淋巴窦，染色浅，位于髓索之间或髓索与小梁之间（Fig. 1.1.12-05）。

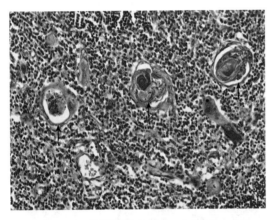

Fig. 1.1.12-02 胸腺髓质thymus medulla   medium mag.

↑：thymic corpuscle

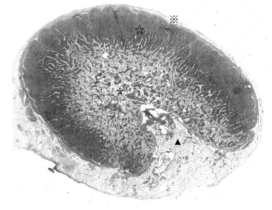

Fig. 1.1.12-03   淋巴结门部hilus of lymph node low mag.

※：capsule   ☆：cortex   *：medulla   ▲：hilus of lymph node

高倍镜观察：主要观察淋巴小结和淋巴窦的结构。

（1）淋巴小结：呈圆形、卵圆形，功能活跃的淋巴小结中心浅染，称为生发中心，有生发中心的淋巴小结称次级淋巴小结（secondary lymphoid nodule）。光镜下生发中心可分为暗区和明区。暗区（dark zone）较小，位于生发中心内侧，主要由大的B细胞和Th细胞组成，细胞质较丰富，嗜碱性强，因而着色较深。明区（light zone）较大，位于生发中心的中心，主要由中等大的B细胞、Th细胞和巨噬细胞等组成，各种细胞光镜下不易区分。生发中心的周围靠近被膜侧有一层密集的小淋巴细胞，尤以与暗区相对的顶部最厚，称为小

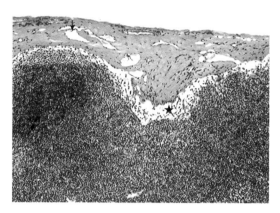 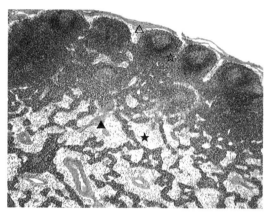

Fig.1.1.12–04　淋巴结皮质 cortex of lymph node medium mag.

↓：afferent lymphatic vessel　☆：subcapsular sinus

Fig.1.1.12–05　淋巴结 lymph node　low mag.

△：capsule　▲：trabecula　☆：cortex　★：medullary sinus

结帽（nodule cap）。

（2）淋巴窦（lymphatic sinus）：窦壁由扁平的内皮细胞衬里，内皮外有薄层基质、少量网状纤维及扁平的网状细胞，光镜下不易区分。内皮细胞的核长而扁，细胞质不清，细胞间隙较大。窦内有淋巴细胞、星状的内皮细胞和巨噬细胞等。巨噬细胞较大，呈卵圆形或不规则形，核较小，染色较深，细胞质染成红色，有时在细胞质内可见吞噬的异物颗粒。

3. 脾（spleen）

肉眼观察：标本呈三角形，深染的组织片中可见散在分布的紫蓝色小点，即白髓（white pulp），其余部分为红髓（red pulp）。

低倍镜观察：主要观察被膜、红髓、白髓、边缘区。脾表面为被膜（capsule），由致密结缔组织构成，较厚，内含弹性纤维及平滑肌纤维，被膜表面有间皮覆盖。被膜伸入实质内构成小梁，小梁内有小梁动、静脉。白髓染成紫蓝色，由密集的淋巴细胞构成，散在分布，包括动脉周围淋巴鞘、淋巴小结2部分。红髓由脾索和脾血窦构成（Fig. 1.1.12–06，Fig. 1.1.12–07）。边缘区介于红髓与白髓之间。

高倍镜观察：主要观察动脉周围淋巴鞘、淋巴小结、边缘区、脾索、脾血窦。

（1）动脉周围淋巴鞘（periarterial lymphatic sheath）：为位于中央动脉（central artery）周围的弥散淋巴组织。

（2）淋巴小结（lymphoid nodule）：又称为脾小体（splenic corpuscle），位于动脉周围淋巴鞘的一侧，小结中央有时可见生发中心（Fig. 1.1.12–08）。

（3）边缘区（marginal zone）：为位于红、白髓交界处的狭窄区域，淋巴细胞的密度介于白髓和红髓之间。红、白髓与边缘区之间并无明显分界。

（4）脾索（splenic cord）：为富含血细胞的索状淋巴组织，在脾血窦之间相互连接成网，其内含有较多的B细胞、浆细胞、巨噬细胞和各种血细胞，光镜下不易分清，有时可见典型的浆细胞。

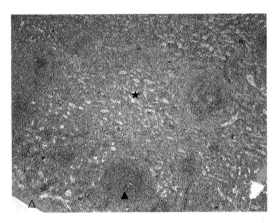

Fig.1.1.12-06　脾spleen（1）　low mag.

△：capsule　▲：white pulp　☆：red pulp

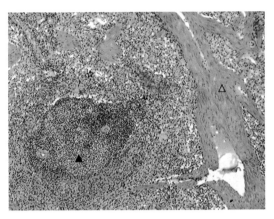

Fig.1.1.12-07　脾spleen（2）　low mag.

▲：white pulp　☆：red pulp　△：trabeculae

（5）脾血窦（splenic sinusoid）：为不规则腔隙，大小不等，窦壁为长杆状内皮细胞，胞核突向管腔。注意辨别脾血窦的纵、横断面（Fig.1.1.12-09）。

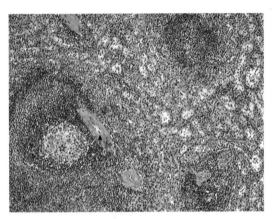

Fig. 1.1.12-08　脾spleen　medium mag.

↑：central artery　☆：splenic corpuscle

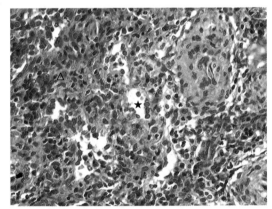

Fig. 1.1.12-09　脾spleen　high mag.

△：splenic cord　☆：splenic sinusoid

4. 扁桃体（tonsil）

肉眼观察：标本呈卵圆形，表面着深蓝色线状部分为上皮，上皮向深面（固有层）凹陷为隐窝，其周围有大量蓝染的淋巴组织，淋巴组织的深面染成粉红色的结构为被膜。

镜下观察：

（1）上皮：为复层扁平上皮，上皮内常见少量染色较深的细胞核，为侵入上皮内的淋巴细胞。

（2）陷窝：上皮向固有层内凹陷形成陷窝。陷窝深部的复层扁平上皮内常见大量淋巴细胞及一些巨噬细胞侵入，以至于与上皮界限难以区分。

（3）淋巴组织：在隐窝周围的固有层内有许多淋巴小结和弥散淋巴组织。淋巴小结常见生发中心，其帽朝向上皮（Fig. 1.1.12–10）。

（4）被膜：位于扁桃体深层，由致密结缔组织构成。

思考题

1. 比较两类淋巴组织在结构上的异同。

2. 光镜下如何区分胸腺、淋巴结和脾？

3. 淋巴窦与脾血窦、髓索与脾索在结构和功能上有何异同？

4. 名词解释：（1）Lymphocyte recirculation　（2）Mononuclear phagocyte system　（3）Thymic corpuscle　（4）Blood-thymus barrier　（5）Paracortex zone

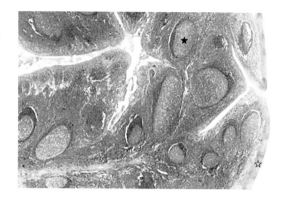

Fig. 1.1.12–10　腭扁桃体 palatine tonsil　low mag.
☆: epithelium　★: lymphoid tissue

（杜　辉）

实验十三　内分泌系统
Endocrine System

一、实验目的

1. 光镜下辨认并掌握甲状腺的组织结构。
2. 光镜下辨认甲状旁腺的组织结构。
3. 光镜下辨认并掌握肾上腺的组织结构。
4. 了解脑垂体的分部，辨认并掌握远侧部和神经垂体的组织结构。

二、实验内容

标本号	名称	取材	染色	观察要点	备注
94	甲状腺	狗	HE	甲状腺滤泡、胶质、滤泡上皮细胞、滤泡旁细胞	
	甲状旁腺	狗	HE	主细胞、嗜酸性细胞	
92	肾上腺	狗	HE	球状带、束状带、网状带，髓质、中央静脉	
91	垂体	猪	HE	远侧部、结节部、中间部、嗜酸性细胞、嗜碱性细胞、嫌色细胞，神经部、垂体细胞、赫林体	

1. 甲状腺（thyroid gland）和甲状旁腺（parathyroid gland）

肉眼观察：标本大部分呈红染的团块状，为甲状腺，一侧的小团蓝染组织为甲状旁腺。

低倍镜观察：甲状腺表面为由薄层结缔组织构成的被膜，被膜伸入实质内把甲状腺分为许多不明显的小叶，小叶内有许多大小不等的甲状腺滤泡，滤泡内有胶质（colloid），滤泡间有少量结缔组织，其中含有丰富的毛细血管。一侧的甲状旁腺内可见大量腺细胞排列成索状或团块状，其间含有毛细血管和结缔组织（Fig.1.1.13-01）。

高倍镜观察：

（1）甲状腺：主要观察滤泡上皮细胞和滤泡旁细胞。

1）滤泡上皮细胞：找到大小不等的甲状腺滤泡（follicle），构成滤泡壁的为滤泡上皮细胞，由单层立方上皮围成，有时也

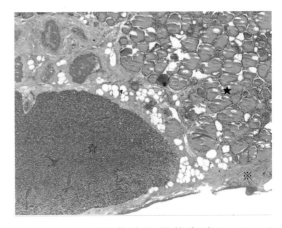

Fig.1.1.13-01　甲状腺和甲状旁腺thyroid and parathyroid gland　low mag.

★：thyroid gland　☆：parathyroid gland　※capsule

可由单层柱状或单层扁平上皮构成。中央为滤泡腔，腔内有红色胶质，部分胶质周边可见小泡。请思考小泡是怎么形成的。

2）滤泡旁细胞（parafollicular cell）：位于滤泡上皮细胞之间或滤泡之间的结缔组织中。细胞体比滤泡上皮细胞稍大，细胞质染色浅，因而显得明亮，故又称亮细胞（Fig. 1.1.13-02）。硝酸银染色标本细胞质有嗜银颗粒，呈棕褐色（Fig. 1.1.13-03）。

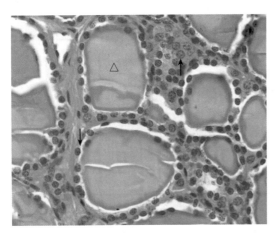

Fig. 1.1.13-02　甲状腺thyroid gland　medium mag.

↓：follicle　△：colloid　↑：parafollicular cell

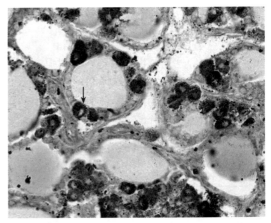

Fig. 1.1.13-03　滤泡旁细胞parafollicular cell（↓）（silver stain）　medium mag.

（2）甲状旁腺：主要观察主细胞和嗜酸性细胞。

1）主细胞（chief cell）：数量多，细胞核圆形，细胞质染色较浅，细胞分界不清楚。

2）嗜酸性细胞（oxyphil cell）：较主细胞大，细胞质强嗜酸性，散在于腺实质中，也有的成小群存在（Fig. 1.1.13-04）。

2. 肾上腺（adrenal gland）

肉眼观察：标本略呈三角形，外周为皮质，染色较红，中央浅紫色为髓质。

低倍镜观察：腺体表面为薄层结缔组织构成的被膜，腺实质分为外周的皮质和中央的髓质。皮质由于细胞的形态结构与排列不同，自周边向中央依次可分为球状带、束状带和网状带，三者之间无明显界限。髓质位于中央，较薄，由髓质细胞、中央静脉及交感神经节细胞组成（Fig. 1.1.13–05）。

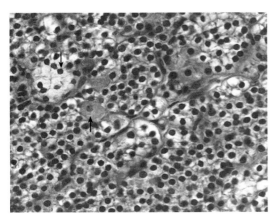

Fig. 1.1.13–04　甲状旁腺 parathyroid gland　high mag.

↓：chief cell　　↑：oxyphil cell

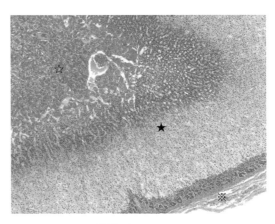

Fig. 1.1.13–05　肾上腺 adrenal gland　low mag.

☆：medulla　★：cortex　※：capsule

高倍镜观察：结合低倍镜观察，观察以下结构：

（1）球状带（zona glomerulosa）：较薄，位于被膜下方，细胞呈矮柱状或多边形，较小，排列成球形的细胞团，细胞质嗜碱性，细胞核小、染色深。

（2）束状带（zona fasciculata）：是皮质中最厚的一部分，细胞较大、呈多边形，排列成条索状。细胞质内充满脂滴，故呈空泡状，核着色较浅。

（3）网状带（zona reticularis）：位于皮质的最内层，细胞索相互吻合成网。细胞体积较小，核小、染色深，细胞质嗜酸性，内含脂褐素及少量脂滴。

各带之间无明显分界，细胞间可见结缔组织及丰富的窦状毛细血管（Fig. 1.1.13–06）。

（4）交感神经节细胞：髓质中分散存在，细胞体大而圆，细胞质嗜酸性，核大而圆，染色质疏松，着色浅，核仁大而明显。多数标本中较难找到（Fig. 1.1.13–07）。

（5）髓质细胞：呈多边形，细胞体较大，核圆形、居中央，细胞排列成团索状。用含铬盐的固定液处理标本时，细胞质颗粒着黄色（Fig. 1.1.13–08）。

（6）中央静脉（central vein）：位于髓质中央，管腔较大，管壁不规则。

3. 脑垂体（hypophysis）

肉眼观察：标本呈椭圆形，腺垂体着色较深而神经垂体着色较浅。

低倍镜观察：垂体表面为结缔组织被膜，可见远侧部、神经部和中间部。远侧部腺细胞密集排列成团或索状，其间有丰富的血窦。神经部主要由神经胶质（垂体细胞）和无髓

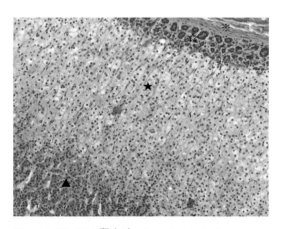

Fig. 1.1.13–06 肾上腺adrenal gland low mag.

※: capsule ☆: zona glomerulosa ★: zona fasciculate

▲: zona reticularis

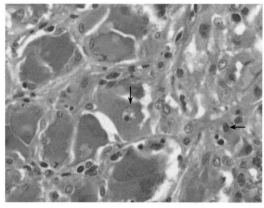

Fig. 1.1.13–07 肾上腺adrenal gland medium mag.

←: medullary cell ↓: sympathetic ganglion cell

神经纤维组成。中间部较窄，位于神经部和远侧部之间，可见几个大小不等的滤泡，腔内有胶质（Fig. 1.1.13–09）。

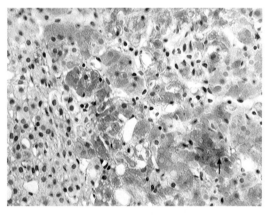

Fig. 1.1.13–08 肾上腺adrenal gland（fixed by potassium dichromate solution） medium mag.

↑: chromaffin cell

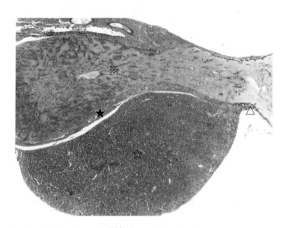

Fig. 1.1.13–09 垂体hypophysis low mag.

☆: pars distalis ★: pars intermedia ※: pars nervosa

△: pars tuberalis

高倍镜观察：

（1）远侧部（pars distalis）：腺细胞可分为3种：①嗜酸性细胞（acidophilic cell）：数量较多，多位于远侧部中央。细胞体较大，圆形或椭圆形，细胞质内含粗大的嗜酸颗粒，颗粒在电镜下才能看到，染成红色；核圆形，位于细胞中央。②嗜碱性细胞（basophilic cell）：数量较少，多分布在远侧部周边。细胞体大小不等，圆形或多边形，细胞质内有嗜碱颗粒，染成蓝色，但颗粒在电镜下才能看到；核圆形或椭圆形。③嫌色细胞（chromophobe）：数量较多，体积最小，圆形或多边形，常成群分布。细胞质染色浅淡，细胞界限不清，细胞核圆形（Fig. 1.1.13–10）。

（2）中间部（pars intermedia）：滤泡上皮呈立方形或矮柱状，腔内有红色胶质。滤泡间还有少量嫌色细胞和嗜碱性细胞。

（3）神经部（pars nervosa）：由无髓神经纤维和神经胶质细胞即垂体细胞（pituicyte）组成，其间含有丰富的毛细血管。垂体细胞形态不规则，有的胞质内有棕黄色颗粒；另外还可见嗜酸性、大小不等的均质团块，为神经分泌物聚集而成，称赫林体（Herring body）（Fig. 1.1.13–11）。

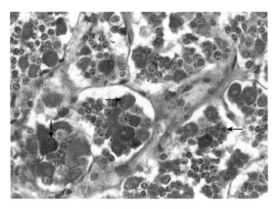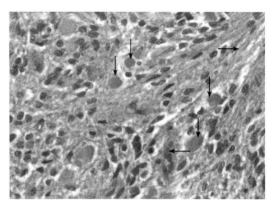

Fig. 1.1.13–10　腺垂体远侧部 pars distalis of adenohypophysis　high mag.
→: acidophilic cell　↓: basophilic cell　←: chromophobe

Fig. 1.1.13–11　神经部 pars nervosa　high mag.
↓: Herring body　←: capillary　→: unmyelinated nerve fiber

思考题

1. 内分泌腺有何结构特点？

2. 甲状腺的滤泡有何结构特点？甲状腺激素的合成和分泌要经历哪些过程？

3. 光镜下比较肾上腺皮质各带细胞结构特点。

4. 脑垂体如何分部？腺垂体嗜色性细胞分几种类型？各产生什么激素？受何因素调节？神经垂体的结构由哪些主要成分构成？它的激素是在何处产生的？

（吴馨培）

实验十四　消化管
Digestive Tract

一、实验目的

1. 光镜下辨认并掌握食管、胃和小肠各段的组织结构特点。

2. 光镜下辨认结肠和阑尾的组织结构特点。

3. 光镜下辨认胃肠内分泌细胞、小肠腺帕内特细胞的结构特点。

4. 通过食管、胃、小肠的光镜观察，总结归纳消化管壁的一般组织结构。

二、实验内容

标本号	名称	取材	染色	观察要点	备注
46	食管	人	HE	管壁4层、复层扁平上皮、食管腺	
48	胃底	猫	HE	管壁4层、上皮、胃小凹、壁细胞、主细胞	
50	十二指肠	猫	HE	管壁4层、绒毛、肠腺、十二指肠腺、肌间神经丛	
52	回肠	猫	HE	管壁4层、绒毛、肠腺、集合淋巴小结、肌间神经丛	
	舌	狗	HE	丝状乳头、菌状乳头、轮廓乳头和味蕾	示教
53	结肠	人	HE	黏膜上皮、肠腺、杯状细胞	示教
54	阑尾	人	HE	肠腺及淋巴组织	示教
	胃底	大鼠	镀银	嗜银细胞	示教
	空肠	大鼠	HE	帕内特细胞	示教
	小肠	大鼠	PAS反应	杯状细胞	示教
	小肠	大鼠	镀银	肌间神经丛、神经元胞体及突起	示教

1. 舌乳头（lingual papilla）

肉眼观察：本片取自狗的舌。表面凹凸不平、染深蓝色的边缘部分是舌的背面。

低倍镜观察：舌背部黏膜形成许多乳头状隆起，丝状乳头（filiform papilla）呈圆锥形，表面上皮轻度角化。菌状乳头（fungiform papilla）较少，呈蘑菇状，表面为未角化的复层扁平上皮，内有味蕾（taste bud）。轮廓乳头（circumvallate papilla）位于舌界沟前方，体积较大，顶部平坦，乳头周围的黏膜凹陷，从而形成环沟，沟两侧的上皮内含有较多味蕾（Fig.1.1.14-01）。

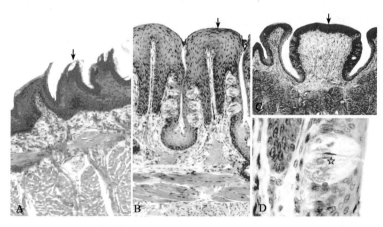

Fig.1.1.14-01　舌乳头 lingual papillae

A.↓：filiform papilla　B.↓：fungiform papilla　C.↓：circumvallate papilla　D.☆：taste bud

高倍镜观察：味蕾光镜下表面有味孔，味细胞属于感觉性上皮，据染色深浅和形态，可分为明细胞和暗细胞（Fig.1.1.14-01D）。味蕾深部还含有锥体形的基细胞，属未分化细胞，可先分化为暗细胞，再成熟为明细胞。

2. 食管（esophagus）

肉眼观察：食管横切面管腔不规则，腔面偏紫色的一层为上皮，其外方色淡为黏膜下层，再向外为肌层。

低倍镜观察：辨认食管，自内向外分出食管壁的4层结构：黏膜、黏膜下层、肌层和外膜，然后依次观察。

（1）黏膜：①上皮：为未角化的复层扁平上皮，注意基底面是否平坦。②固有层：着粉红色，细密结缔组织内可见腔小着色较深的食管腺导管切面、淋巴组织及小血管。③黏膜肌：为一层纵行平滑肌，因此所见平滑肌纤维为横断面（请思考在切片上怎么判断平滑肌层数和走向），此层较薄，染色较深。

（2）黏膜下层：由疏松结缔组织构成，染色浅淡，呈粉红色，可见黏液性的复管泡状的食管腺（esophageal gland）（Fig.1.1.14-02），食管腺是食管的重要特征性结构。

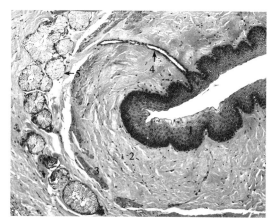

Fig.1.1.14-02　食管 esophagus　medium mag.

1. stratified squamous epithelium　2. lamina propria
3. muscularis mucosae　4. duct of the glands
5. esophageal gland

（3）肌层：一般为2层，大致排列为内环、外纵，肌纤维类型因取材部位不同而异。两层肌纤维之间有肌间神经丛。

（4）外膜：为纤维膜。

高倍镜观察：重点观察黏膜下层的食管腺，腺泡为黏液性（细胞核扁平，染色深，位于细胞基底部，细胞质着色浅）。注意观察肌层中肌纤维的类型，判断此段为食管的哪一段。观察肌间神经丛中神经元的结构特点。

3. 食管胃交界处（esophagogastric junction）

镜下观察见食管下端与胃贲门相接处复层扁平上皮与单层柱状上皮截然分界，是食管癌的多发部位（Fig.1.1.14-03）。

4. 胃（stomach）

肉眼观察：标本取自胃底部。不平整的一面为腔面，紫蓝色的部分为黏膜，呈红色的一层为肌层，两层之间淡染的部分为黏膜下层。

低倍镜观察：辨认胃小凹，分清管壁4层结构，然后重点观察黏膜层，找到胃底腺。

（1）黏膜：①上皮：为单层柱状上皮，上皮向深部凹陷形成胃小凹（gastric pit）。上皮主要由表面黏液细胞构成，其间含少量内分泌细胞（本片不可显示）。②固有层：在表面上皮下方，内充满大量排列密集的胃底腺（fundic gland）（Fig.1.1.14-04），腺管之间仅含少量结缔组织。③黏膜肌层：很薄，由内环行和外纵行两层平滑机构成。

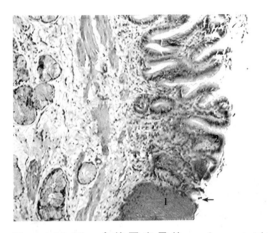

Fig.1.1.14–03　食管胃交界处esophagogastric junction（←）low mag.
1. stratified squamous epithelium　2. simple columnar epithelium

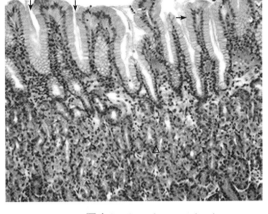

Fig.1.1.14–04　胃底fundus of stomach　low mag.
→: surface mucous cells　↓: gastric pits　△: fundic glands

　　（2）黏膜下层：为疏松结缔组织，内含血管、淋巴管及黏膜下神经丛。

　　（3）肌层：较厚，由内斜、中环、外纵3层平滑肌构成，外面两层肌纤维之间有肌间神经丛。请思考肌纤维排列与肌纤维断面形态的关系，举一反三。

　　（4）外膜：为浆膜，由少量结缔组织和间皮构成。

　　高倍镜观察：

　　（1）黏膜上皮：表面黏液细胞呈柱状，核椭圆形，位于基底部。顶部胞质充满黏原颗粒，因制片过程中被试剂溶解而呈空泡状。

　　（2）胃底腺：为分支或不分支的单管状腺，开口于胃小凹，分为颈、体、底三部分，由于切面不同，胃底腺在标本上呈现圆形、管状或不规则形。主要观察以下三种细胞（Fig.1.1.14-05）：① 壁细胞（parietal cell）：较主细胞少，主要分布在腺管的上半部，细胞较大，呈圆形或锥形，核圆形，位于中央，细胞质嗜酸性，染成红色。② 主细胞（chief cell）：数量最多，主要分布在胃底腺的体和底部。细胞呈柱状，核圆形，位于细胞基部，注意顶部和基部细胞质着色的区别，细胞质顶部由于酶原颗粒溶解，着色浅，呈泡沫状，而基部细胞质偏嗜碱性，染成蓝紫色，为什么？③ 颈黏液细胞（mucous neck cell）：位于腺管颈部，数量很少。细胞呈楔形或柱状，核扁平，位于细胞基底部，细胞质着色淡，需仔细观察方可辨认。

　　5. 胃内分泌细胞

　　本片取自大鼠胃底，硝酸银染色。

　　镜下观察：背景为淡黄色，在上皮和腺体中可见散在的、胞质内分泌颗粒染成棕黑色的嗜银细胞，细胞体多呈锥体形或椭圆形，核圆形，着色浅淡（Fig.1.1.14-06）。

　　6. 十二指肠（duodenum）

　　肉眼观察：本片为十二指肠横切面，管腔不规则，可见纵行皱襞，腔面染成紫蓝色的部分为黏膜层，外面红色的部分为肌层，两层之间、淡染的部分为黏膜下层。

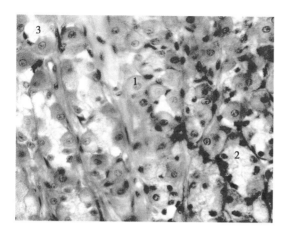

Fig.1.1.14–05　胃底 fundus of stomach　high mag.
1. parietal cells　2. chief cells　3. mucous neck cells

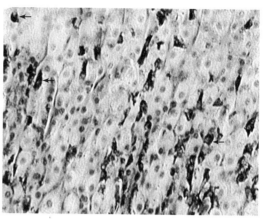

Fig.1.1.14–06　胃内分泌细胞 endocrine cell of the stomach（←）（silver stain）　medium mag.

低倍镜观察：辨认十二指肠绒毛，管壁4层结构，再逐层观察。

（1）黏膜：黏膜表面伸向肠腔的突起为绒毛的纵切面，腔内的一些卵圆形结构为绒毛的横切面。请同学们思考为什么一个低倍镜视野内既有绒毛横切面又有纵切面。绒毛表面覆有单层柱状上皮，主要由柱状的吸收细胞构成，之间夹杂着杯状细胞（内分泌细胞需镀银染色才能显示），绒毛中轴为固有层的结缔组织。

绒毛深面固有层中可见许多肠腺的切面，肠腺（intestinal gland）由绒毛根部向固有层凹陷形成。有时可见孤立淋巴小结（solitary lymphoid nodule）。黏膜肌层很薄，由内环、外纵两层平滑肌构成，为红色。

（2）黏膜下层：由疏松结缔组织构成，内含许多染色淡的黏液性腺体，即十二指肠腺（duodenal gland），此为十二指肠的重要特征性结构（Fig.1.1.14–07）。可见黏膜下神经丛。

（3）肌层：为内环、外纵两层平滑肌，两层肌之间可见肌间神经丛。

（4）外膜：为浆膜。

高倍镜观察：重点观察小肠绒毛、肠腺、十二指肠腺和肌间神经丛。

（1）绒毛：① 表面上皮，可见吸收细胞（absorptive cell）和杯状细胞（goblet cell），内分泌细胞在本片中不能显示。杯状细胞少，呈空泡状，散在于吸收细胞之间，细胞核呈月牙形或三角形，位于细胞基底部。吸收细胞游离面薄层的红色带状结构即纹状缘。② 绒毛中轴为固有层，其内可见纵行较大的腔隙为中央乳糜管，腔面衬以内皮，内皮细胞间隙大。中央乳糜管周围还可见丰富的毛细血管、散在的纵行平滑肌和较多淋巴细胞（Fig.1.1.14–08）。

（2）肠腺：单管状腺，上皮向固有层下陷形成。由5种细胞组成，其中吸收细胞、杯状细胞与上皮相同，容易辨认。帕内特细胞、内分泌细胞和干细胞在本片中不能分辨。帕内特细胞是肠腺的特征性细胞，可在另一特殊染色的标本中观察。

（3）十二指肠腺：为黏液性腺，由单层柱状的腺细胞构成，细胞质染色淡，细胞核圆

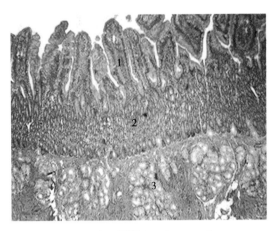

Fig.1.1.14–07 十二指肠 duodenum low mag.

1. villi 2. intestinal glands 3. duodenal glands

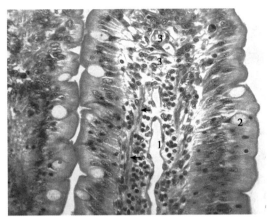

Fig.1.1.14–08 绒毛 villi high mag.

1. central lacteal 2. goblet cell 3. capillaries

←: smooth muscle fibers

或扁，位于细胞基底部。有时可见到此腺导管穿过黏膜肌层开口于肠腺的底部。十二指肠腺是区别于其他小肠的特征性结构。

（4）肌间神经丛：神经丛内可见细胞体较大的神经元，其细胞质着色深，偏紫蓝色（因含有尼氏体），细胞核大而圆，着色浅，可见清晰核仁（Fig.1.1.14–09）。

7. 杯状细胞（goblet cell）

本片为小肠切片，经PAS反应，苏木精复染。

镜下观察：小肠绒毛上皮中的杯状细胞内呈紫红色的即黏原颗粒，因含糖蛋白，呈PAS反应阳性（Fig.1.1.14–10）。

8. 肌间神经丛（myenteric nervous plexus）

本片为大鼠的小肠壁肌层剥片（从环、纵肌之间剥开），镀银染色。

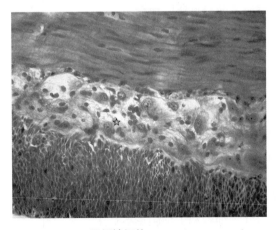

Fig.1.1.14–09 肌间神经丛 myenteric nervous plexus（☆） medium mag.

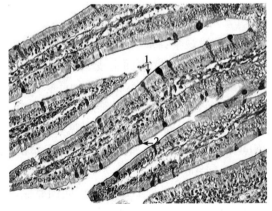

Fig.1.1.14–10 杯状细胞 goblet cell（PAS reaction） medium mag.

1. striated border 2. goblet cell

镜下观察：背景为红或淡黄色（平滑肌及结缔组织），可见许多大而深染的神经元的细胞体，即副交感神经节细胞，有多个突起，其细胞质及突起均呈黑色或棕黑色，核区呈淡黄色（Fig.1.1.14-11）。

9. 帕内特细胞（Paneth cell）

镜下观察：在大鼠空肠的肠腺底部可见3~5个细胞聚集在一起，细胞呈锥体形，核圆形，位于细胞基部，细胞质顶部含有粗大的红色颗粒（Fig.1.1.14-12）。

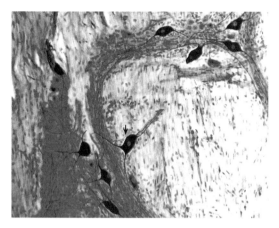

Fig.1.1.14-11 肌间神经丛 myenteric nervous plexus（silver stain） medium mag.

↓：neuron

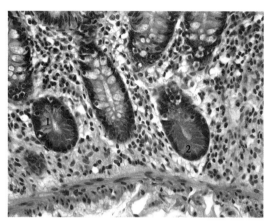

Fig.1.1.14-12 帕内特细胞 Paneth cell high mag.

1. intestinal gland 2. Paneth cells

10. 回肠（ileum）

肉眼观察：外观与十二指肠相似，但在黏膜层与肌层之间可见数个色深的卵圆形团块，即集合淋巴小结，为回肠的重要特征性结构。

低倍镜观察：回肠结构与十二指肠相同，但绒毛上皮和肠腺中杯状细胞数量增多，固有层或黏膜下层内可见集合淋巴小结（aggregated lymphoid nodule）（Fig.1.1.14-13）。注意绒毛外形有何改变。

高倍镜观察：绒毛、杯状细胞、中央乳糜管、肠腺和肌间神经丛。

11. 结肠（colon）

镜下观察：结肠横断面黏膜层的主要特点是：无绒毛，故腔面比较平坦；固有层中肠腺长而密集，其上皮与黏膜表面上皮相通连；上皮和腺体中有大量杯状细胞（Fig.1.1.14-14）。

12. 阑尾（appendix）

镜下观察：为阑尾横切面，其肠腺稀少，固有层和黏膜下层内含大量弥散淋巴组织和淋巴小结，黏膜肌不完整，肌层薄（Fig.1.1.14-15）。

13. 直肠肛门交界处（anorectal junction）

在肛管齿状线处，黏膜的单层柱状上皮变为未角化的复层扁平上皮（Fig.1.1.14-16）。

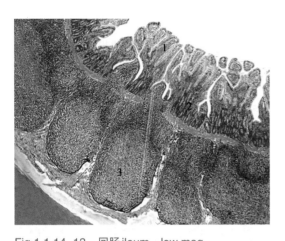

Fig.1.1.14-13　回肠 ileum　low mag.

1. villi　2. intestinal glands　3. aggregated lymphoid nodule

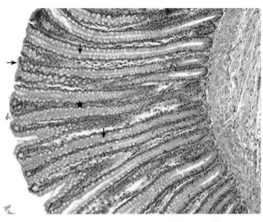

Fig.1.1.14-14　结肠 colon　low mag.

→: epithelium　★: intestinal glands　↓: goblet cells

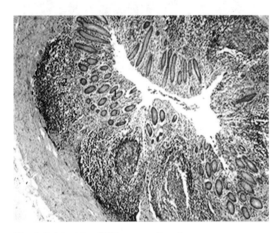

Fig.1.1.14-15　阑尾 appendix　low mag.

1. intestinal glands　2. lymphoid nodules

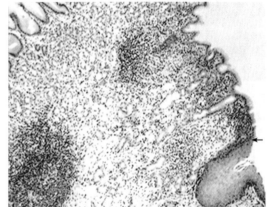

Fig.1.1.14-16　直肠肛门交界处 anorectal junction（←）　low mag.

思考题

1. 简述胃底的组织结构特点及功能。

2. 列表比较食管、胃底、十二指肠、空肠和回肠黏膜及黏膜下层的主要结构特点。

3. 小肠扩大吸收表面积的方式有哪3种？试述其形成、结构及在消化吸收中的作用。

4. 名词解释（1）Fundic glands（2）Gastric pit（3）Central lacteal（4）Surface mucous cell（5）Intestinal villi

（谷婉莹）

实验十五　消　化　腺
Digestive Gland

一、实验目的

1. 光镜下辨认并熟悉唾液腺3种腺泡（浆液性、黏液性、混合性）的结构特点。
2. 光镜下辨认并掌握胰腺的结构特点。
3. 光镜下辨认并掌握肝的结构特点。

二、实验内容

标本号	名称	取材	染色	观察要点	备注
43	腮腺	狗	HE	浆液性腺泡、闰管、分泌管	
45	舌下腺	狗	HE	黏液性腺泡、混合性腺泡、半月	
44	下颌下腺	狗	HE	浆液性、黏液性和混合性腺泡，浆半月、分泌管	
62	胰腺	豚鼠	HE	外分泌部浆液性腺泡、泡心细胞、闰管、胰岛	
58	肝	猴	HE	中央静脉、肝索、肝血窦、门管区3种管道	
59	肝	猪	HE	肝小叶、中央静脉、肝索、肝血窦、门管区3种管道	
	肝	大鼠	血管注射	肝巨噬细胞	示教
	肝	兔	硝酸银	胆小管	示教
	肝	兔	PAS反应	肝糖原	示教
	肝	大鼠	血管注射	肝血窦、中央静脉	示教
	肝	兔	氯化金	肝贮脂细胞	示教

1. 腮腺（parotid gland）

肉眼观察：切片中呈红色的小团块为腮腺小叶，分隔小叶的浅色线条即小叶间隔。

低倍镜观察：首先辨认被膜、小叶间隔和小叶。小叶内含染色较深的浆液性腺泡，在腺泡之间可见脂肪细胞和管径较粗的分泌管，也称纹状管（Fig.1.1.15-01），以及管径较细的闰管。小叶间隔内可见较大的小叶间导管和血管。

高倍镜观察：注意腺细胞的形态，细胞核形状及位置，细胞质着色。思考：细胞质顶部是否见分泌颗粒？有无腺腔？

（1）浆液性腺泡：由锥体形或立方形的浆液性细胞围成，中央为腺泡腔。腺细胞锥体形，核圆形，位于细胞基部，顶部细胞质嗜酸性，呈紫红色，基部细胞质嗜碱性。

（2）导管：

1）闰管：与腺泡相连，管壁由单层扁平或立方细胞构成，管腔小。

2）纹状管：管腔、管径较闰管大，管壁由单层柱状细胞构成，细胞核圆形，位于细胞中央或近腔面，细胞质嗜酸性，着色鲜红，细胞质基部可见纵纹。

3）小叶间导管：位于小叶间的结缔组织内，管壁由单层柱状或假复层柱状上皮组成。

2. 舌下腺（sublingual gland）

肉眼观察：标本为实质性结构，染色较浅。

低倍镜观察：小叶由混合性腺泡和导管构成。腺泡以着色浅的黏液性腺泡为主，着色深的浆液性腺泡和两者构成的混合性腺泡很少。腺泡之间可见管径较粗的纹状管。小叶间的结缔组织中，可见小叶间导管和血管。

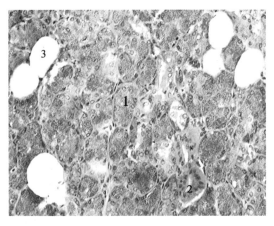

Fig.1.1.15–01　腮腺 parotid gland　low mag.

1. serous acinus　2. striated duct　3. fat cell

高倍镜观察：注意区别黏液性腺细胞、浆液性腺细胞的结构特点和浆半月。

（1）腺泡：黏液性腺泡占多数，黏液性腺细胞呈锥体形，细胞核扁平，贴近细胞基底部，细胞质染色浅，呈泡沫状或淡蓝色。浆液性腺泡占少数，结构同腮腺所见。混合性腺泡较多，主要由黏液性腺细胞构成，黏液性腺泡一侧附有几个浆液性腺细胞，呈月牙状，染成紫红色，称为浆半月（serous demilune）。

（2）纹状管：舌下腺的纹状管较短，被切到的机会较少，其结构与腮腺中所见一致，请仔细辨认（Fig.1.1.15–02）。

3. 下颌下腺（submandibular gland）

低倍镜观察：小叶内含有较多色深的浆液性腺泡，淡染的黏液性腺泡和混合性腺泡较少。在混合性腺泡中可见浆半月（Fig.1.1.15–03），分泌管较长，故断面较多（为什么），

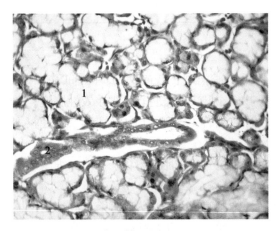

Fig.1.1.15–02　舌下腺 sublingual gland　medium mag.

1. mucous acinus　2. striated duct

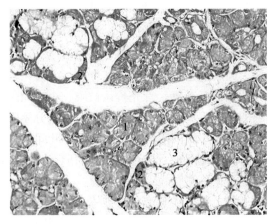

Fig.1.1.15–03　下颌下腺 submandibular gland low mag.

1. serous acinus　2. serous demilunes　3. mucous acinus

闰管少见。小叶间的结缔组织中，可见小叶间导管和血管。

高倍镜观察：注意观察区别各类腺泡、分泌管和浆半月。

4. 胰腺（pancreas）

肉眼观察：本片为豚鼠胰尾部切片。腺实质被浅色的线条分割成许多不规则的紫红色小区，即胰腺小叶。

低倍镜观察：表面的结缔组织被膜深入实质，将实质分隔形成大小不等的胰腺小叶。小叶间结缔组织较少，小叶间隔不明显。小叶内有大量染成紫红色的浆液性腺泡，可见导管。

（1）腺泡之间散在的、大小不等的浅染细胞团即胰岛（pancreas islet）（Fig.1.1.15-04）。

（2）小叶间结缔组织中可见较大的小叶间导管和血管。有的标本中导管内可见红色分泌物。

高倍镜观察：

（1）腺泡：为纯浆液性腺泡。腺细胞呈锥体形，核圆形，位于基部，基部细胞质呈嗜碱性（为什么？与何功能有关？），细胞顶部含嗜酸性的酶原颗粒，染成红色。腺泡中央有泡心细胞（centroacinar cell），这是胰腺外分泌腺泡的一个主要结构特征，该细胞较小，细胞质着色淡，细胞界限不易分清，可见卵圆形、着色浅淡的细胞核。有时可见闰管与泡心细胞相连。

（2）闰管（intercalated duct）：闰管较长，在腺泡之间容易找到。其管腔小，上皮低，由单层扁平或立方细胞构成（Fig.1.1.15-05）。

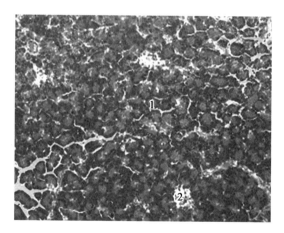

Fig.1.1.15-04　胰腺 pancreas　low mag.

1. serous acinus　2. pancreas islet

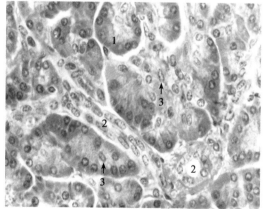

Fig.1.1.15-05　闰管 intercalated duct medium mag.

1. serous acinus　2. intralobular ducts　3. centroacinar cells

（3）小叶内导管：在腺泡之间，管腔增大，由单层立方上皮构成。

（4）小叶间导管：位于小叶间结缔组织内。管腔更大，由单层柱状上皮构成，周围结缔组织增多（Fig.1.1.15-06）。

（5）胰岛：为散在分布于外分泌部腺泡之间的染色较浅、大小不等的细胞团。细胞排列呈团、索状，细胞较小，染色较浅，细胞间有丰富的毛细血管。不能区分其细胞类型，用免疫组化方法或特殊染色可鉴别细胞类型，如用果莫里染色（Gomori stain）A细胞胞质被染成橙黄色，B细胞被染成桃红色，D细胞胞质呈绿色（Fig.1.1.15–07）。

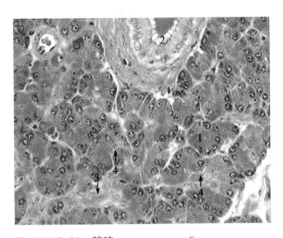

Fig.1.1.15–06　胰腺pancreas　medium mag.

1. serous acinus　2. interlobular duct　3. intercalated duct　4. centroacinar cells

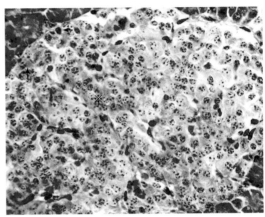

Fig.1.1.15–07　胰岛pancreas islet（Gomori stain）high mag.

↑：A cell　※：B cell　←：D cell

5. 猴肝（monkey liver）

肉眼观察：本标本为猴的肝切片，微细结构与人相似，实质内可见一些散在的小腔，为血管腔的断面（中央静脉等）。

低倍镜观察：肝小叶呈多边形或不规则形，相邻肝小叶之间结缔组织少，所以肝小叶之间分界不清。可根据邻近几个肝门管区的位置及中央静脉，大致划分其范围。在小叶中央先找到中央静脉，以中央静脉为中心、周围呈放射状排列的红色索条状结构，即肝索，肝索之间的腔隙为肝血窦（Fig.1.1.15–08A）。胆小管和窦周隙在HE染色的标本中不能分

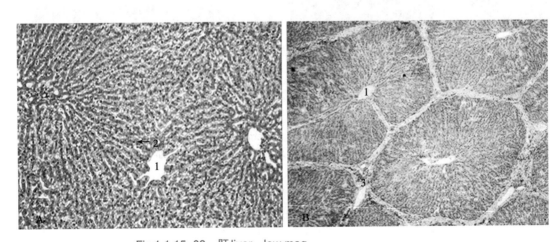

Fig.1.1.15–08　肝liver　low mag.

A. monkey　B. pig　1. central vein　2. hepatic cord　3. portal area

辨。门管区在相邻肝小叶之间，结缔组织较多的区域，其内可见小叶间动脉、小叶间静脉、小叶间胆管3种管道的切面。小叶下静脉在相邻肝小叶之间，是单独走行的小静脉管道，腔大、不规则。

高倍镜观察：

（1）中央静脉（central vein）：位于肝小叶中央。管壁薄，因有血窦的开口而不完整。可见扁平的内皮细胞核。

（2）肝索（hepatic cord）：由多边形肝细胞构成。肝细胞较大，细胞质嗜酸性，染成紫红色。核大而圆，着色淡，位于中央，可见双核和大而色深的多倍体核。

（3）肝血窦（hepatic sinusoid）：是肝索之间的不规则腔隙。可见贴近肝细胞的窦壁内皮细胞核，核扁、着色深。窦腔内可见外形不规则的肝巨噬细胞（又称库普弗细胞，Kupffer cell）（Fig.1.1.15-09）。

（4）门管区（portal area）：在一个门管区内，不一定三种管道同时找到，但有时一种管道可见一个或几个断面（为什么？）。

1）小叶间动脉（interlobular artery）：腔小而圆，壁较厚，内皮外可见环行平滑肌。

2）小叶间静脉（interlobular vein）：腔大、不规则，壁较薄，内皮外有少量结缔组织。

3）小叶间胆管（interlobular bile duct）：由单层立方或单层柱状细胞构成，细胞核圆或椭圆形，着色较深（Fig.1.1.15-10）。

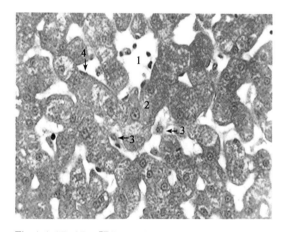

Fig.1.1.15-09　肝 liver　high mag.

1. hepatic sinusoid　2. hepatic cord　3. Kupffer cells
4. endothelial cell

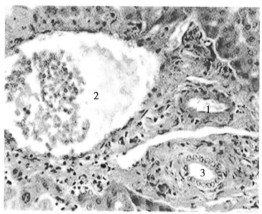

Fig.1.1.15-10　门管区 portal area　high mag.

1. interlobular artery　2. interlobular vein
3. interlobular bile duct

6. 猪肝（pig liver）

低倍镜观察：与猴或人肝相比，小叶间结缔组织较多，肝小叶分界明显（见Fig.1.1.15-08B）。其他结构与猴或人肝的相似。

高倍镜观察：注意寻找肝小叶的中央静脉、肝索、肝血窦及腔内的巨噬细胞，注意区分门管区的小叶间动脉、小叶间静脉和小叶间胆管。

7. 胆小管（bile canaliculus）

兔肝，硝酸银染色。

镜下观察：相邻肝细胞之间染成棕褐色的细丝状结构即胆小管，相互连接成网状（Fig.1.1.15–11）。

8. 肝糖原（hepatic glycogen）

兔肝，PAS反应。

镜下观察：肝细胞内呈紫红色的颗粒为肝糖原，为PAS反应阳性（Fig.1.1.15–12）。

9. 肝血管注射

大鼠肝，卡红活体静脉注射，甲基绿复染。

镜下观察：肝血窦、中央静脉等血管内均充满红色的染液（Fig.1.1.15–13）。

10. 肝巨噬细胞（hepatic macrophage）

大鼠肝。胭脂红（锂卡红）活体静脉注射，苏木精复染。

镜下观察：在窦腔内，可见胞体较大、外形不规则的细胞，即肝巨噬细胞，细胞质内充满大小不等的、被吞噬的红色染料颗粒（Fig.1.1.15–14）。

11. 贮脂细胞（fat-storing cell）

兔肝，维生素A活体注射，氯化金染色。

镜下观察：肝细胞和血窦之间可见一些棕褐色的细胞，即贮脂细胞（Fig.1.1.15–15）。

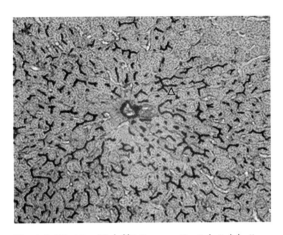

Fig.1.1.15–11 胆小管 bile canaliculi（△）（silver stain） low mag.

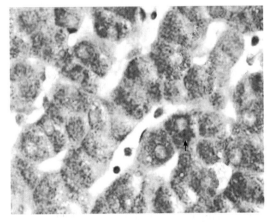

Fig.1.1.15–12 肝糖原 hepatic glycogen（↑）（PAS reaction） medium mag.

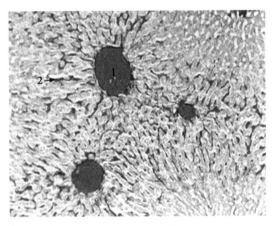

Fig.1.1.15–13 肝血管卡红注射 the injection of liver blood vessels with carmine（methyl green stain） low mag.

1. central vein 2. hepatic sinusoid

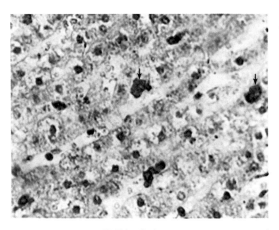

Fig.1.1.15–14 肝巨噬细胞（hepatic macrophages）
（↓）（the injection of lithium carmine，hematoxylin
stain） medium mag.

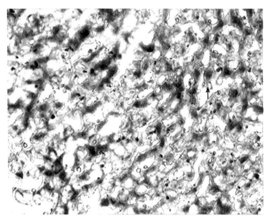

Fig.1.1.15–15 贮脂细胞 fat-storing cell（↑）
（gold-chloride stain） low mag.

思考题

1. 光镜下如何区分 3 种不同类型的腺泡？
2. 胰腺外分泌部腺泡与腮腺腺泡有何区别？泡心细胞是如何形成的？
3. 光镜下如何识别肝？
4. 名词解释（1）Hepatic lobule （2）Perisinusoidal space （3）Portal area （4）Pancreas islet （5）Fat-storing cell

（谷婉莹）

实验十六　呼吸系统
Respiratory System

一、实验目的

1. 光镜下辨认并掌握气管壁的三层结构。
2. 光镜下辨认并掌握肺内导气部各段的结构特点及变化规律。
3. 光镜下辨认并掌握肺内呼吸部的组织结构。

二、实验内容

标本号	取材	动物	染色	观片要点
65	气管	狗	HE	管壁三层结构，假复层纤毛柱状上皮、气管腺、软骨环
66	肺	狗	HE	导气部各部分，呼吸性细支气管、肺泡管、肺泡囊、肺泡上皮、尘细胞

1. 气管（trachea）

肉眼观察：本片为气管的横断面，腔面为黏膜，灰蓝色"C"形结构是透明软骨环。

低倍镜观察：管壁由内向外依次为黏膜、黏膜下层和外膜（Fig.1.1.16-01）。

（1）黏膜（mucous membrane）：黏膜上皮为假复层纤毛柱状上皮，上皮下基膜明显，呈均质红染的条带状结构。上皮下方为固有层，由疏松结缔组织构成，内含腺体的导管、血管及淋巴组织等。

（2）黏膜下层（submucosa）：由疏松结缔组织组成，与固有层和外膜无明显界限，内含较多的混合性腺（气管腺）及小血管。

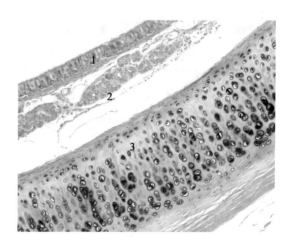

Fig.1.1.16-01　气管 trachea　low mag.

1. mucous membrane　2. submucosa　3. adventitia

（3）外膜（adventitia）：较厚，由疏松结缔组织和"C"形的透明软骨环组成。缺口处由平滑肌和致密结缔组织相连接，有时可见气管腺和脂肪细胞。

高倍镜观察：

（1）假复层纤毛柱状上皮：其中最多的是纤毛细胞，杯状细胞亦较多，刷细胞、小颗粒细胞、基细胞不易区分（Fig.1.1.16-02）。

（2）混合性腺（气管腺）：多由浆液性腺泡和黏液性腺泡组成，有时可见半月（Fig.1.1.16-02）。

2. 肺（lung）

肉眼观察：本片呈海绵状，大部分是肺呼吸部，其内可见大小不等的腔隙，是肺内支气管和动、静脉的断面。一侧表面光滑为被膜。

低倍镜观察：肺表面为浆膜，由薄层结缔组织和间皮共同构成；实质内可见

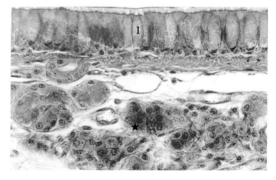

Fig.1.1.16-02　气管 trachea　high mag.

1. goblet cell　★：tracheal gland

大量呈空泡状的肺泡，以及不同口径的支气管的分支和血管的断面，要注意伴行的肺血管分支与各级肺内支气管区分。肺内各级支气管的分支，可根据管腔的大小、管壁的厚薄、上皮的类型（及有无杯状细胞）、固有层和平滑肌的厚薄、腺体和软骨的有无来辨别（Fig.1.1.16-03），各段特点如下。

（1）小支气管（small bronchi）：是切片中管径最粗、管壁最厚的管道，结构与气管基本相似，但管壁三层分界不明显，黏膜上皮仍为假复层纤毛柱状，含数量不等的杯状细胞；黏膜下层薄，含少量混合性腺；外膜中有大小不等的灰蓝色透明软骨片，以及间断的环行平滑肌束（Fig.1.1.16-04）。

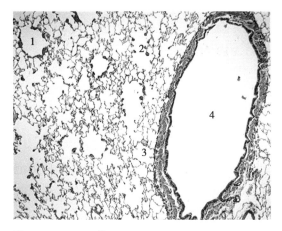

Fig.1.1.16-03　肺 lung　low mag.

1. respiratory bronchiole　2. alveolar duct　3. alveolar sac
4. bronchiole

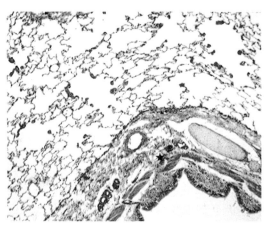

Fig.1.1.16-04　肺 lung　low mag.

★：small bronchi

（2）细支气管（bronchiole）：管腔变小，管壁变薄；上皮渐变为单层纤毛柱状，杯状细胞少；混合性腺、软骨片很少或消失，环行平滑肌则相对增多（Fig.1.1.16-03）。

（3）终末细支气管（terminal bronchiole）：管腔小，黏膜皱襞明显；上皮为单层柱状，无杯状细胞，腺体和软骨均已消失，形成较完整的环行平滑肌层（Fig.1.1.16-05）。

（4）呼吸性细支气管（respiratory bronchiole）：管壁不完整，缺损处连有少量肺泡；上皮为单层立方，上皮深面有少量结缔组织和环行平滑肌（Fig.1.1.16-03，Fig.1.1.16-06）。

（5）肺泡管（alveolar duct）：管壁上有许多肺泡开口，自身的管壁结构很少，仅存在于相邻肺泡开口之间，在切片中呈现一系列结节状膨大，表面为单层立方或扁平上皮，上皮下有平滑肌纤维（Fig.1.1.16-03，Fig.1.1.16-06）。

（6）肺泡囊（alveolar sac）：是若干肺泡共同围成的囊腔，囊壁由肺泡围成，相邻肺泡间无结节状膨大（Fig.1.1.16-03，Fig.1.1.16-06）。

（7）肺泡（pulmonary alveoli）：为半球形薄壁的小囊泡，可开口于呼吸性细支气管、肺泡管或围成肺泡囊。肺泡壁很薄，由单层扁平的肺泡上皮和基膜构成，相邻肺泡之间的薄层结缔组织为肺泡隔（Fig.1.1.16-06）。

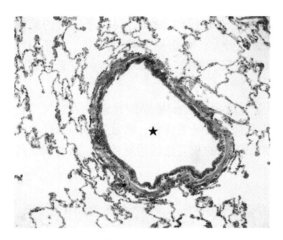

Fig.1.1.16–05　肺 lung　low mag.

★：terminal bronchiole

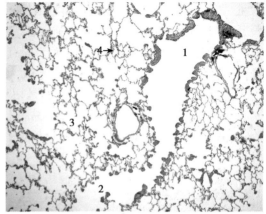

Fig.1.1.16–06　肺 lung　low mag.

1. respiratory bronchiole　2. alveolar duct　3. alveolar sac
4. pulmonary alveoli

　　高倍镜观察：

　　（1）肺泡上皮：由两种细胞组成：①Ⅰ型肺泡细胞，细胞极薄，核扁平。②Ⅱ型肺泡细胞，细胞呈立方形或圆形，核大而圆，胞质着色浅，呈泡沫状（Fig.1.1.16–07），用锇酸固定时Ⅱ型细胞胞质内充满染成黑色的板层小体（Fig.1.1.16–08）。

　　（2）肺泡隔（alveolar septum）：为相邻肺泡之间的薄层结缔组织，其内含有丰富的毛细血管网，肺泡隔和肺泡腔内可见肺巨噬细胞（pulmonary macrophage）或尘细胞（dust cell），请思考两者之间的关系，尘细胞内含吞噬的黑色尘粒（Fig.1.1.16–07）。

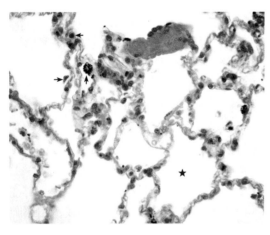

Fig.1.1.16–07　肺泡 pulmonary alveoli（★）high mag.

→：type Ⅰ alveolar cell　←：type Ⅱ alveolar cell

↑：dust cell

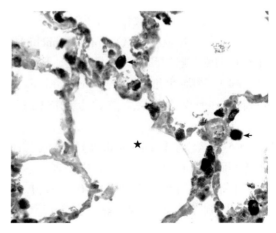

Fig.1.1.16–08　肺泡 pulmonary alveoli（★）
（osmic acid stain）　high mag.

←：type Ⅱ alveolar cell

思考题

1. 呼吸道的一般结构包括哪些？气管的结构特点与功能有何关系？

2. 肺实质各部分组成有哪些？如何正确识别肺内各结构？导气部结构变化有何规律？

3. 肺泡的结构与功能有何关系？光镜下如何区分Ⅰ、Ⅱ型肺泡细胞及尘细胞？

4. 名词解释（1）Pulmonary lobule （2）Blood-air barrier （3）Alveolar septum （4）Type Ⅱ alveolar cell （5）Dust cell

（杜长青　王　勤）

实验十七　泌尿系统
Urinary System

一、实验目的

1. 光镜下辨认并掌握肾小体、肾小管各段和球旁复合体的结构。

2. 光镜下辨认集合管的结构。

3. 光镜下辨认膀胱壁的结构。

二、实验内容

标本号	名称	取材	染色	观察要点	备注
69	肾	兔	HE	肾小体、致密斑，近曲小管、近直小管、远曲小管、远直小管、细段，集合小管	
72	膀胱	狗	HE	管壁三层结构、变移上皮	

1. 肾（kidney）

肉眼观察：本片呈扇形，较宽一侧染色较深为皮质，其中颗粒状散在分布的为肾小体；深部染色略浅为髓质（肾锥体）。皮、髓质之间可见弓形血管的管腔，皮质内可见红色条纹状结构，为髓放线。

低倍镜观察：可以区分被膜、皮质和髓质。

（1）被膜：肾表面的薄层致密结缔组织。

（2）皮质：以弓形血管为界区分皮质、髓质。皮质包括皮质迷路和髓放线两部分，皮质迷路（cortical labyrinth）内可见许多球状的肾小体和近曲、远曲小管的断面；髓放线（medullary ray）位于皮质迷路之间，主要由一些直行的集合小管和近、远直小管组成（Fig.1.1.17-01，Fig.1.1.17-02）。

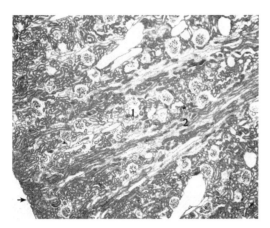

Fig.1.1.17-01 肾皮质cortex of kidney low mag.

1. cortical labyrinth 2. medullary ray →: capsule

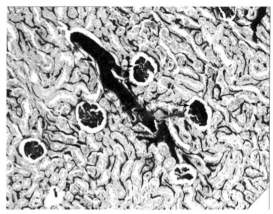

Fig.1.1.17-02 肾血流灌注kidney blood perfusion low mag.

→: glomerulus

（3）髓质：可见大量不同切面、平行排列的小管，其内不含肾小体。

高倍镜观察：重点观察皮质迷路内的肾小体、近曲小管、远曲小管和致密斑，髓放线的近直小管、远直小管及髓质里的细段和集合小管（Fig.1.1.17-03）。

（1）肾小体（renal corpuscle）：断面呈圆形，由血管球（glomerulus）和肾小囊组成。有的肾小体切面偶见有微动脉出入的血管极或与近曲小管相连的尿极，在切到血管极的肾小体，可见有远端小管，其靠近肾小体侧的上皮细胞增高、变窄，密集排列，细胞核靠近游离缘，染色较深，形成一个椭圆形斑，为致密斑（macula densa）（Fig.1.1.17-04，Fig.1.1.17-05）。

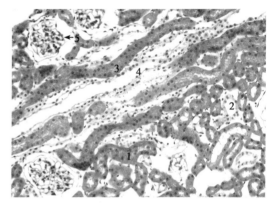

Fig.1.1.17-03 肾皮质cortex of kidney high mag.

1. proximal convoluted tubule 2. distal convoluted tubule 3. proximal straight tubule 4. distal straight tubule 5. renal corpuscle（←）

肾小体中央可见大量毛细血管的切面，聚集成团即为肾血管球。肾小囊分为脏、壁两层，肾小囊脏层由足细胞构成，紧贴毛细血管外面，毛细血管之间还有球内系膜细胞，但在HE染色切片中毛细血管内皮细胞、足细胞和球内系膜细胞不易分辨；肾小囊壁层为单层扁平上皮，包绕在血管球之外，肾小囊脏、壁层之间是肾小囊腔。

（2）近曲小管（proximal convoluted tubule）：分布在肾小体附近，断面多，管壁厚，管腔小而不规则。管壁上皮为立方形或锥体形，细胞较大，分界不清；细胞核圆，位于近基底部；细胞质强嗜酸性，染成深红色，腔面有排列紧密的刷状缘（brush border），基部有纵纹（Fig.1.1.17-04～Fig.1.1.17-06）。

（3）远曲小管（distal convoluted tubule）：也分布在肾小体附近，与近曲小管相比，断

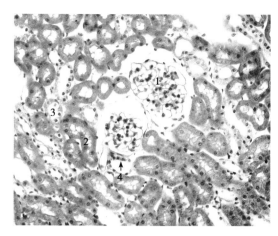

Fig.1.1.17-04 肾皮质 cortex of kidney high mag.

1. renal corpuscle 2. proximal convoluted tubule 3. distal convoluted tubule 4. macula densa

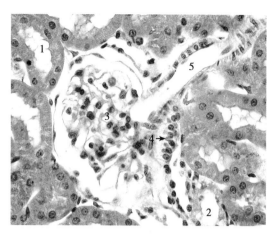

Fig.1.1.17-05 肾皮质 cortex of kidney high mag.

1. proximal convoluted tubule 2. distal convoluted tubule 3. renal corpuscle 4. macula densa 5. arteriole

面少，管径小，管壁较薄，管腔相对较大而规则，由单层立方上皮围成，细胞较小，界限较清楚；核圆，排列整齐；细胞质弱嗜酸性，呈浅红色，腔面无刷状缘，基底部可见纵纹（Fig.1.1.17-04，Fig.1.1.17-05）。

（4）近直小管（proximal straight tubule）和远直小管（distal straight tubule）：可在髓放线和髓质的近皮质处找到，结构分别与其曲部相似（Fig.1.1.17-03）。

（5）细段（thin segment）：在髓质内近肾乳头处易见，便于区分，管径细小，管壁为单层扁平上皮，但比毛细血管管壁稍厚，上皮细胞的核椭圆形且突向管腔，细胞质色浅（Fig.1.1.17-07）。

（6）集合小管（collecting tubule）：肾锥体内多见，并易于区分，上皮为立方形或柱

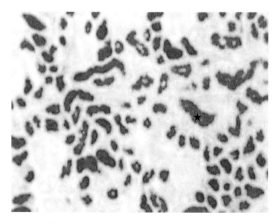

Fig.1.1.17-06 肾皮质 cortex of kidney（ACPase stain） high mag.

★：brush border

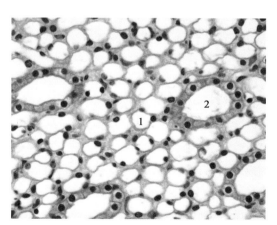

Fig.1.1.17-07 肾髓质 medulla of kidney high mag.

1. thin segment 2. collecting tubule

状，细胞界限清楚，细胞核周围细胞质清亮，核圆、位于中央，着色较深。管腔随着集合小管的汇合而渐增大，管壁由单层立方上皮逐渐增高为柱状上皮。到近肾乳头处移行为乳头管，上皮变为高柱状，在肾乳头表面延续为变移上皮（Fig.1.1.17–07）。

2. 膀胱（urinary bladder）

肉眼观察：膀胱（空虚状态）切片大致呈方形，切片一侧微凹、着紫蓝色处为黏膜，相对的一面是外膜，两者之间较厚的是肌层。

低倍镜观察：膀胱壁由内向外依次为黏膜、肌层和外膜（Fig.1.1.17–08）。

（1）黏膜（mucous membrane）：黏膜有许多皱襞，由变移上皮和固有层组成。

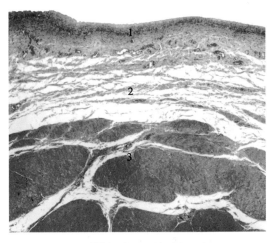

Fig.1.1.17–08　膀胱 urinary bladder　low mag.
1. transitional epithelium　2. lamina propria
3. muscularis

上皮较厚，8～10层，最表层为盖细胞，体积大，呈矩形，胞质嗜酸性较强，上皮的基底面较平坦，请与复层扁平上皮比较，思考结构与功能的关系。

（2）肌层（muscularis）：肌层较厚，由平滑肌组成，分为内纵、中环、外斜3层。

（3）外膜（adventitia）：大部分为纤维膜，由结缔组织构成，膀胱顶部的为浆膜。

思考题

1. 请辨别皮质肾单位和髓旁肾单位，思考两者结构与功能的关系。

2. 原尿形成的结构基础是什么？请说明蛋白尿形成的机制。

3. 光镜下如何区分近曲小管和远曲小管？为什么切片中近曲小管比远曲小管断面多？

4. 名词解释（1）Nephron　（2）Medullary loop　（3）Uriniferous tubule　（4）Filtration membrane　（5）Juxtaglomerular complex

（杜长青　王　勤）

实验十八　男性生殖系统
Male Reproductive System

一、实验目的

1. 光镜下辨认并掌握睾丸生精小管和睾丸间质的组织结构。

2. 光镜下辨认并掌握附睾和前列腺的组织结构特点。

3. 光镜下辨认直精小管、睾丸网和输精管的结构。

二、实验内容

标本号	名称	取材	染色	观察要点	备注
74	睾丸和附睾	人	HE	睾丸被膜、生精小管、各类生精细胞、支持细胞、间质细胞、附睾输出小管、附睾管	
78	前列腺	人	HE	前列腺被膜、前列腺腺泡、凝固体、间质	

（一）睾丸和附睾

肉眼观察：睾丸表面包有一层染成红色的组织，染色较浅，面积大者，多为半圆形断面，为睾丸部分；位于睾丸一侧一小的圆形断面，染色较深，面积小者，为附睾。

低倍镜观察：在低倍镜下观察，睾丸后缘可见纵隔。

1. 睾丸（testis）

肉眼观察：表面包有一层红色的膜，大多为圆形或椭圆形的断面。

低倍镜观察：睾丸自外向内分为睾丸被膜和睾丸实质。被膜表层为单层扁平上皮和少量结缔组织，是鞘膜脏层，其下方为白膜，由很厚的致密结缔组织组成，染成红色，内侧比较疏松、常见有小血管为血管膜。被膜深面为睾丸实质，由结缔组织将睾丸分成小叶，小叶在截面上分界不清，小叶内有大量圆形或椭圆形或不规则形的生精小管断面，请想一下，为什么？生精小管之间有少量的结缔组织，为睾丸间质（Fig.1.1.18-01）。生精小管基部为基膜，染成粉红色，基膜外为肌样细胞，呈

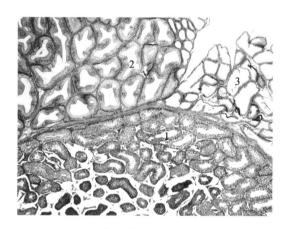

Fig.1.1.18-01　睾丸和附睾testis and epididymis low mag.

1. testis　2. epididymis　3. rete testis

梭形。生精小管的上皮由不同发育时期的生精细胞和支持细胞构成。

高倍镜观察：重点观察生精小管和睾丸间质。生精小管（seminiferous tubule）最外层为基膜，有时可见梭形的肌样细胞。基膜内面为特殊的复层上皮，称生精上皮，其由各级生精细胞和支持细胞构成。由管壁最外层逐渐向腔面依次可以观察到精原细胞、初级精母细胞、次级精母细胞、精子细胞和精子（Fig.1.1.18-02，Fig.1.1.18-03）。

（1）精原细胞（spermatogonium）：位于基膜上，细胞较小，呈圆形或椭圆形，核圆，着色较深。

（2）初级精母细胞（primary spermatocyte）：位于精原细胞近生精小管近腔侧，有2~3层。体积最大，呈圆形，核大而圆，核内粗大的染色质交织成网，细胞核表现为粗线期或分裂中期。

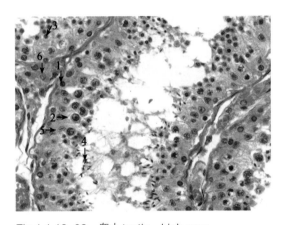

Fig.1.1.18–02 睾丸testis high mag.

1. spermatogonium 2. primary spermatocyte 3. spermatid
4. spermatozoon 5. sustentacular cell 6. interstitial cell

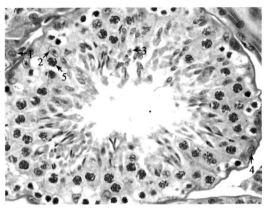

Fig.1.1.18–03 生精小管seminiferous tubule high mag.

1. leydig cell 2. sustentacular cell 3. spermatid 4. spermatogonium 5. primary spermatocyte

（3）次级精母细胞（secondary spermatocyte）：位于初级精母细胞近腔侧，细胞大小和精原细胞相似，细胞核圆形，染色较深，切片中不易看到，为什么？

（4）精子细胞（spermatid）：靠近腔面，多层细胞，体积更小，核圆形，染色较深。细胞常密集成群。

（5）精子（spermatozoon）：可见变态中的各期精子。形似蝌蚪，头部染成紫蓝色，朝向管壁，成群聚集在支持细胞的顶端，尾部常被切断而看不到其全貌。

（6）支持细胞（sustentacular cell）：又称Sertoli cell，位于生精细胞之间，其基底部位于基膜上，游离面至腔面。细胞轮廓不清，核呈卵圆形或不规则形，核染色质稀疏，着色浅，核仁明显。

（7）间质细胞（interstitial cell）：又称Leydig cell，位于生精小管间的结缔组织内，常三五成群，细胞体积较大，呈圆形或卵圆形，细胞质嗜酸性，核圆偏向一侧，染色浅，核仁明显。

2. 附睾（epididymis）

低倍镜观察：附睾分为3部分，即头、体和尾。头部主要由输出小管构成，体部和尾部主要由附睾管构成。重点分清输出小管和附睾管，然后观察管道，由于取材的原因，2种管有时不会同时出现在标本上。

（1）输出小管（efferent duct）：与睾丸网（rete testis）相连接，构成大部分附睾头部，远端与附睾管相连。管壁由高柱状细胞与低柱状细胞相间排列构成，管腔不规则。上皮下的基膜周围由环行平滑肌和少量结缔组织构成。

（2）附睾管（epididymal duct）：管腔规则，腔内充满精子和分泌物。管壁由假复层纤毛柱状上皮构成，细胞表面为静纤毛。上皮基膜外有结缔组织、薄层平滑肌和血管（Fig.1.1.18–04）。

高倍镜观察：重点观察输出小管和附睾管管壁细胞的特点。

（1）输出小管：管壁主要由2种细胞组成，2种细胞相间排列，使管腔起伏不平。一种为低柱状细胞，另一种为高柱状纤毛细胞（Fig.1.1.18-05）。

（2）附睾管：管壁为假复层纤毛柱状上皮，由柱状细胞和基细胞组成。柱状细胞呈高柱状，核呈椭圆形，位于基底部，细胞顶端有排列整齐的静纤毛。基细胞矮小，呈锥形，位于上皮深面的基膜上，在标本中只能见到一行排列整齐的小圆形细胞核。管腔规则，腔内充满精子和分泌物（Fig.1.1.18-06）。

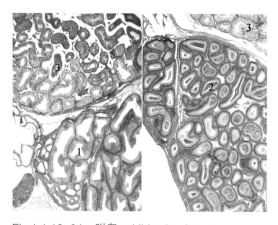

Fig.1.1.18-04　附睾 epididymis　low mag.

1. efferent duct　2. epididymal duct　3. seminiferous tubule

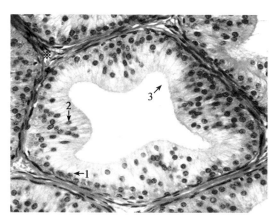

Fig.1.1.18-05　输出小管 efferent duct　high mag.

1. low columnar cell　2. high columnar cilia cell　3. cilium

※：connective tissue and smooth muscle

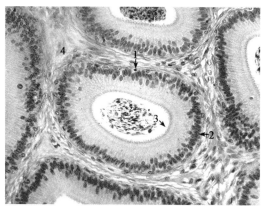

Fig.1.1.18-06　附睾管 epididymal duct　high mag.

1. basal cell　2. columnar cell　3. stereocilia　4. connective tissue and smooth muscle

（二）前列腺（prostate gland）

肉眼观察：标本中可见许多粗细不等、纵横交织的红色条纹，为基质。基质之间有许多不规则的腔隙，为腺泡。

低倍镜观察：实质中有大小不等、形态不一的前列腺腺泡，腺泡腔面起伏不平，有的腺腔内可看到嗜酸性的凝固体（prostatic concretion）。腺泡之间的分隔由结缔组织和大量的平滑肌组成。

高倍镜观察：重点观察腺泡上皮和凝固体。腺泡上皮细胞形态多样，可见单层立方、单层柱状或假复层柱状上皮细胞。位于腺泡腔内，大小不等，呈同心圆排列，形态不一均质的红色结构为前列腺凝固体。被膜和基质的结缔组织中含有丰富的平滑肌，嗜酸性很强（Fig.1.1.18-07）。

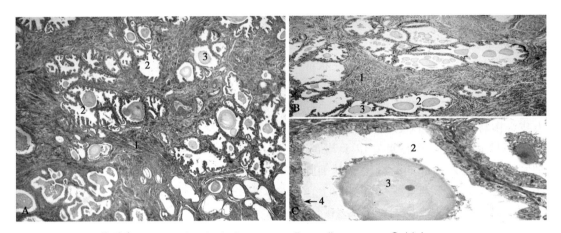

Fig.1.1.18–07　前列腺 prostate gland　A. low mag.　B. medium mag.　C. high mag.
1. connective tissue and smooth muscle　2. prostate gland follicle　3. prostatic concretion　4. epithelium（←）

思考题

1. 生精小管的微细结构与精子发生的过程有什么关系？

2. 睾丸间质细胞和支持细胞的结构和功能区别是什么？

3. 附睾是如何构成的？光镜下如何区分输出小管和附睾管？

4. 前列腺的组织学结构特点是什么？前列腺腺泡与甲状腺腺泡的结构与功能有何区别？

5. 解释名词：（1）Spermiogenesis　（2）Spermatogenesis　（3）Sertoli cell　（4）Blood-testis barrier　（5）Leydig cell　（6）Semen

（杜　辉）

实验十九　女性生殖系统
Female Reproductive System

一、实验目的

1. 光镜下辨认和掌握卵巢的一般组织结构，各级卵泡、黄体、闭锁卵泡、间质腺的结构特点。

2. 光镜下辨认并掌握子宫（体部）壁的一般结构，增生期、分泌期和月经期子宫内膜的结构特点。

3. 光镜下辨认并熟悉乳腺的组织结构。

二、实验内容

标本号	名称	取材	染色	观察要点	备注
80	卵巢	兔	HE	被膜、原始卵泡、初级卵泡、次级卵泡（放射冠、透明带、卵泡膜）、闭锁卵泡、间质腺	
80	卵巢（黄体）	兔	HE	黄体、颗粒黄体细胞、膜黄体细胞	
83	子宫	人	HE	子宫壁三层结构、内膜、子宫腺、子宫腺分泌物、螺旋动脉、基质细胞	

1. 卵巢（ovary）

肉眼观察：标本为卵圆形，卵巢周围着色深、宽阔的部分为皮质，可见大小不等的空泡，是发育中的各级卵泡的切面。中央染色较浅、只占实质的一小部分，为髓质。

低倍镜观察：卵巢表面有一层由单层扁平或立方形细胞覆盖的卵巢表面上皮。上皮下方为致密结缔组织构成的白膜，白膜的深面为卵巢实质，由周边的皮质和中央的髓质构成。在浅层皮质，分布大量的体积小的圆形的原始卵泡，初级卵泡分布于原始卵泡的深面，次级卵泡分布于皮质的深面。在卵泡之间分布大量的结缔组织，称为卵巢基质，同时可有间质腺、闭锁卵泡等组织出现（Fig.1.1.19-01）。

高倍镜观察：重点观察不同发育阶段的卵泡、闭锁卵泡、间质腺等组织结构。

（1）原始卵泡（primordial follicle）：位于皮质浅层，数量最多，体积小，卵泡中央为一个初级卵母细胞（oocyte），周围为单层扁平的卵泡细胞。初级卵母细胞圆形，体积较大，核大而圆，核仁明显。

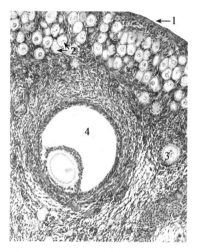

Fig.1.1.19-01　卵巢皮质 the ovarian cortex　low mag.

1. surface epithelium　2. primordial follicle　3. primary follicle　4. secondary follicle

（2）初级卵泡（primary follicle）：由原始卵泡发育而来，位于深层皮质。初级卵泡中央的初级卵母细胞体积增大，周围的卵泡细胞由单层扁平变为单层立方或柱状，单层或增殖为多层，最里面的一层卵泡细胞为柱状，呈放射状排列，为放射冠（corona radiata），在卵母细胞与卵泡细胞之间出现一层均质的嗜酸性膜，称为透明带（zona pellucida）（Fig.1.1.19-02A）。体积大的初级卵泡周围的结缔组织梭形细胞形成卵泡膜（follicular theca）。

（3）次级卵泡（secondary follicle）：由初级卵泡发育而来。最大特点是卵泡细胞层数进一步增多，细胞间一个大腔为卵泡腔（follicular antrum），腔内充满卵泡液。初级卵母细胞及其周围的透明带、放射冠及部分卵泡细胞凸入卵泡腔内，形成卵丘（cumulus oophorus），卵泡腔周围的数层卵泡细胞构成卵泡壁，称为颗粒层（stratum granulosum），与卵泡生长相伴随。周围基质细胞向卵泡聚集形成卵泡膜（theca folliculi），逐渐分化为内、外两层，内层主要是一些多边形或梭形的膜细胞及丰富的毛细血管；外层主要由结缔组织构成，与周围结缔组织无明显分界（Fig.1.1.19–02B）。

（4）成熟卵泡（mature follicle）：是卵泡发育的最后阶段，卵泡体积很大，并向卵泡表面突出。可见卵泡腔增大，腔内充满卵泡液。请问成熟卵泡内的卵母细胞是初级卵母细胞吗？为什么？透明带和放射冠更明显，卵泡膜发育充分。由于取材时间不易掌握，切片中无典型的成熟卵泡（Fig.1.1.19–03）。

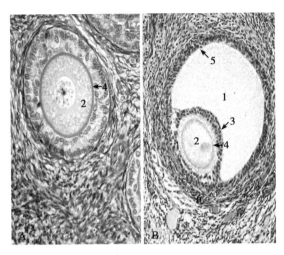

Fig.1.1.19–02　生长卵泡 growing follicle　high mag.

A. primary follicle　B. secondary follicle

1. follicular antrum　2. oocyte　3. cumulus oophorus
4. zona pellucida　5. stratum granulosum　6. theca folliculi

（5）闭锁卵泡（atresic follicle）：见于卵泡发育的各个阶段。主要表现为卵母细胞退化或消失，透明带塌陷、皱缩甚至消失，卵泡颗粒层细胞萎缩、溶解或消失。有些闭锁卵泡卵母细胞和卵泡细胞均消失，成为残留的结缔组织块样，其中可见红色带状的透明带残迹（Fig.1.1.19–04）。

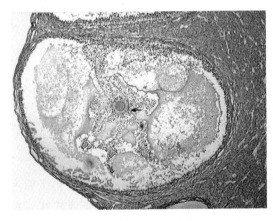

Fig.1.1.19–03　成熟卵泡 mature follicle　low mag.
←：cumulus oophorus

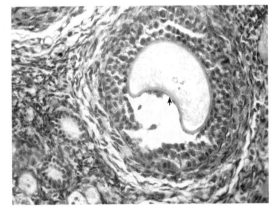

Fig.1.1.19–04　闭锁卵泡 atretic follicle　low mag.
↑：zona pellucida

（6）间质腺（interstitial gland）：次级卵泡和成熟卵泡闭锁时，卵泡膜的血管和结缔组织伸入颗粒层和卵丘，其周围肥大的卵泡膜内层细胞成团或成索分散在结缔组织中。其细胞体积大，多边形，细胞核圆形，细胞质呈空泡状，着色浅，形似黄体，称间质腺（Fig.1.1.19–05）。本切片取自兔的卵巢，间质腺较多，为什么？

2. 卵巢带黄体（ovary with corpus luteum）

肉眼观察：卵巢为卵圆形，周围染色深，中间染色较浅。标本中空泡卵泡较少，可见黄豆大红染的椭圆形小体为黄体（corpus luteum）。

低倍镜观察：自外向内分辨出被膜、皮质、髓质，然后依次观察。表面上皮为单层立方或扁平上皮，上皮下为薄层致密结缔组织构成的白膜，皮质占卵巢的大部分，少量的原始卵泡分布于皮质浅层，未见明显发育的初级卵泡和次级卵泡，大量的间质腺分布于卵巢的皮质。黄体体积很大，其外有结缔组织包裹，与周围分界清楚，细胞染色较浅，其间有毛细血管的断面（Fig.1.1.19–06）。

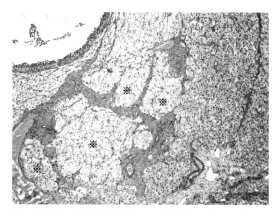

Fig.1.1.19–05　间质腺 interstitial gland　medium mag.

※：interstitial gland

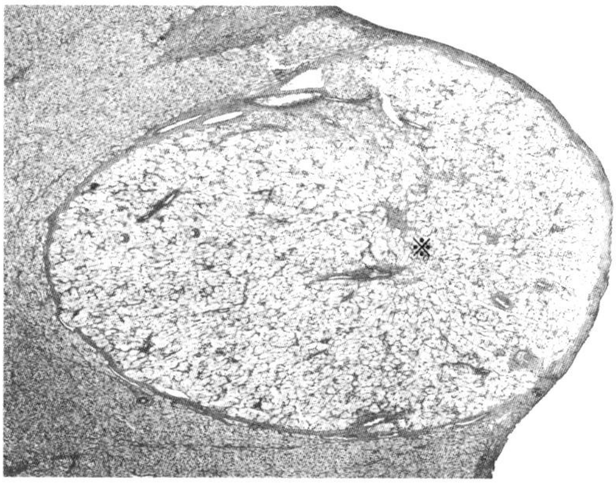

Fig.1.1.19–06　黄体 corpus luteum（※）　low mag.

高倍镜观察：黄体由两种细胞构成。颗粒黄体细胞（granular lutein cell）数量多，体积较大，染色浅，呈多边形，细胞质内的脂滴常被溶解呈空泡状，细胞核小。膜黄体细胞（theca lutein cell）较小，数量少，染色深，多分布于黄体的周边，散在于颗粒黄体细胞之间（Fig.1.1.19–07）。黄体退化后由致密结缔组织构成的白体（corpus albicans）所代替（Fig.1.1.19–08）。此片取自兔的卵巢，有时可见几个黄体。

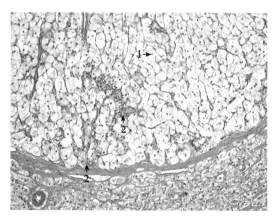

Fig.1.1.19–07　黄体 corpus luteum　high mag.

1. granular lutein cell　2. theca lutein cell

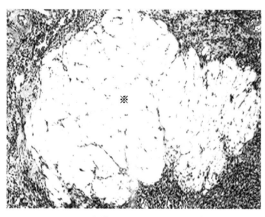

Fig.1.1.19–08　白体 corpus albicans（※）　low mag.

3. 子宫分泌期（uterus in secretory phase）

肉眼观察：标本呈矩形，染色红，其上方染成蓝紫色的是子宫内膜，其余染成红色的是肌层。肌层表面是薄层外膜。

低倍镜观察：分清子宫壁3层结构，然后重点观察子宫内膜（Fig.1.1.19-09）。

（1）子宫内膜：上皮为单层柱状上皮，上皮下方为固有层，很厚，由浅层的功能层和深部的基底层构成。功能层位于浅层，内有很多弯曲扩张的腺体，腺腔内常有分泌物。子宫腺之间为基质，由大量的染色浅淡的基质细胞、螺旋动脉及大量毛细血管构成。深层较薄，是基底层，内含子宫腺，腺体直，腺腔小，着色较深。

（2）肌层：为平滑肌。大致可分为3层，即黏膜下层、中间层和浆膜下层。黏膜下层和浆膜下层平滑肌层薄，主要由纵行平滑肌构成；中间层较厚，由环行和斜行平滑肌束组成，并含有丰富的血管。

（3）外膜：子宫底和子宫底为浆膜，由少量结缔组织和间皮构成（本切片大多已经脱落）。

高倍镜观察：重点观察子宫内膜。

（1）上皮：为单层柱状，少数细胞表面有纤毛。固有层的浅层功能层内可见大量圆形、椭圆形或不规则形的子宫腺的断面，腺腔大小形态不等，可见嗜酸性的分泌物。子宫腺分泌细胞着色浅，细胞呈高柱状，细胞核的下方或上方可见空泡。

（2）子宫腺之间充满大量的基质，内含大量毛细血管的断面，在功能层可见成串的螺旋动脉的断面。基质细胞数量多，体积大，细胞核椭圆形，细胞核和细胞质着色浅（Fig.1.1.19-10）。

4. 子宫增生期（uterus in proliferative phase）

请登录医学形态学数字人平台学习。请思考：增生期与分泌期子宫内膜的结构特点有

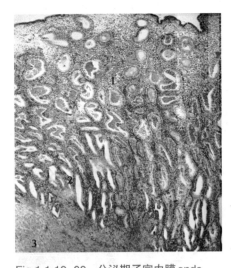

Fig.1.1.19-09　分泌期子宫内膜 endometrium in secretory phase　low mag.

1. functional layer　2. basal layer　3. muscular layer

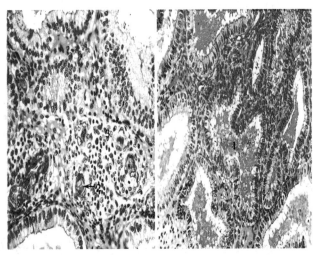

Fig.1.1.19-10　分泌期子宫内膜 endometrium in secretory phase　high mag.

1. uterine gland　2. coiled artery　3. stroma cells

何不同？如何区别？

5. 子宫月经期（uterus in menstrual phase）

请登录医学形态学数字人平台学习。请思考：月经期子宫内膜的结构特点有哪些？形成月经期的机制是什么？

思考题

1. 试述卵泡发育的基本过程和各级卵泡的结构特点。
2. 试述黄体和间质腺结构特点及光镜下如何区分。
3. 试述子宫内膜分泌期与增生期组织结构的特点。
4. 解释名词：（1）Ovulation （2）Corpus luteum （3）Menstrual cycle

（杜　辉）

实验二十　胚胎学绪论
Introduction to Embryology

一、实验目的

1. 掌握胚胎的分期。
2. 熟悉胚胎学的研究方法、生殖工程学的研究内容和胚胎学学习方法。
3. 学会观察各期胚胎模型及标本。

二、实验内容

胚胎学（embryology）是研究个体出生前发生、发育过程及其机制的科学，研究内容包括生殖细胞发生，受精，胚胎发育过程、发育规律、发育机制，胚胎与母体的关系和先天畸形等。人体发生从受精开始，经历38周发育为成熟的胎儿，从受精到第8周末称胚期（embryonic period），从第9周至出生为胎儿期（fetal period）。以孕妇的末次月经计孕龄称月经龄，以受精计孕龄为受精龄。

三、实验方法

通过光学显微镜观察正常鸡胚不同阶段的标本切片，肉眼观察人体胚胎不同阶段的模型、不同胎龄的正常胎儿标本和畸形胎儿标本，掌握人体胚胎发育规律、各阶段的结构特点，熟悉畸形发生机制、各种畸形的结构特点等，为将来学习成为卓越医生打下坚实的基础。

思考题

1. 胚胎分期的理论基础是什么？

2. 胚胎学的研究内容和研究方法有哪些？

（隋宏书）

实验二十一　人体胚胎学总论
General Human Embryology

一、实验目的

1. 通过模型观察和鸡胚切片观察，熟悉受精、卵裂和植入的过程。
2. 分析胎膜的形成和结构、功能。
3. 分析胎盘的形成、发育和结构、功能。
4. 建构胚胎外形的形成和变化的概念。

二、实验内容

1. 受精至胚泡形成（第1周）

观察模型：①受精卵（fertilized ovum，zygote）：白色实心的球代表受精卵，右侧绿色小点代表第二极体，请同学们建构受精卵和极体的概念。②卵裂（cleavage）：卵裂球数目越多体积越小，而且卵裂球大小不等，分裂不同步。③桑葚胚（morula）：12～16个卵裂球构成的实心胚（Fig.1.1.21–01）。④胚泡（blastocyst）：观察滋养层（trophoblast）、内细胞群（inner cell mass）、胚泡腔（blastocyst cavity）和极端滋养层的发育和位置关系（Fig.1.1.21–02）。

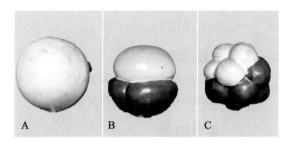

Fig.1.1.21–01　胚胎早期发育模型early model of embryo

a. zygote　b. cleavage（three-blastomere stage）　c. morula

2. 二胚层期（第2周）

观察模型：①观察内细胞群的演变，上胚层（epiblast）、下胚层（hypoblast）、卵黄囊（yolk sac）及羊膜腔（amniotic cavity）等结构的来源及演变过程。②在模型上观察：胚盘（embryonic disc）、羊膜腔、卵黄囊、体蒂（body stalk）、胚外中胚层（extraembryonic mesoderm）和胚外体腔（extraembryonic coelom），胚盘的形状，胚层组成，体蒂与胚盘的位置关系（Fig.1.1.21–02，Fig.1.1.21–03）。

3. 三胚层形成（第3周）

（1）观察模型

1）3周初人胚：观察羊膜（amnion）、卵黄囊、体蒂、尿囊（allantois）和胚盘，建构以上结构的位置、来源及功能关系的概念。①背面观：见神经板、原结、原凹和原条。

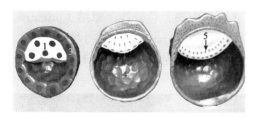

Fig.1.1.21-02　胚胎早期发育模型 early model of embryo

1. inner cell mass　2. blastocyst cavity　3. trophoblast
4. hypoblast　5. epiblast

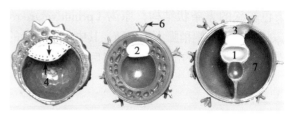

Fig.1.1.21-03　胚胎早期发育模型 early model of embryo

1. yolk sac　2. amniotic cavity　3. body stalk　4. epiblast
5. hypoblast　6. chorion　7. extraembryonic coelom

②腹面观：内胚层。③胚体正中矢状断面观：见外胚层的神经板、原结、原条，中胚层和脊索，脊索的头端见口咽膜，原条的尾侧见泄殖腔膜（Fig.1.1.21-04）。

2）3周末人胚：模型显示胚盘及体蒂。①胚盘背面观：神经褶、神经沟和尾端的原条。②胚盘腹面观：原肠（primitive gut）形成，与卵黄囊相连的为中肠，颅侧为前肠，尾侧为后肠。③胚体中部横断面观：由外向内依次为外胚层、中胚层、内胚层（Fig.1.1.21-05）。

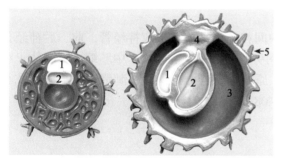

Fig.1.1.21-04　胚胎早期发育模型 early model of embryo

1. amniotic cavity　2. yolk sac　3. extraembryonic coelom
4. body stalk　5. chorion

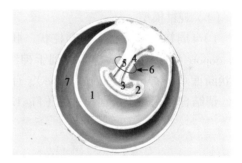

Fig.1.1.21-05　胚胎早期发育模型 early model of embryo

1. amniotic cavity　2. neural tube　3. primitive gut
4. yolk sac　5. allantois　6. umbilical cord
7. extraembryonic coelom

（2）显微镜观察

1）16 h鸡胚横断面，HE染色。

光镜观察：从背侧开始依次为上胚层和下胚层。①上胚层：为背侧表面的一层细胞，呈柱状。上胚层中央向下凹陷称为原沟。原沟与其两侧细胞增厚的部位共同构成原条。②下胚层：为一层立方状细胞（Fig.1.1.21-06）。

2）16~18 h鸡胚横断面，胭脂染色整装标本。

光镜观察：三胚层时期，胚盘呈梨形盘状。此标本是切掉卵黄囊后，由背面观察胚盘，不能区分三胚层。结合同期的标本，联系起来观察其外观，了解内部结构。①胚盘：呈梨形，染色较淡，其中有以下构造：原条（primitive streak），位于胚盘正中线上，为染色较深的索条状结构；原沟（primitive groove），在原条中央，色较浅；原结（primitive node），原条前端稍膨大为原结，其中央色浅染的为原凹（primitive pit）。②胚体外域：在胚盘周围，染色较暗的部分，此处以后发生血岛与血管，并与胚体的血管相连（Fig.1.1.21-07）。

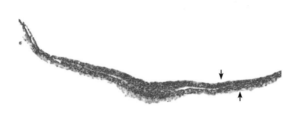

Fig.1.1.21-06　鸡胚胚盘chicken embryonic disc low mag.

↓: epiblast　↑: hypoblast

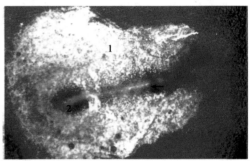

Fig.1.1.21-07　鸡胚胚盘chicken embryonic disc（carmine stain）　low mag.

1. embryonic disc　2. primitive node　3. primitive streak（←）

4. 体节期（第4~5周）

（1）观察模型

1）4周初人胚：胚体呈圆柱状，胚体中间神经褶已愈合形成神经管，前、后神经孔（neuropore）尚未关闭；体节纵列于神经管两旁，腹侧出现心膨大，中肠缩小。胚体正中矢状断面可见神经管（neural tube）、脊索、原始消化管、口咽膜、泄殖腔膜、尿囊及心脏，请结合理论知识辨别和讨论（Fig.1.1.21-08，Fig.1.1.21-09）。

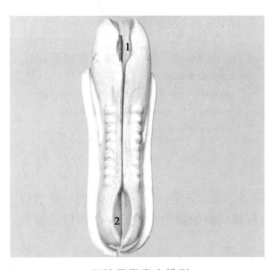

Fig.1.1.21-08　胚胎早期发育模型early model of embryo

1. anterior neuropore　2. posterior neuropore

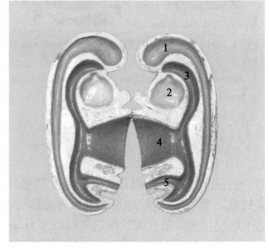

Fig.1.1.21-09　胚胎早期发育模型矢状断面 sagittal section of early model of embryo

1. neural tube　2. heart　3. primitive gut　4. yolk sac　5. allantois

2）4周末人胚：前、后神经孔均闭合，卵黄囊变细成卵黄管，鳃弓形成，体节明显，心膨大明显（Fig.1.1.21-08，Fig.1.1.21-09）。

（2）光镜观察

1）体节时期鸡胚：48 h鸡胚横断面，HE染色。①外胚层（ectoderm）：覆盖胚体表面。②神经沟（neural groove）：位于胚体背侧中央。③脊索（notochord）：为神经管腹侧较小的圆形细胞团。④内胚层（endoderm）：位于胚体腹侧（Fig.1.1.21-10，Fig.1.1.21-11），准确辨别位置，然后在高倍镜下结合理论知识观察讨论。

2）体节时期鸡胚：48 h，整装标本，胭脂染色。

光镜下观察可见：中胚层已经分为3部分。①体节（somite）：在胚盘中央，很明显看到有两排方块状的细胞团，即体节，体节三面游离，外侧面与周围组织相连（Fig.1.1.21-12）。②间介中胚层（intermediate mesoderm）：位于体节外侧，一条窄条状结构。③侧中胚层（lateral mesoderm）：在间介中胚层的外侧，已经分为体壁中胚层（parietal mesoderm）和脏壁中胚层（splanchnic mesoderm），胚体内体腔清晰可见（Fig.1.1.21-13）。④神经管：神经褶（neural fold）闭合形成神经管，管壁染色深，管腔位于中央。⑤原条与原结：已退缩到胚尾端，原结明显（Fig.1.1.21-11~Fig.1.1.21-13）。

5. 三胚层分化和圆柱形胚体形成（第5~8周）

（1）观察模型：第4周末模型矢状面，此期主要特征是胚体呈"C"形，头部逐渐抬

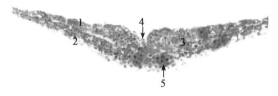

Fig.1.1.21-10　鸡胚胚盘chicken embryonic disc low mag.

1. ectoderm　2. endoderm　3. mesoderm　4. primitive groove　5. yolk granule

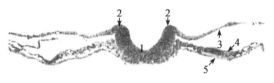

Fig.1.1.21-11　鸡胚胚盘chicken embryonic disc low mag.

1. neural groove　2. neural fold　3. ectoderm　4. mesoderm　5. endoderm

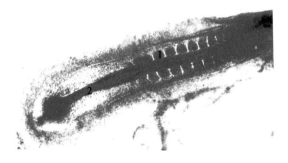

Fig.1.1.21-12　鸡胚胚盘chicken embryonic disc（carmine stain）　low mag.

1. somite　2. neural tube

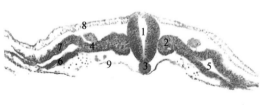

Fig.1.1.21-13　鸡胚胚盘chicken embryonic disc low mag.

1. neural tube　2. somite　3. notochord　4. intermediate mesoderm　5. intermediate cavity　6. splanchnic mesoderm　7. parietal mesoderm　8. ectoderm　9. endoderm

起，眼、耳、鼻发育，颜面逐渐形成，出现上、下肢芽，尾突渐不明显，直至消失；脐带明显；心、肝隆起明显；头颈部渐分明；外生殖器已发生，但不能分辨性别（Fig.1.1.21-14）。

（2）观察人胚标本：Fig.1.1.21-15为甘油透明的骨骼标本。Fig.1.1.21-16为第8周人胚，该标本羊膜囊完整，脐带清晰可见，请结合理论知识进一步构建胚胎1~8周发生、发育及形成胎儿的过程。

6. 胎儿期（第9周至出生）

观察标本：观察不同周龄、月龄正常胎儿浸渍固定标本，注意观察胎儿外形特征、胎儿长度变化及器官的演变。观察多胎及与羊膜囊、胎盘的关系（Fig.1.1.21-17~Fig.1.1.21-21）。

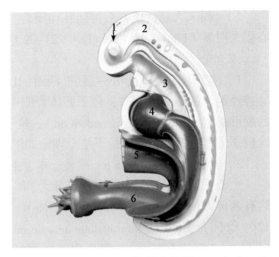

Fig.1.1.21-14　胚胎早期发育模型 model of early embryo

1. optic cup　2. neural tube　3. primitive gut　4. heart prominence　5. umbilical coelom　6. body stalk

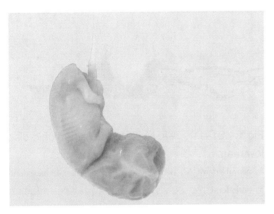

Fig.1.1.21-15　第6周人胚 the sixth week human embryo

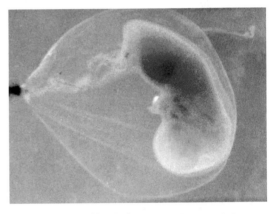

Fig.1.1.21-16　第8周人胚 the eighth week human embryo

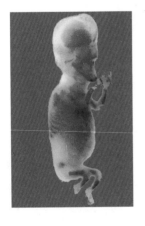

Fig.1.1.21-17　人胎儿　human fetus（9 weeks）

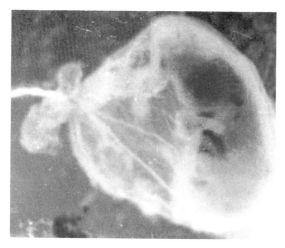

Fig.1.1.21-18 人胎儿 human fetus（10 weeks）

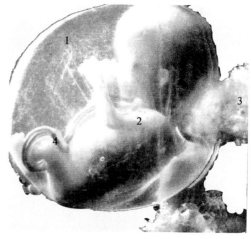

Fig.1.1.21-19 人胎儿 human embryo（12 weeks）
1. amnion 2. fetus 3. chorion 4. umbilical cord

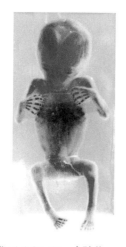

Fig.1.1.21-20 人胎儿 human embryo（16 weeks）

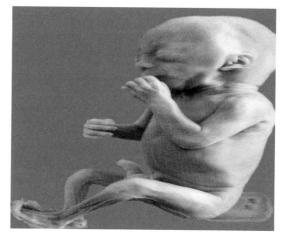

Fig.1.1.21-21 人胎儿 human embryo（20 weeks）

思考题

1. 试述受精的条件、时间、部位和意义。
2. 试述植入的时间、正常部位、条件、过程和意义。
3. 简述三胚层的形成及分化。
4. 试述胎膜的组成，各部分的演变及意义。
5. 试述胎盘屏障的组成、变化和功能。
6. 名词解释:（1）Capacitation （2）Fertilization （3）Cleavage （4）Morula （5）Blastocyst （6）Implantation （7）Placental membrane

（隋宏书　李亚鲁）

实验二十二 颜面、颈和四肢的发生
Development of Face，Neck and Limbs

一、实验目的

1. 观察并掌握鳃器形成过程和意义。
2. 观察并掌握颜面、腭、舌、颈发生的原基和常见畸形。
3. 了解四肢发生的过程。

二、实验内容

1. 观察模型

（1）鳃器模型：观察鳃弓、鳃沟、咽囊和鳃膜。

人胚第4~5周，伴随额鼻突和心突的出现，头颈部两侧的间充质增生，渐次形成左右对称、背腹走向的6对弓状隆起，称鳃弓（bronchial arch）。相邻鳃弓之间的5对条形凹陷为鳃沟（bronchial groove）。人胚前4对鳃弓明显，第5对出现不久即消失或不出现，第6对很小，不明显。与此同时，原始咽（primitive pharynx）侧壁的内胚层向外膨出，形成左右对称的5对囊状结构，称咽囊（pharyngeal pouch），它们分别与5对鳃沟相对应。两者之间的薄层膜状结构称鳃膜（bronchial membrane），由鳃沟外胚层、咽囊内胚层及其之间的少量间充质构成。

（2）颜面发生模型：观察额鼻突、鼻突、上下颌突、口凹、鼻窝、鼻泪沟。

人胚发育至第4周，头部腹面观，正中有一个额鼻突（frontonasal process），其下方左右一对上颌突（maxillary process）及一对下颌突（mandibular process）（Fig.1.1.22–01，Fig.1.1.22–02），5个突起之间为口凹（stomodeum），鼻板（nasal placode）增厚，鼻窝（nasal pit）开始出现（Fig.1.1.22–03）。其侧面观可见第1鳃弓腹侧份分叉形成上颌突与下颌突，第2、3、4鳃弓明显（Fig.1.1.22–04）。人胚第5周时，分别形成内侧鼻突（median nasal process）和外侧鼻突（lateral nasal process）。下颌突在中线愈合（Fig.1.1.22–03）。其侧面观可见第3、4鳃弓已开始退化变小（Fig.1.1.22–04）。人胚发育第6周时，上颌突逐渐向中轴部延伸，上颌及下颌的演变逐渐明显，上颌突与外侧鼻突之间可见鼻泪沟（nasolacrimal groove）。其侧面观可见第1

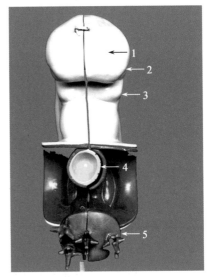

Fig.1.1.22–01 第4周人胚 human embryo（4 weeks）

1. frontonasal process 2. maxillary process
3. mandibular process 4. yolk sac 5. placenta

鳃沟周围耳郭原基（auricle primordium）的隆起已明显，外耳道由第1鳃沟演变而成。视泡（optic vesicle）位于头部两侧（Fig.1.1.22–04）。人胚发育第7周时，上颌突分别与外侧鼻突、内侧鼻突融合。同侧上、下颌突分叉处向中线方向生长，形成颊部，口裂变小（Fig.1.1.22–03）。其侧面观可见耳郭原基（Fig.1.1.22–04）。人胚发育至第8周，左右内侧鼻突融合后形成鼻梁和鼻尖，此时，颜面已基本形成（Fig.1.1.22–03）。其侧面观可见耳郭已初具轮廓，至第8周末，胚胎颜面初具人貌（Fig.1.1.22–04）。

（3）四肢发生模型：上肢芽、下肢芽、手板、足板、手指、足趾。

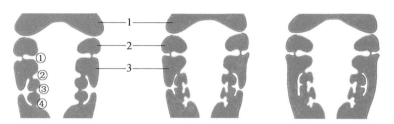

Fig.1.1.22–02　第5～6周人胚冠状切面示头部、鳃器及颈形成 the development of human embryonic head，bronchial apparatus and neck during weeks 5 and 6

1. maxillary process　2. mandibular process　3. the 2nd bronchial arch

①～④ pharyngeal pouch

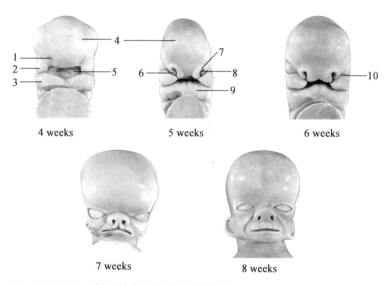

4 weeks　　　　5 weeks　　　　6 weeks

7 weeks　　　　8 weeks

Fig.1.1.22–03　颜面的发生模型（腹面观）the models of facial development（ventral view）

1. nasal placode　2. maxillary process　3. mandibular process　4. frontonasal process　5. stomodeum　6. lateral nasal process　7. median nasal process　8. nasal pit　9. integrated mandibular process　10. nasolacrimal groove

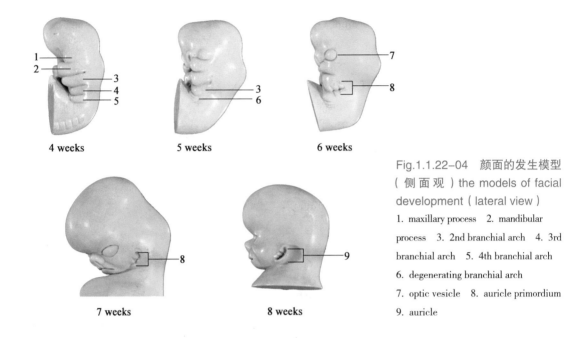

4 weeks　　5 weeks　　6 weeks

7 weeks　　8 weeks

Fig.1.1.22-04　颜面的发生模型（侧面观）the models of facial development（lateral view）

1. maxillary process　2. mandibular process　3. 2nd branchial arch　4. 3rd branchial arch　5. 4th branchial arch 6. degenerating branchial arch 7. optic vesicle　8. auricle primordium 9. auricle

　　四肢发生的原基分别是上肢芽（anterior limb bud）和下肢芽（posterior limb bud），肢芽逐渐增长变粗，发育为3段。上肢芽的3段分别发育为上臂、前臂和手，下肢芽则分别发育为大腿、小腿和足。肢体的手和足起初为扁平的桨板状，分别称手板（palm）和足板（foot plate）。手板和足板远端部分细胞凋亡，至人胚发育第7~8周，蹼膜逐渐消失，手指（fingers）和足趾（toes）形成（Fig.1.1.22-05）。

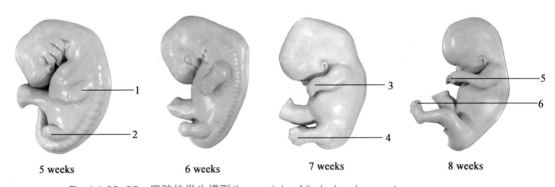

5 weeks　　　6 weeks　　　7 weeks　　　8 weeks

Fig.1.1.22-05　四肢的发生模型 the models of limb development

1. anterior limb bud　2. posterior limb bud　3. palm　4. foot plate　5. fingers　6. toes

　　2. 观察标本

　　（1）唇裂：是最常见的一种颜面畸形，多因上颌隆起与同侧的内侧鼻隆起未愈合所致，故裂沟位于人中外侧。唇裂多为单侧，也可见双侧者，唇裂可伴有牙槽突裂和腭裂（Fig.1.1.22-06）。

　　（2）面斜裂：位于眼内眦与口角之间，是因上颌隆起与同侧外侧鼻隆起未愈合所致

（Fig.1.1.22-07）。

（3）无下颌、低位耳、独眼、指状鼻（Fig.1.1.22-08，Fig.1.1.22-09）。

（4）肢体畸形：种类甚多，可发生在肢体的上、中、下各段。一类是肢体缺如，包括横向和纵向肢体缺如。前者即先天性短肢，如无臂、无手、无指等，下肢亦然。纵向肢体缺如有上肢桡侧或尺侧缺如，下肢胫侧或腓侧缺如。还有海豹样手或足畸形，表现为手或足长在短小的肢体上，或直接长在躯干上。另一类是肢体分化障碍，如某块肌或肌群缺如、关节发育不良、骨畸形、骨融合、多指（趾）、并指（趾）畸形、并腿畸形（Fig.1.1.22-10）等。

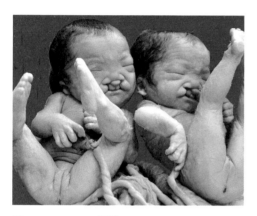

Fig.1.1.22-06 唇裂 cleft lip

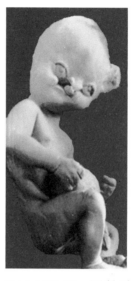

Fig.1.1.22-07 面斜裂 oblique facial cleft

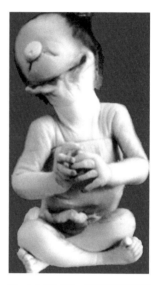

Fig.1.1.22-08 面部多发畸形 face multiple malformations

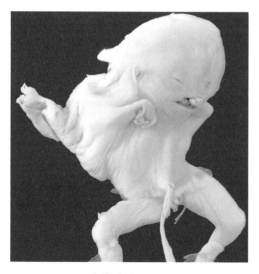

Fig.1.1.22-09 多发畸形 multiple malformations

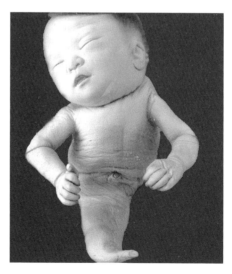

Fig.1.1.22-10 并腿畸形（无足）sirenomelus

思考题

1. 通过颜面发生的原基和常见畸形的观察，请思考畸形的原因和机制。

2. 试述腭、舌发生的原基和常见畸形的成因。

3. 试述颈发生的原基和常见畸形的成因。

4. 名词解释：（1）Bronchial apparatus　（2）Cleft lip　（3）Cleft palate　（4）Cervical fistula。

（葛　丽）

实验二十三　消化系统和呼吸系统的发生
Development of Digestive System and Respiratory System

一、实验目的

1. 通过模型进一步理解原肠的起源和演变。

2. 通过消化系统的发生推论消化系统常见畸形及其成因。

3. 了解呼吸系统的发生和常见畸形。

二、实验内容

1. 原始消化管发生的模型观察

人胚发育至第4周，三胚层胚盘向腹侧卷折，形成圆柱形胚体。内胚层被包卷入胚体内，形成原肠。原肠中部腹侧与卵黄囊通连，称中肠（midgut）；头段称为前肠（foregut）；尾段称后肠（hindgut）（Fig.1.1.23–01）。

2. 咽囊模型观察

此模型显示咽囊（pharyngeal pouch）内胚层部分，从原始咽的形态辨别头尾及背腹

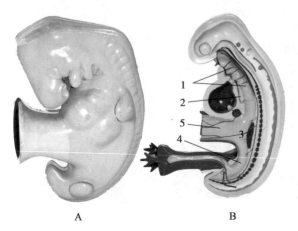

A　　　　　　　B

Fig.1.1.23–01　原肠的发生 development of primitive gut

A. forth week lateral views of embryo　B. sagittal section of embryo　1. foregut　2. laryngotracheal diverticulum　3. midgut　4. hindgut　5. yolk sac

面。前肠头端膨大的部分为原始咽，起自口咽膜，止于喉气管憩室（laryngotracheal diverticulum）起始部，呈左右宽、背腹扁、头宽、尾窄的漏斗状。原始咽的侧壁向外膨出形成5对咽囊，模型用不同颜色表示演变的不同结构（Fig.1.1.23-02），请结合教材模式图理解咽囊的发生过程，并进一步讨论拓展咽囊的演变过程。

3. 肠发生模型观察

通过模型观察，熟知肠的发生及相关畸形。首先通过理论课的学习，了解肠发生于前肠的尾段、中肠和后肠，肠起初为一条与胚体长轴平行的直管，其背系膜与腹后壁融合而固定，肠的腹系膜很早退化消失。

观察Fig.1.1.23-03A，人胚发育第5周，由于中肠的增长速度远比胚体快，致使肠管形成一凸向腹侧的"U"形弯曲，

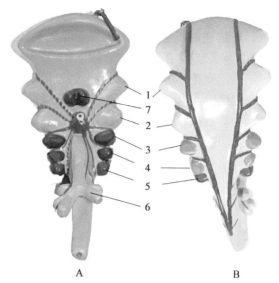

Fig.1.1.23-02 咽囊模型 model of pharyngeal pouches

A. ventral view B. dorsal view 1 ~ 5. Ⅰ ~ Ⅴ pharyngeal pouch 6. lung bud 7. primordium of thyroid gland

称中肠袢（midgut loop）。中肠袢顶部与卵黄蒂（yolk stalk）通连，肠系膜上动脉走行于肠袢系膜的中轴部位。以卵黄蒂为界，中肠袢分为头支（cephalic limb）和尾支（caudal limb），尾支近卵黄蒂处有一突起，称盲肠突，为大肠和小肠的分界线，是盲肠和阑尾的原基。

第6周，中肠袢生长迅速，由于肝、肾的发育，腹腔容积相对变小，迫使肠袢突入脐带内的胚外体腔，即脐腔，形成生理性脐疝（Fig.1.1.23-03C）。肠袢在脐腔内生长的同时，以肠系膜上动脉为轴，逆时针方向（胚腹面观）旋转90°，头支转向右侧，尾支转向左侧（Fig.1.1.23-03B）。

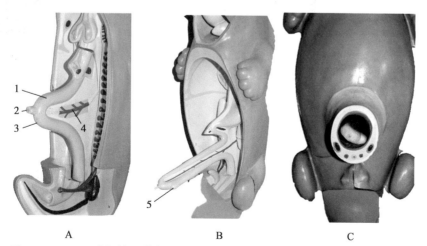

Fig.1.1.23-03 中肠袢及其生理性脐疝的形成 midgut loop and the formation of physiological umbilical hernia

1. cephalic limb 2. yolk stalk 3. caudal limb 4. superior mesenteric artery 5. cecum

第10周，腹腔增大，肠襻从脐腔退回腹腔。在肠襻退回腹腔时，头支在前，尾支在后，继续逆时针旋转180°，头支的头端转左侧，尾支的头端转至右侧。模型Fig.1.1.23-04A显示头支转向下方，模型Fig.1.1.23-04B显示头支继续生长伴右旋，模型Fig.1.1.23-05显示肠襻旋转180°后退回腹腔。通过以上模型观察，结合理论课知识理解肠襻退回后继续发育的情况，说明旋转、退回及进一步发育过程中的异常情况。

肠襻退回腹腔后，脐腔随之闭锁。如由于某种原因脐腔未闭锁，脐部残留一孔与腹腔相通，当腹内压增高时，肠管可从脐部膨出称先天性脐疝。如果腹部肌肉发育缺陷可导致内脏膨出（Fig.1.1.23-06）。

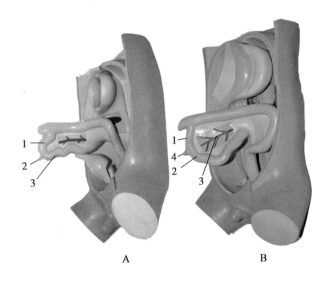

A   B

Fig.1.1.23-04 中肠襻退回并旋转 return of midgut loop and rotation

1. caudal limb   2. cephalic limb   3. superior mesenteric artery   4. yolk stalk

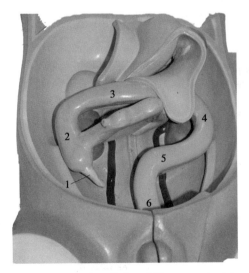

Fig.1.1.23-05 中肠襻退回腹腔 return of midgut loop to the abdomen

1. appendix   2. ascending colon   3. transverse colon
4. descending colon   5. sigmoid colon   6. rectum

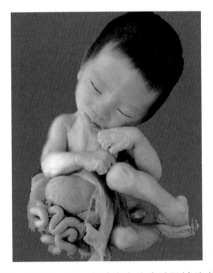

Fig.1.1.23-06 内脏膨出（腹壁肌缺陷）splanchnocele

4. 泄殖腔的形成和分隔模型观察

观察Fig.1.1.23-07，后肠末端的膨大部分称为泄殖腔（cloaca），其腹侧与尿囊相连，腹侧尾端以泄殖腔膜封闭（Fig.1.1.23-07A）。人胚发育第6~7周，尿囊起始部与后肠之间的间充质增生，形成一镰状隔膜凸入泄殖腔内，称尿直肠隔（urorectal septum）。此隔迅速增长，并与泄殖腔膜相连，泄殖腔即被分隔为背、腹两份，腹侧份称尿生殖窦（urogenital sinus），背侧份为原始直肠；泄殖腔膜也被分为背、腹两份，腹侧份称尿生殖膜（urogenital membrane），背侧份称肛膜（Fig.1.1.23-07B）。请同学们结合模型和教材，讨论拓展发生过程异常及相关畸形。

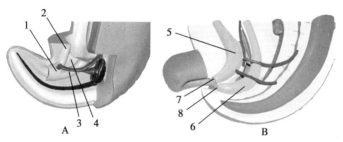

Fig.1.1.23-07 泄殖腔及其分隔 cloaca and its partitioning
1. cloaca 2. allantois 3. hindgut 4. urorectal septum 5. urogenital sinus 6. rectum 7. urogenital membrane 8. proctodeum

三、思考题

1. 描述原肠的发生与分化。
2. 描述咽囊的发生、演变及相关畸形。
3. 讨论泄殖腔的分隔过程及畸形发生。
4. 名词解释：（1）Meckel diverticulum （2）Congenital megacolon （3）Congenital umbilical hernia （4）Annular pancreas （5）Hyaline membrane disease

（苏衍萍）

实验二十四 泌尿生殖系统的发生
Development of Urogenital System

一、实验目的

1. 通过观察模型熟知泌尿生殖系统主要器官发生的原基。
2. 通过观察模型熟知前肾、中肾和后肾的发生过程及相关畸形发生的成因。
3. 通过观察模型理解生殖腺、生殖管道和外生殖器的发生过程及相关畸形成因。

二、实验内容

1. 前肾、中肾和后肾发生模型观察

结合 Fig.1.1.24-01 和 Fig.1.1.24-02 观察及理论课学习熟知，泌尿系统与生殖系统在胚胎发生上关系密切，均起源于体节外侧的间介中胚层。胚胎第4周初，头侧的间介中胚层组织呈分节状，称生肾节（nephrotome），是前肾发生的原基。其余的中胚层组织不分节，并随着胚体侧褶的形成，渐向腹侧移动与体节分离，在体节外侧增生形成左右两条纵行的索状结构，称生肾索（nephrogenic cord），是中肾和后肾发生的原基。第4周末，生肾索的体积继续增大，从胚体后壁突向胚内体腔，在背主动脉两侧形成两条纵行隆起，称尿生殖嵴（urogenital ridge）（Fig.1.1.24-01），是肾、生殖腺及生殖管道发生的原基。不久，尿生殖嵴中部出现一条纵沟，将尿生殖嵴分为外侧粗长的中肾嵴（mesonephric ridge）和内侧细短的生殖腺嵴（gonadal ridge）（Fig.1.1.24-02）。

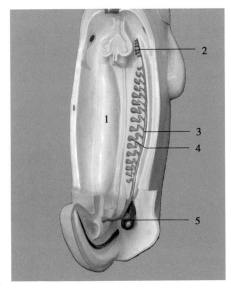

Fig.1.1.24-01　肾的发生 development of nephros（4 weeks）

1. urogenital ridge　2. pronephros
3. mesonephric duct　4. mesonephric tubule　5. metanephros

（1）前肾（pronephros）：人胚第4周初，位于第7~14对体节外侧的生肾节内，从头端至尾端先后出现7~10对横行的细胞索，之后中空成腔，称前肾小管（pronephric tubule）。前肾小管内侧端通于胚内体腔，外侧端弯向尾侧，与邻近的前肾小管相互连接成一条纵行的管道，称前肾管（pronephric duct）。前肾管和前肾小管构成前肾。请在模型中辨认前肾的结构（Fig.1.1.24-01）并理解其演变过程。

（2）中肾（mesonephros）：人胚第4周末，当前肾还未完全退化时，在前肾尾侧的生肾索内已开始形成中肾。位于第14~28体节外的生肾索及其后的中肾嵴内，相继发生80对横行的小管，称中肾小管（mesonephric tubule）。中肾小管呈"S"形弯曲，其内侧端膨大并凹陷形成杯状的肾小囊，包绕由背主动脉分支而来的毛细血管球，两者共同构成肾小体；外侧端与向尾侧延伸的前肾管相通连。当中肾小管通入前肾管后，前肾管改称为中肾管（mesonephric duct）。中肾管继续向胚体尾端延伸，从泄殖腔背外侧通入泄殖腔（Fig.1.1.24-01）。中肾管与中肾小管构成中肾。人胚中肾在后肾出现之前可有短暂功能。至第9周，中肾小管大部分退化，仅保留中肾管和尾端的少数中肾小管。请仔细观察模型，理解中肾的发生过程及演变。

（3）后肾（metanephros）：为人体永久肾。后肾起源于输尿管芽和生后肾组织，由两者相互诱导、共同分化而成（Fig.1.1.24-01）。

2. 生殖腺发生的模型观察

（1）未分化性腺的发生：人胚第5周，生殖腺嵴表面的体腔上皮细胞向下方的间充质内增生，形成许多不规则的细胞索，称初级性索（primary sex cord）（Fig.1.1.24–02）。胚胎第4周时，近尿囊根部的卵黄囊内胚层出现一些大而圆的细胞，称原始生殖细胞（primordial germ cell）。第6周，原始生殖细胞以变形运动的方式，沿原始消化管背系膜陆续迁入初级性索。此时的生殖腺无性别特征，故称未分化性腺，结合模型观察熟知未分化性腺的结构。

（2）睾丸的发生：第7周时，在睾丸决定因子（testis-determining factor，TDF）的作用下，初级性索与表面上皮分离，在生殖腺嵴的深部分化发育为睾丸索（testis cord），其末端吻合为睾丸网。

（3）卵巢的发生：当胚胎细胞的性染色体为XX时，未分化性腺自然向卵巢方向分化。人胚第10周时，初级性索退化，未分化性腺的表面上皮再次向间充质内增生，形成新的细胞索，称次级性索（secondary sex cord）或皮质索（cortical cord）。以后次级性索与表面上皮分离，参与构成卵巢皮质。表面上皮深部的间充质分化为结缔组织白膜。第4个月时，次级性索开始断裂，形成许多孤立的细胞团并演化为原始卵泡。

（4）睾丸和卵巢的下降：生殖腺最初位于腹后壁腹膜后方，第3个月时，生殖腺已降入盆腔。卵巢即停留在骨盆缘稍下方，而睾丸则继续下降，停留在腹股沟管的内口。第7～8个月时，睾丸与包绕其的双层腹膜经腹股沟管一并降入阴囊。包绕睾丸的双层腹膜构成鞘突并形成鞘膜腔，其与腹膜腔之间的通道逐渐封闭。

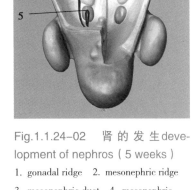

Fig.1.1.24–02　肾的发生development of nephros（5 weeks）
1. gonadal ridge　2. mesonephric ridge　3. mesonephric duct　4. mesonephric tubule　5. metanephros　6. primary sex cord

思考题

1. 描述后肾的发生过程及相关畸形。
2. 描述生殖腺的发生及相关畸形。
3. 描述尿生殖窦在男女不同的演变及相关畸形。
4. 名词解释：（1）Polycystic kidney　（2）Paramesonephric duct　（3）Hermaphrodism

（苏衍萍）

实验二十五 心血管系统的发生
Development of Cardiovascular System

一、实验目的

1. 了解原始心血管系统的建立。
2. 了解心脏发生的时间、部位和过程。
3. 观察并熟悉心脏发生过程中外形的演变。
4. 观察并熟悉心脏内部分隔的过程。
5. 掌握胎儿血液循环的通路和出生后的变化。
6. 观察并掌握血管常见的畸形。

二、实验内容

1. 胚胎早期血液循环模型观察

心血管系统是胚体最早形成、最早建立功能的系统。原始的循环系统由胚胎内外的内皮管增生、延伸并互相连接形成。原始循环系统左右对称，后来通过归并、扩大、萎缩、退化和新生等过程，演变为成人非对称型心血管系统。原始循环系统包括卵黄循环、脐循环和胚胎循环三套循环的。通过模型观察，熟悉三套循环的主要分支、血管分布和血液流动的途径（Fig.1.1.25-01，Fig.1.1.25-02）。

2. 心脏外形演变系列模型观察

心脏起初为生心区内两条并列的细胞索，后中央出现腔隙，形成一对纵行的内皮管，左、右两条内皮管随胚体的卷折逐渐靠拢，融合形成单一的心管。心管各部生长不均匀，从头端相继出现4个膨大，前三个膨大依次称心球（bulbus cordis）、心室（ventricle）、心房（atrium）。心管生长较快，由于两端固定，在前三个膨大之间两次形成弯曲，心房和心房尾端后来出现的膨大静脉窦（sinus venosus）在生长过程中移位，使得心房位于心球和食管之间心室的背上方，心脏的外形呈"S"形，后心房向左右扩展膨出于心球两侧，静脉窦位于心房尾部背侧，房室两个膨大之间的狭窄通道形成房室管。第5周时，心脏外形基本确立（Fig.1.1.25-02）。通过模型

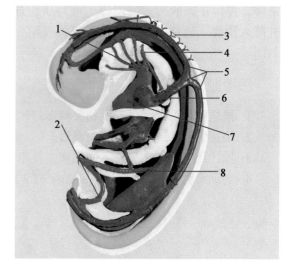

Fig.1.1.25-01 原始心血管系统模型model of primitive cardiovascular system

1. aortic sac 2. umbilical artery 3. intersegmental arteries 4. aortic arches 5. anterior, posterior and common cardinal veins 6. sinus venosus 7. heart 8. vitelline artery

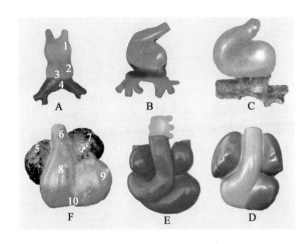

Fig.1.1.25-02　心脏外形的演变模型（A—F）model of establishment of the external appearance of the heart

1. bulbus cordis　2. ventricle　3. atrium　4. sinus venosus

5. primitive right atrium　6. truncus arteriosus

7. primitive left atrium　8. conus cordia　9. left ventricle

10. interventricular sulcus

观察，熟悉心脏发生过程中各部分结构的名称、位置关系和演变的过程。

3. 心脏内部分隔系列模型观察

在心脏外形基本确立的基础上，心脏内部不同部位局部组织生长形成突起，这些突起靠拢或融合，从而实现了心脏内部不同部位分隔，包括房室管的分隔，房室之间、心室和动脉之间瓣膜的形成，心房的分隔、心室的分隔和心球的分隔。通过模型的观察，熟悉这些突起的名称，生长的部位、方向、时间，分隔的建立对血流的影响，突起发育异常对血流的影响，心脏常见先天性畸形的成因（Fig.1.1.25-03，Fig.1.1.25-04）。

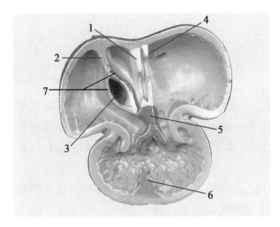

Fig.1.1.25-03　心脏内部的分隔模型model of formation of the cardiac septa

1. septum secundum　2. septum spurium　3. sinuatrial orifice　4. septum primum　5. endocardial cushion

6. muscular portion of the interventricular septum　7. venous valve

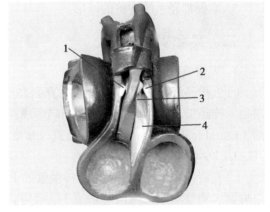

Fig.1.1.25-04　动脉干和心动脉球的分隔模型 model of separation of the truncus arteriosus and conus cordis

1. aortic valve　2. pulmonary valve　3. truncal ridge

4. bulbar ridge

思考题

1. 描述胎儿血液循环的建立过程。
2. 描述心脏外形的发生过程。
3. 通过观察心脏内部的分隔过程，思考心脏畸形的发生及机制。
4. 简述胎儿血液循环的特点和生后的变化。
5. 名词解释:（1）Blood island（2）Tetralogy of Fallot

（隋宏书）

实验二十六　神经系统的发生
Development of Nervous System

一、实验目的

1. 通过模型观察，了解神经管的发生过程和形态学变化。
2. 通过模型观察，了解脑、脊髓的发生过程和形态学变化。
3. 了解垂体和松果体的发生。
4. 了解周围神经的发生。
5. 掌握神经系统常见的畸形。

二、实验内容

1. 观察模型

（1）神经管发育模型：人胚发育到18天时，在脊索的诱导下，胚盘中轴外胚层细胞增殖为神经板，神经板沿其长轴凹陷形成神经沟（neural groove），沟的两侧隆起称为神经褶（neural fold）（Fig.1.1.26–01）。进一步发育，两侧神经褶融合形成神经管（neural tube）（Fig.1.1.26–02）。

（2）脑和脊髓发生的模型：神经管的下段分化为脊髓，与末脑相连，管腔演化为脊髓中央管，侧壁增殖从内向外形成3层结构。人胚发育第4周末，神经管头段形成3个膨大的脑泡，依次是前脑泡、中脑泡和菱脑泡。人胚发育到第5周时，前脑泡的头端向两侧膨大，形成左右两个端脑，将来演变为大脑两半球，前脑泡的尾端形成间脑，中脑泡演变为中脑。菱脑泡演变为头侧的后脑和尾侧的末脑，后脑演变成脑桥和小脑，末脑演变为延髓，脑的内腔成为脑室和中脑的导水管（Fig.1.1.26–03）。

（3）周围神经系统的发生模型：神经节起源于神经嵴，神经嵴细胞向两侧迁移，分列在神经管的背外侧，并聚集形成细胞团，分化为脑神经节和脊神经节，以后发育为周围神经系统（Fig.1.1.26–03）。

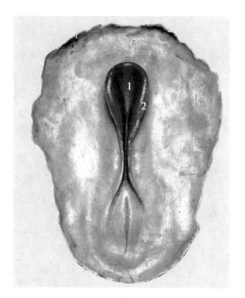

Fig.1.1.26-01　神经管发育模型（1）development of neural tube

1. neural groove　2. neural fold

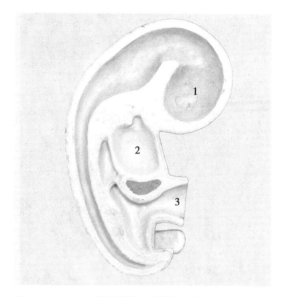

Fig.1.1.26-02　神经管发育模型（2）development of neural tube

1. neural tube　2. heart prominence　3. yolk sac

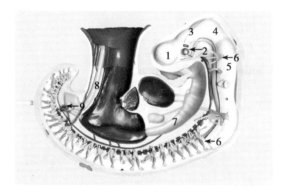

Fig.1.1.26-03　神经管的发生模型development of neural tube

1. cerebral hemisphere　2. optic cup　3. diencephalon
4. rhombencephalon　5. myelencephalon　6. cerebrospinal
ganglion　7. primitive gut　8. allantois　9. metanephros

2. 观察标本

无脑儿：属于神经管缺陷（neural tuble defects，NTD）。正常情况下，人胚第4周末，前、后神经孔完全闭合，若前神经孔未闭即形成无脑畸形（anencephaly），多发于枕部，缺口常与枕骨大孔相连；如后神经孔未闭，就会形成脊髓裂（myeloschisis），神经组织暴露于体表（Fig.1.1.26-04），并常伴相应节段的脊柱裂，形成脊膜膨出（meningocele）（Fig.1.1.26-05）。脊柱裂可发生于任何节段，但常见于腰骶部。

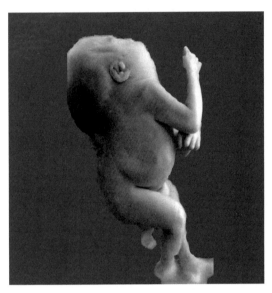 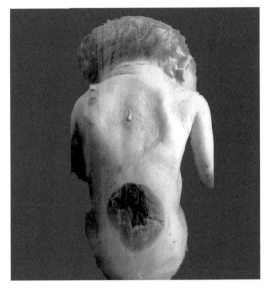

Fig.1.1.26–04　短颈畸形和脊髓裂 short neck and myeloschisis

Fig.1.1.26–05　脊膜膨出 meningocele

思考题

1. 简述神经管的发生和演变。
2. 简述脑、脊髓的发生。
3. 名词解释:(1)Mantle layer　(2)Anencephaly

（隋宏书　李亚鲁）

第二章

病理学基础实验

病理学基础实验概述
Pathology Experimental Overview

一、病理学基础实验的目的和意义

病理学在医学课程体系中是一门基础学科，同时又是基础医学和临床医学之间的桥梁学科。它研究疾病的发生、发展过程，致病因素及作用机制，为临床医学提供诊断、治疗和预防疾病的理论基础。

病理学是一门以形态为主的学科，具有很强的直观性与实践性。因此，病理学实验课与理论课有同等重要的地位，一方面通过观察大体标本和组织切片来加深对理论知识的理解；另一方面培养我们对标本和切片的观察能力，为病理学的临床工作打下基础。

二、病理学实验的基本方法及步骤

实验课原则是在理论课的基础上，运用所学过的知识来观察大体标本和组织切片，以此来加深对理论知识的理解。在实验过程中尽量做到认真观察、独立思考，找出问题及答案。病理学实验的基本方式主要有以下5种。

1. 大体标本的观察

教学橱窗内所陈列的标本均来自尸体解剖或外科手术切除的病变组织及器官。为了长期保存，病变组织及器官一般置于10％甲醛固定液中保存。标本颜色常呈灰褐色，含血量多的部分则往往呈黑褐色（固定标本的颜色、质地与新鲜标本有所不同）。为了便于学生观察病变特点，对部分病变组织及器官进行了剖开及修剪。

（1）首先确认该标本为何种器官，是该器官的哪一部分及其解剖学关系。

观察该组织或器官的大小、形状、颜色、质地是否正常（与相应的正常组织及器官进行比较）。对空腔性脏器应注意检查管腔的大小、壁的厚薄情况，并在病灶对侧面剖开管腔，观察内壁是否粗糙或平滑，有无突起及肿物，腔内肿物的大小、颜色、质地及与管壁的关系。

（2）找出病变并进行如下观察。

1）病变分布是弥漫性还是局灶性，位于该器官的部位。

2）病变为单个还是多个。

3）病变的大小：体积以长×宽×高表示，面积以长×宽表示，均以cm为计量单位。也可以实物大小形容之，如米粒大小、黄豆粒大小、核桃大小等。

4）病变形状：圆形、球形、三角形、不规则形，乳头状、菜花状、息肉状等。

5）质地：软、硬、韧，松脆、细腻或编织状等。

6）颜色：红色常表示病灶内含血液较多，黄色表示含脂肪或脂类，绿色或黄绿色表示含胆汁，棕色常是陈旧性出血出现含铁血黄素，灰白色一般为纤维结缔组织。

7）病灶与周围组织的关系：界限清楚或模糊；有无包膜，包膜是否完整；对周围组织有无压迫及破坏。

通过大体标本的观察，结合理论知识，做出大体标本的诊断：脏器（或组织）名称＋病理变化（如脾梗死、子宫平滑肌瘤）。

2. 组织切片的观察

病理学实验主要用光学显微镜进行病变组织切片的观察。所用的组织切片一般是HE染色，即苏木精–伊红染色，使细胞质呈淡红色，细胞核染成紫蓝色。

（1）切片标本在镜检之前，应先用肉眼观察切片的大致情况，染色是否一致。根据教师的讲解初步找出病变的部位。

（2）显微镜下观察：首先注意切片的正反面，切忌切片反置（切片反置无法进行高倍镜的观察）。镜下观察应由低倍到高倍交替进行。

低倍镜是病理学观察的主要方式，可以洞察全局，了解组织结构的改变。先用低倍镜将整个切片浏览一遍；确认器官或组织，并找出病变部位；观察病变形态特点，是弥漫性分布还是局灶性，与周围组织的关系是否清晰、有无包膜。

高倍镜主要观察组织和细胞的微细结构和形态变化。在低倍镜下确定目标病变，再用高倍镜仔细观察某些细胞及组织的形态变化（如细胞核、细胞质的改变）。注意高、低倍镜随时交替使用。由点到面地全面观察分析，找出病变特点、列出病理诊断依据，最终做出病理诊断。

（3）组织切片的描述、诊断（方式）原则及绘图：对病理切片的文字描述体现了学生实验过程中的观察能力及分析能力。运用所学过的组织学及病理学知识发现异常并加以描述，可巩固所学的病理学知识，加深理解和记忆，培养诊断思路的条理性，并且是我们做出病理诊断的重要依据。对病理切片的文字描述一定要体现其真实性，不可照抄书本。语言要精练，层次要清晰。从整体到局部，从实质到间质，从内到外、由上及下，逐次描述。

病理切片的诊断方式：脏器（或组织）名称＋病理变化。如肝细胞脂肪变性、宫颈腺体鳞状上皮化生。

绘图是学习形态学科的重要方法之一。通过绘图，既可加深对病理变化的记忆，并可为以后复习提供很好的第一手资料；同时，也是教师借以了解学生学习情况及存在问题的重要方式。绘图应在仔细观察并理解的基础上，选取典型病变区域进行绘制。可先用铅笔淡淡勾出各种细胞及组织结构的轮廓（注意各种成分相互之间的比例及关系），再用红蓝铅笔分别绘出细胞质、细胞核及间质等。绘图应力求反映镜下所见的真实结构，真实反映切片中的病变特点。颜色应与显微镜下标本的颜色相对应，如在HE染色的标本上，细胞质着红色，细胞核着蓝色。图面设计、大小比例、颜色深浅、线条粗细要合理，注字时要求拉线平直、字头对齐、书写端正（提倡用英文注字）。一般要求低倍镜绘图，如有必要时可绘高倍镜视野。绘图不要求艺术水平，但必须清楚、明了、准确地反映病变特点并用文字注明图中的每一项内容。

3. 幻灯或录像

通过对各系统疾病有关幻灯或录像的观看，可以系统回顾、复习本章、节内容的学习要点，加深病变与病变、病变与疾病、疾病与疾病的相互关系，加强对病理学知识整体框架的掌控能力。通过观看尸体解剖的录像，了解尸体解剖的基本操作过程及注意事项，为观察大体标本、从事相关医学专业打下基础。

4. 融合实验

融合实验是将不同学科的知识点进行融会贯通，尤其注重将组织学与胚胎学的知识运用于疾病发生、发展及其病理形态变化的研究；并通过病变组织或器官的肉眼及镜下改变，进一步了解可能出现的临床表现（如症状、体征），为临床课程的学习打下良好的基础，真正地将组织学–病理学–临床医学的知识有机地融合在一起，从而锻炼学生观察问题、分析问题、解决问题的能力。

5. 病例讨论

通过病例所提供的一系列临床表现，联系相关的病理学知识作出诊断，从而加深对病理学知识的理解、记忆和运用。

三、病理学实验过程中的注意事项

1. 病理学研究的对象主要为病变组织器官的形态改变。疾病的发生、发展是个复杂的动态过程。同一个器官不同疾病其病理变化不同，同一个器官同一种疾病不同时期其病理变化也不同。教材所描述的是该疾病或病变的典型性改变，而我们所观察的标本是疾病某一阶段的改变。因此，应以动态、发展的思维方式去分析和理解疾病各个阶段所出现的病理变化。

2. 在疾病的发生、发展过程中，病变组织器官的形态改变是以该组织器官功能、代谢变化为基础的，并导致出现相应的临床表现。因此，在病理学实验学习过程中应注重形态变化与功能代谢改变的联系、注重局部器官与整个机体的联系、注重与临床医学及相关学科的联系。

功能、代谢变化 → 病理变化（肉眼、镜下）→ 症状、体征

3. 病理学组织切片的厚度大约为 5 μm，人体细胞的平均直径在 10～20 μm，因此，显微镜下看到的是平面结构。即使同一种结构或细胞，由于切面的不同，镜下形态也会各有差异。因此要学会用三维立体的方法理解组织切片形态的复杂性。

4. 在切片制作过程中，要经过复杂的技术处理，不可避免地会对组织、细胞产生损伤，造成人工假象，如出血、上皮细胞脱落，组织间出现裂隙、皱褶、刀痕、染料残渣等，应注意区别。

5. 书写文字报告力求文字通达精确，用专业术语进行表达。

四、实验室规则

1. 严格遵守学习纪律，保持室内肃静，不迟到，不早退，无故不上课者以旷课论处。
2. 专心实验课学习，认真思考，不做与实验无关的其他事情。
3. 爱护公物，尤其是显微镜、切片、标本等。实验前后应仔细检查仪器、切片，有差错应及时报告。
4. 损坏物品应及时登记并按有关规定处理。
5. 保持实验室内清洁，每次实验课后由值日组负责清扫，并关好门、窗、水、电后方可离开。

思考题

1. 什么是病理学？为何说它是一门桥梁课？如何学习病理学？
2. 如何观察病理标本和切片？
3. 病理切片是如何制作的？
4. 病理学的常用研究方法有哪些？各有什么特点？

（柳雅玲）

实验一　细胞和组织的适应与损伤、修复
Adaptation，Injury and Repair of Cell and Tissue

一、实验目的

1. 掌握适应的概念及其形态学类型，萎缩、肥大、增生、化生的概念及其形态特点。
2. 掌握变性的概念及其主要形态学类型，熟悉细胞水肿、脂肪变性、玻璃样变性的镜下特点。
3. 掌握坏死的基本概念及其形态学类型，熟悉组织、细胞坏死的基本镜下特点。
4. 掌握肉芽组织的形态特点、发生发展及其在创伤愈合中的作用。

二、实验内容

大体标本	病理切片
缠足	胃溃疡——肠上皮化生
肾盂积水——肾萎缩	慢性子宫颈炎——鳞状上皮化生
心肌肥大	肝细胞水肿——细胞质疏松化和气球样变（急性普通型肝炎）
肝脂肪变性	肾近曲小管上皮细胞水肿

大体标本	病理切片
心肌脂肪浸润（脂肪心）	肝细胞脂肪变性
脾被膜玻璃样变性——慢性脾淤血	肝细胞脂肪变性——锇酸染色
肾凝固性坏死（贫血性梗死）	脾被膜玻璃样变性
脾凝固性坏死（贫血性梗死）	肾小管坏死（凝固性坏死）
肾干酪样坏死（肾结核病变引起的坏死）	心肌梗死（凝固性坏死）
脑液化性坏死——脑脓肿	肺干酪样坏死——肺结核
足干性坏疽	肉芽组织
足湿性坏疽	
肠出血性梗死（肠套叠）	

（一）大体标本观察

1. 缠足（foot-binding）

足的大小小于相应年龄的大小。因长期持续性受压而导致足趾弯曲畸形，足趾突起（Fig.1.2.1–01）。主要为发育不全。

2. 肾盂积水——肾萎缩（renal atrophy）

肾组织已沿肾外侧缘剖开。肾组织体积增大，表面高低不平。切面：肾盂、肾盏不同程度的扩张，呈多个大小不等的囊状；囊内壁光滑，囊内充满澄清液体（切开时已流失）；肾实质受压呈不同程度的萎缩、变薄（肾盂积水压迫所致），皮、髓质分界不清（Fig.1.2.1–02）。

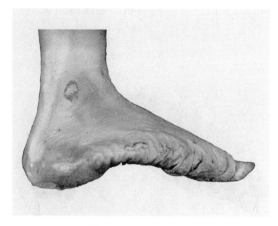

Fig.1.2.1–01　缠足 foot-binding

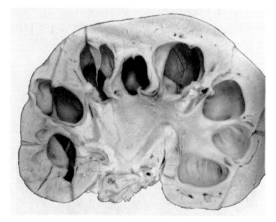

Fig.1.2.1–02　肾盂积水——肾萎缩 hydronephrosis—renal atrophy

3. 心肌肥大（myocardial hypertrophy）

标本系同年龄、同体重的两个心脏。图左侧心脏体积增大（图右侧心脏为正常参照），心尖圆钝。沿左心室剖开：左心室壁明显增厚（正常左心室壁厚1 cm），心腔扩张（Fig.1.2.1–03）。

4. 肝脂肪变性（hepatic steatosis）

肝体积略大于正常，被膜紧张，边缘变钝；切面呈淡黄色，有油腻感，质地均匀细腻（Fig.1.2.1-04）。

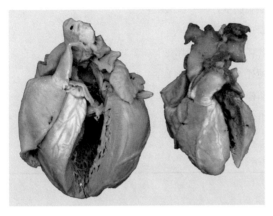

Fig.1.2.1-03　心肌肥大 myocardial hypertrophy

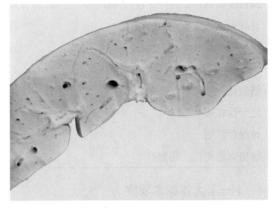

Fig.1.2.1-04　肝脂肪变性 hepatic steatosis

5. 心肌脂肪浸润（myocardial fatty infiltration）（脂肪心）

该标本左、右心腔已剖开。心脏大小基本正常，主要表现为心外膜脂肪组织增多、增厚，呈淡黄色；冠状血管周围脂肪组织堆积更明显（Fig.1.2.1-05）。试想一下脂肪肝与脂肪心有何不同。

6. 脾被膜玻璃样变性（splenic capsule hyalinization）——慢性脾淤血

脾组织体积增大，脾被膜明显增厚（近1 cm），灰白色，半透明状。切面脾组织呈暗红色，与表面脾被膜对比分明（Fig.1.2.1-06）。

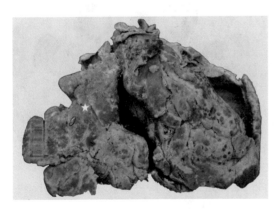

Fig.1.2.1-05　心肌脂肪浸润 myocardial fatty infiltration

☆：心外膜增多的脂肪组织

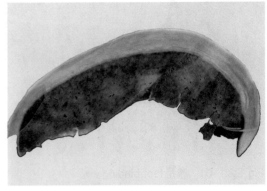

Fig.1.2.1-06　脾被膜玻璃样变性 splenic capsule hyalinization

7. 肾凝固性坏死（coagulation necrosis of kidney）（贫血性梗死）

肾体积基本正常，包膜已剥离，表面光滑。切面：肾皮质、髓质分界清楚，在肾皮质中上处见灰白色坏死区。坏死区呈扇形，扇形尖部指向肾门，与周围正常肾组织界限清楚，可见棕黄色的充血、出血带（Fig.1.2.1–07）。

8. 脾凝固性坏死（coagulation necrosis of spleen）（贫血性梗死）

脾组织大小、形状基本正常。切面可见多处灰白色坏死区；病灶最大者位于脾被膜下，为一灰白色凝固体，形状不规则，界限清楚；与周围正常脾组织间有一棕黄色充血、出血带（Fig.1.2.1–08）。

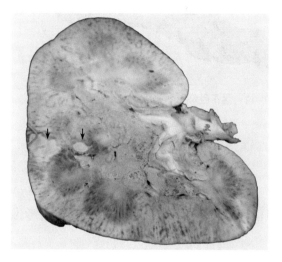

Fig.1.2.1–07 肾凝固性坏死 coagulation necrosis of kidney

→：凝固性坏死灶

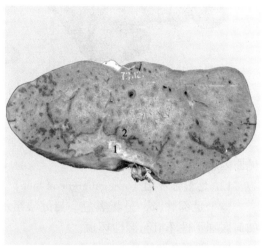

Fig.1.2.1–08 脾凝固性坏死 coagulation necrosis of spleen

1. 凝固性坏死灶 2. 充血、出血带

9. 肾干酪样坏死（caseous necrosis of kidney）（肾结核病变引起的坏死）

标本示肾的切面。于肾的上极可见多处坏死区，坏死组织脱落形成大小不一的圆形缺损（空洞）；空洞壁粗糙，上覆灰白色细颗粒状的坏死组织（Fig.1.2.1–09）。

10. 脑液化性坏死（liquefactive necrosis of brain）——脑脓肿

此标本为大脑冠状切面。左侧大脑肿胀将脑推向右侧，可见两处坏死缺损区。其一接近脑表面，原含脓液，因切开后脓液流出而塌陷，呈不规则形状。另一个位于大脑深部，脓肿壁较厚，脓肿腔内尚有部分均质状的坏死组织（Fig.1.2.1–10）。

11. 足干性坏疽（dry gangrene of foot）

足趾、足背坏死组织呈灰黑色，干枯皱缩状，与正常组织界限较清晰（Fig.1.2.1–11）。请考虑引起下肢干性坏疽的常

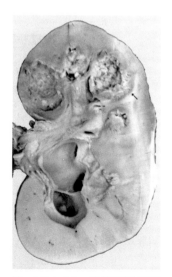

Fig.1.2.1–09 肾干酪样坏死 caseous necrosis of kidney

→：干酪样坏死

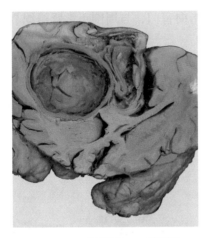

Fig.1.2.1-10　脑脓肿——脑液化性坏死 brain abscess—liquefactive necrosis of brain

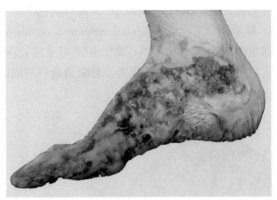

Fig.1.2.1-11　足干性坏疽 dry gangrene of foot

见原因有哪些，如何防治。

12．足湿性坏疽（wet gangrene of foot）

整个足部肿胀，呈灰黑色，与健康组织相移行，无清晰界限（Fig.1.2.1-12）。请考虑如何区别干性坏疽与湿性坏疽。

13．肠出血性梗死（intestinal hemorrhagic infarction）——肠套叠

肠管已纵向剖开，可见一段肠管套入另一段肠管，外层肠管作套叠之鞘部，呈明显扩张。内为套入之小肠壁，呈灰黑色，即发生了出血性梗死（Fig.1.2.1-13）。结合该标本说明出血性梗死的条件及其发生机制。

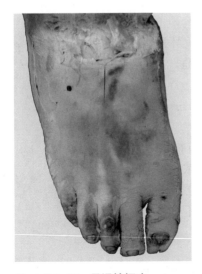

Fig.1.2.1-12　足湿性坏疽 wet gangrene of foot

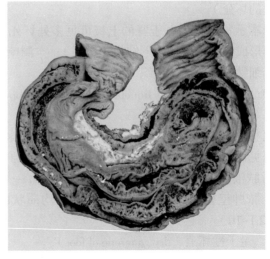

Fig.1.2.1-13　肠出血性梗死 intestinal hemorrhagic infarction

（二）病理切片观察

1. 胃溃疡——肠上皮化生（intestinal metaplasia）

肉眼观察：该切片取自溃疡病的胃壁组织。组织呈长条状，局部缺损处为胃壁的黏膜面，即溃疡病灶区。

低倍镜观察：浏览切片，确定胃壁的黏膜面及浆膜面，被覆上皮及腺体缺失的一面即为胃壁的黏膜面。溃疡周围的胃黏膜内见较多的慢性炎细胞浸润，被覆柱状上皮之间可见散在、细胞质淡染的黏液性细胞（Fig.1.2.1-14）。

高倍镜观察：被覆柱状上皮之间见细胞质淡染的细胞，呈高脚酒杯状，细胞质内充满淡染的黏液，核位于细胞的基底部，符合杯状细胞的形态特点，据此可判断为胃黏膜肠上皮化生（Fig.1.2.1-15）。

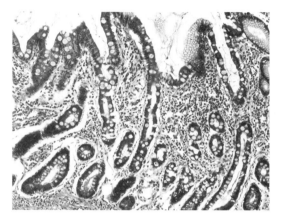 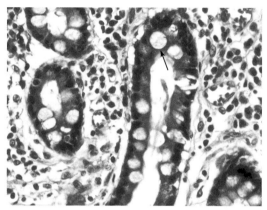

Fig.1.2.1-14　肠上皮化生 intestinal metaplasia low mag.

Fig.1.2.1-15　肠上皮化生 intestinal metaplasia high mag.

→：杯状细胞

2. 慢性子宫颈炎——鳞状上皮化生（squamous metaplasia）

低倍镜观察：浏览全部组织，确定子宫颈的黏膜面。镜下宫颈黏膜高低不平、形态不一，部分区域被覆上皮变性、坏死、脱落、缺失，部分区域上皮增生、化生；黏膜上皮下见较多的慢性炎细胞浸润，腺体大小不等、形态不规则，部分呈囊性扩张（Fig.1.2.1-16）。

高倍镜观察：宫颈黏膜内见较多的淋巴细胞、浆细胞浸润，血管扩张充血。部分宫颈黏液性腺体被鳞状上皮所取代，部分区域可见黏液柱状上皮与鳞状上皮相移行，即为鳞状上皮化生（Fig.1.2.1-17）。

3. 肝细胞水肿（hepatocellular edema）——细胞质疏松化和气球样变（急性普通型肝炎）

低倍镜观察：肝小叶结构尚正常，门管区结构清晰。肝细胞呈弥漫性病变，细胞拥挤，围绕中央静脉呈放射状排列；肝窦结构不清（Fig.1.2.1-18）。

高倍镜观察：肝细胞体积变大，呈多边形或圆形，细胞质染色变淡。由于肝细胞水肿的程度不同，肝细胞细胞质可表现为细小红染颗粒，稀疏呈网状，甚至半透明状。肝窦变

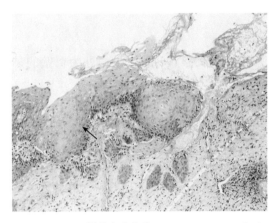

Fig.1.2.1-16　鳞状上皮化生squamous metaplasia low mag.

→: 鳞状上皮化生

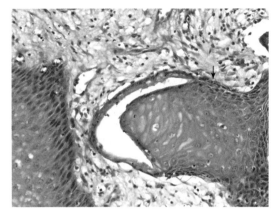

Fig.1.2.1-17　鳞状上皮化生squamous metaplasia high mag.

→: 鳞状上皮化生

窄，结构不清（Fig.1.2.1-19）。门管区静脉扩张，伴淋巴细胞和浆细胞浸润。部分毛细胆管扩张。

4. 肾近曲小管上皮细胞水肿（renal proximal tubule cells edema）

低倍镜观察：皮质区肾小球、肾小管排列密集。肾小球周围的近曲小管管腔变小、形状不规则。切片中可见部分肾小管上皮细胞肿大，致肾小管管腔不规则性狭窄（Fig.1.2.1-20）。

高倍镜观察：近曲小管上皮细胞体积变大、肿胀，凸向肾小管管腔，使管腔狭窄且不规则。肾小管上皮细胞细胞质变淡，可见红染的细小颗粒，部分细胞质凸向管腔内崩解脱落（这时临床会有哪些表现？），细胞核结构清晰（Fig.1.2.1-21）。

5. 肝细胞脂肪变性（hepatic steatosis）

低倍镜观察：肝组织呈弥漫性病变，小叶结构存在，肝细胞索拥挤，肝窦狭窄，结构

Fig.1.2.1-18　肝细胞水肿hepatocellular edema low mag.

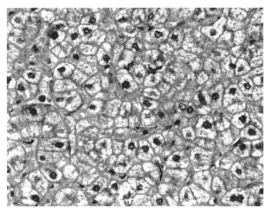

Fig.1.2.1-19　肝细胞水肿hepatocellular edema high mag.

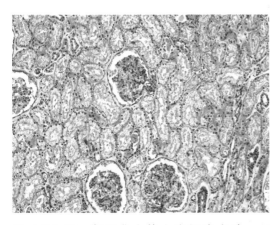

Fig.1.2.1–20 肾近曲小管上皮细胞水肿 renal proximal tubule cells edema low mag.

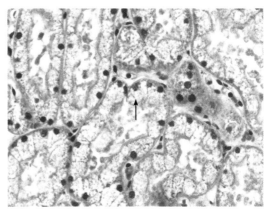

Fig.1.2.1–21 肾近曲小管上皮细胞水肿 renal proximal tubule cells edema high mag.
→：近曲小管上皮细胞水肿

不清；可见大小不等的空泡（Fig.1.2.1–22）。

高倍镜观察：切片中大量肝细胞体积增大，肝细胞细胞质内出现大小不等、边界清楚的空泡；有的空泡较大，将细胞核挤压于细胞的一端，似脂肪细胞（空泡为脂肪小滴，细胞质内脂质成分在制片过程中被有机溶剂溶解所致）（Fig.1.2.1–23）。

Fig.1.2.1–22 肝细胞脂肪变性 hepatic steatosis low mag.

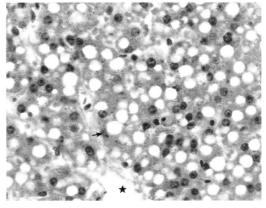

Fig.1.2.1–23 肝细胞脂肪变性 hepatic steatosis high mag.
→：脂肪变性的肝细胞 ★：中央静脉

6. 肝细胞脂肪变性——锇酸染色（osmic acid staining）

鉴于脂肪变性的组织在常规石蜡制片后，脂质成分被有机溶剂溶解形成空泡，与严重的细胞水肿及细胞质糖原蓄积不易区别，故需依赖脂肪染色证实。锇酸染料不溶于水，易溶于脂质，因此被广泛应用于组织切片内脂肪小滴的显示。在锇酸染色下脂肪成分呈黑褐色。

肉眼观察：切片呈黑色（不同于常规HE染色的肉眼形态）。

低倍镜观察：肝小叶的基本轮廓和结构尚存，中央静脉清晰。可见弥漫的、大小不等的黑褐色球状小体（Fig.1.2.1-24）。

高倍镜观察：黑褐色球状小体位于肝细胞的细胞质内，从而证实肝细胞脂肪变性（Fig.1.2.1-25）。

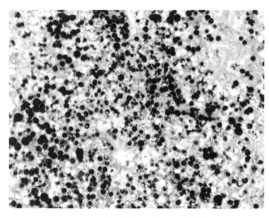 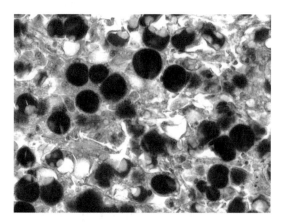

Fig.1.2.1-24 肝细胞脂肪变性（锇酸染色）hepatic steatosis（osmic acid staining）low mag.

Fig.1.2.1-25 肝细胞脂肪变性（锇酸染色）hepatic steatosis（osmic acid staining）high mag.

7. 脾被膜玻璃样变性（splenic capsule hyalinization）

肉眼观察：组织的颜色不一致，深染区为脾组织，淡染区为脾被膜组织；脾被膜明显增厚。

低倍镜观察：脾被膜组织增厚，为大量增生的纤维结缔组织，其内纤维细胞明显减少，胶原纤维融合为片状、均质红染物质（Fig.1.2.1-26）。

高倍镜观察：胶原纤维增粗，相互融合为梁状、片状或带状的半透明红染物质，其间夹杂少量的纤维细胞（Fig.1.2.1-27）。

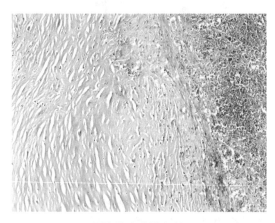 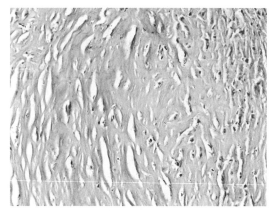

Fig.1.2.1-26 脾被膜玻璃样变性splenic capsule hyalinization low mag.

Fig.1.2.1-27 脾被膜玻璃样变性splenic capsule hyalinization high mag.

8. 肾小管坏死（renal tubular necrosis）（凝固性坏死）

肉眼观察：切片颜色深浅不一，可见小片状、形态不规则的红染区，即为病灶区域。

低倍镜观察：病灶区域肾小球、肾小管轮廓存在，肾小管上皮细胞胞质红染、胞膜消失，相互融合为红染物质；肾小管管腔变小、形态不规则（Fig.1.2.1-28）。

高倍镜观察：病灶区肾小管上皮细胞胞质红染、胞膜消失，融合为细颗粒红染物质；核染色变浅，甚至溶解消失，即为坏死的肾小管。坏死的肾小管之间可见大量的红细胞（Fig.1.2.1-29）。

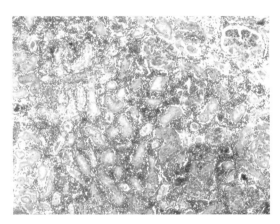

Fig.1.2.1-28　肾小管坏死 renal tubular necrosis low mag.

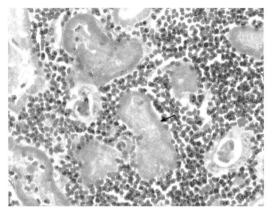

Fig.1.2.1-29　肾小管坏死 renal tubular necrosis high mag.

→：坏死的肾小管上皮细胞

在观察病灶区病变时，请注意与病灶区之间相对正常的肾组织进行比较。

9. 心肌梗死（myocardial infarction）（凝固性坏死）

肉眼观察：切片取自心室壁，颜色深浅不一，可见形态不规则的淡染区，即为病灶区域。

低倍镜观察：病灶区缺少心肌的细胞形态及组织结构，被纤维肉芽组织所取代；与正常组织交界处可见部分心肌细胞断裂、细胞质溶解（Fig.1.2.1-30）。

高倍镜观察：病灶区可见增生的毛细血管、纤维结缔组织及浸润的炎细胞构成的纤维肉芽组织，其周围心肌细胞断裂、细胞质溶解、核溶解消失（Fig.1.2.1-31）。

在观察病灶区病变的心肌细胞时，请注意与病灶区正常的心肌组织进行比较，尤其注意细胞核的变化。

10. 肺干酪样坏死（caseous necrosis of lung）——肺结核

肉眼观察：切片失去了正常肺组织的疏松、网状的特点。可见片状、形态不规则的红染区，即为干酪样坏死区。

低倍镜观察：病灶区肺组织结构消失，被大片红染、无结构的坏死组织所取代；周围肺组织可见结核性肉芽肿（Fig.1.2.1-32）。

高倍镜观察：红染、无结构的坏死组织坏死彻底，缺少细胞形态及组织结构，其周围

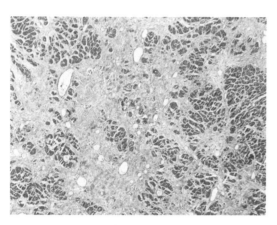

Fig.1.2.1-30 心肌梗死 myocardial infarction low mag.

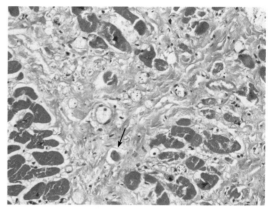

Fig.1.2.1-31 心肌梗死 myocardial infarction medium mag.
→：坏死的心肌细胞

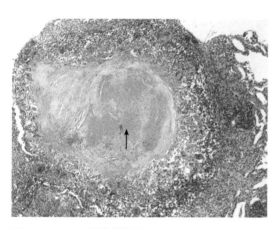

Fig.1.2.1-32 干酪样坏死 caseous necrosis low mag.
→：干酪样坏死

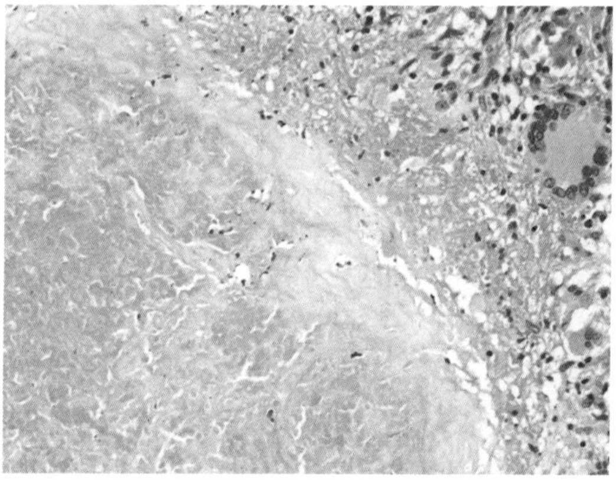

Fig.1.2.1-33 干酪样坏死 caseous necrosis high mag.

可见细胞质淡染的上皮样细胞及淋巴细胞包绕（Fig.1.2.1-33）。

11. 肉芽组织（granulation tissue）

低倍镜观察：肉芽组织表面有一层炎性渗出及坏死组织；其下方可见大量新生的毛细血管向伤口表面垂直生长；血管之间有较多的成纤维细胞及炎细胞；肉芽组织深部区域血管较少、腔较大，有较多的纤维细胞及胶原纤维，炎细胞数量减少。不同区域虽主要成分不同，但相互移行，无截然分界（Fig.1.2.1-34）。

高倍镜观察：新生的毛细血管由单层内皮细胞构成，部分内皮细胞肿胀呈立方形。成纤维细胞体积较大，形态不规则，细胞质凸起呈梭形或分支状；细胞核较大，部分细胞可见核仁。组织内可见数量不等的各类炎细胞，包括巨噬细胞、中性粒细胞及淋巴细胞（Fig.1.2.1-35）。

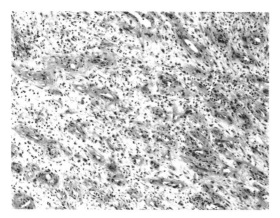

Fig.1.2.1-34 肉芽组织 granulation tissue low mag.

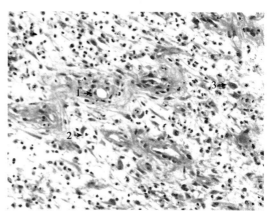

Fig.1.2.1-35 肉芽组织 granulation tissue medium mag.
1. 新生的毛细血管 2. 炎细胞 3. 成纤维细胞

思考题

1. 简述组织细胞的适应、变性、坏死的常见类型及其主要形态学特点，分析三者之间的相互联系。

2. 列举常见的5种组织细胞的损伤及其相应的修复方式。

3. 简述组织细胞坏死的结局及其对机体的影响。

（柳雅玲）

实验二 局部血液循环障碍
Local Hemodynamic Disorder

一、实验目的

1. 掌握充血、淤血的基本概念，慢性肝淤血、慢性肺淤血的病变特点；熟悉淤血结局。

2. 掌握各类型血栓的好发部位及形态特点，熟悉血栓形成条件及影响。

3. 掌握梗死的形态特征，熟悉其形成条件及后果。

4. 了解血栓形成、栓塞和梗死三者之间的相互联系。

二、实验内容

大体标本	病理切片
慢性肺淤血	慢性肺淤血
慢性肝淤血	慢性肝淤血

续表

大体标本	病理切片
肾贫血性梗死	肾贫血性梗死
脾贫血性梗死	混合血栓
混合血栓	肺出血性梗死

（一）大体标本观察

1. 慢性肺淤血（chronic congestion of lung）

肺体积增大，质地变实，被膜紧张光滑。切面大部分区域实变，呈铁锈色，失去正常肺组织的疏松状态（Fig.1.2.2–01）。

2. 慢性肝淤血（chronic congestion of liver）

肝体积增大，表面光滑，被膜紧张并增厚。边缘圆钝，切面呈红褐色及黄白相间的斑纹，状似槟榔的切面，称为"槟榔肝"（Fig.1.2.2–02）。

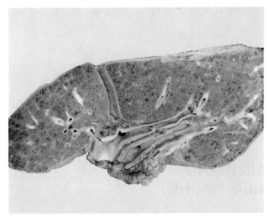

Fig.1.2.2–01 慢性肺淤血 chronic congestion of lung

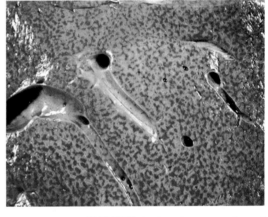

Fig.1.2.2–02 慢性肝淤血 chronic congestion of liver

3. 肾贫血性梗死（anemic infarct of kidney）

肾切面可见近被膜处有一个呈楔形的灰白色梗死区，基底向外，尖端指向肾门，边缘略呈暗红色（见 Fig.1.2.1–07）。

4. 脾贫血性梗死（anemic infarct of spleen）

脾切面可见近被膜处有一灰白色梗死区，基底向外，尖端指向脾门，病灶表面凹陷（见 Fig.1.2.1–08）。

5. 混合血栓（mixed thrombus）

静脉已被切成数段，其内可见颜色不均的固体质块，表面粗糙、干燥、无光泽，与血管壁粘连紧密（Fig.1.2.2–03）。

（二）病理切片观察

1. 慢性肺淤血（chronic congestion of lung）

低倍镜观察：肺组织小血管扩张、充血，肺间质的纤维组织增生，肺泡壁明显增厚，肺泡腔内可见棕黄色细胞成分（Fig.1.2.2-04）。

高倍镜观察：肺泡壁毛细血管扩张充血（正常横切面毛细血管腔内可见1~2个红细胞），纤维结缔组织增生致肺泡壁增厚。肺泡腔内有大量的巨噬细胞（此时巨噬细胞吞噬红细胞后在细胞质内形成黄褐色或棕黄色颗粒，即含铁血黄素），此种细胞称为"心力衰竭细胞"（Fig.1.2.2-05）。

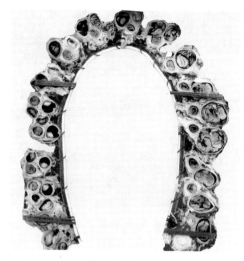

Fig.1.2.2-03　混合血栓 mixed thrombus

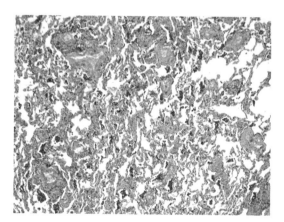

Fig.1.2.2-04　慢性肺淤血 chronic congestion of lung low mag.

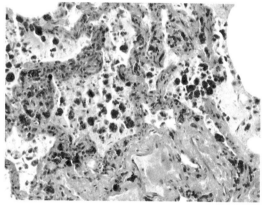

Fig.1.2.2-05　慢性肺淤血 chronic congestion of lung high mag.

2. 慢性肝淤血（chronic congestion of liver）

低倍镜观察：肝小叶中央为红色淤血区。相邻肝小叶淤血区之间形成互相连接的淤血带（Fig.1.2.2-06）。

高倍镜观察：肝小叶内中央静脉及其周围肝血窦扩张，其中充满红细胞；中央静脉周围肝索受压萎缩、坏死消失。

3. 肾贫血性梗死（anemic infarct of kidney）

低倍镜观察：在肾近被膜处有一楔形浅染区即梗死区，梗死区内肾小管和肾小球的细胞均已坏死，但结构轮廓尚可辨认。坏死区与正常组织交界处可见带状出血、毛细血管扩张，并可见炎细胞浸润（Fig.1.2.2-07）。

高倍镜观察：梗死区内可见大多数肾小球仅剩轮廓，其内细胞核均已坏死消失，部分残留核碎屑。肾小管上皮细胞也已坏死，核消失，但管壁轮廓尚能辨别。在梗死区内有一

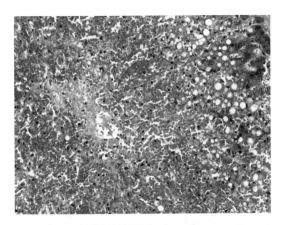

Fig.1.2.2-06 慢性肝淤血 chronic congestion of liver low mag.

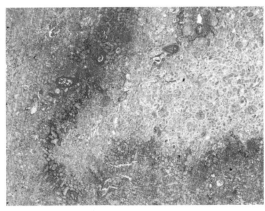

Fig.1.2.2-07 肾贫血性梗死 anemic infarct of kidney low mag.

带状蓝染区域，为炎细胞浸润区，试分析其可能出现的原因（Fig.1.2.2-08）。

4. 混合血栓（mixed thrombus）

低倍镜观察：血管腔内可见染色不均匀的固体质块，伊红色区为不规则的小梁状条纹，其间为纤维素及红细胞等（此例红细胞有脱色现象，故颜色较浅）（Fig.1.2.2-09）。

高倍镜观察：伊红色区域为血小板梁，呈不规则的分支条纹，血小板梁边缘附有中性粒细胞；血小板梁之间的暗红色区域为丝网状的纤维蛋白网及红细胞（Fig.1.2.2-10）。

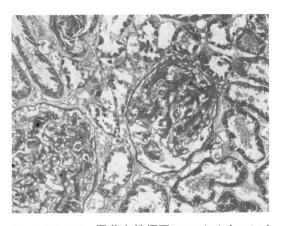

Fig.1.2.2-08 肾贫血性梗死 anemic infarct of kidney high mag.

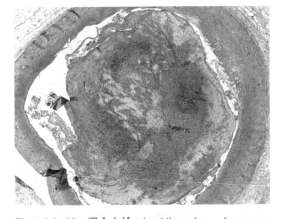

Fig.1.2.2-09 混合血栓 mixed thrombus low mag.

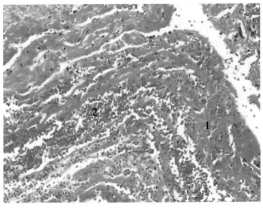

Fig.1.2.2-10 混合血栓 mixed thrombus high mag.
1. 血小板梁 2. 红细胞

5. 肺出血性梗死（hemorrhagic infarct of lung）

低倍镜观察：梗死区隐约可见肺泡轮廓，但肺泡壁细胞坏死，结构模糊，细胞核消失，肺泡腔内积聚大量红细胞。

高倍镜观察：梗死区肺泡壁细胞核浓缩、碎裂或消失，肺泡腔内见大量红细胞。

思考题

1. 根据慢性肺淤血的发生发展过程，结合病理形态学改变，解释该类患者的临床表现。

2. 列举不同类型血栓的好发部位、主要成分，理解血栓对机体的影响。

3. 如何理解出血性梗死的两个发生条件？

（李传伟）

实验三　炎　　症
Inflammation

一、实验目的

1. 掌握炎症局部的基本病变。
2. 掌握炎症分类和急性、慢性及渗出性炎症病变的形态特征，熟悉上述炎症的转归。
3. 掌握各种炎细胞的形态特点及意义。

二、实验内容

大体标本	病理切片
化脓性脑膜炎	化脓性脑膜炎
急性蜂窝织炎性阑尾炎	急性蜂窝织炎性阑尾炎
纤维素性心包炎	肺脓肿
脓肿	慢性浅表性胃炎
肺脓肿	慢性宫颈炎
肝脓肿	炎性息肉
脑脓肿	鼻息肉
气管白喉	结肠息肉
鼻息肉	肺结核
多发性结肠息肉	虫卵肉芽肿

（一）大体标本观察

1. 化脓性脑膜炎（suppurative meningitis）

脑膜表面覆盖大量黄色脓性渗出物，脑膜血管明显扩张充血；脑沟、脑回模糊不清，脑沟内充满脓液（Fig.1.2.3-01）。

2. 急性蜂窝织炎性阑尾炎（acute phlegmonous appendicitis）

阑尾明显增粗、肿胀，大部分阑尾组织呈黑色，浆膜面血管扩张充血（Fig.1.2.3-02）。

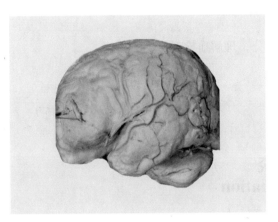

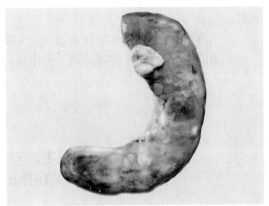

Fig.1.2.3-01　化脓性脑膜炎 suppurative meningitis

Fig.1.2.3-02　急性蜂窝织炎性阑尾炎 acute phlegmonous appendicitis

3. 纤维素性心包炎（fibrinous pericarditis）

心脏标本，心包已剪开，心包壁层与脏层之间有大量灰黄色渗出物，因心脏舒缩活动的牵拉而呈绒毛状（Fig.1.2.3-03）。

4. 脓肿

（1）肺脓肿（abscess of the lung）：脏胸膜增厚，肺组织切面可见多个大小不一的圆形、椭圆形或不规则形、边界清楚的灰黄色区域，此即脓肿（Fig.1.2.3-04）。

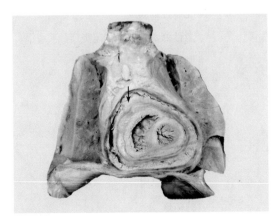

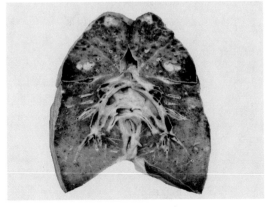

Fig.1.2.3-03　纤维素性心包炎 fibrinous pericarditis
↓：纤维素

Fig.1.2.3-04　肺脓肿 abscess of the lung

（2）肝脓肿（abscess of the liver）：肝组织切面可见多个空腔（脓液已流失），此即脓肿，脓肿形状多样，大小不一，边界清楚，部分脓腔内壁可见淡黄色坏死组织（Fig.1.2.3–05）。

（3）脑脓肿（abscess of the brain）：大脑冠状切面，可见两处病灶。其一接近脑表面，因脓液流失而塌陷，呈不规则形。另一脓肿为一空腔（脓液已流失），形状较规则，脓腔内壁可见坏死组织，脓肿壁较厚（见Fig.1.2.1–10）。

5. 气管白喉（diphtheria of the trachea）

气管及双肺标本，气管已剪开，气管黏膜表面可见灰白色膜状物，部分已脱落至气管管腔（Fig.1.2.3–06）。

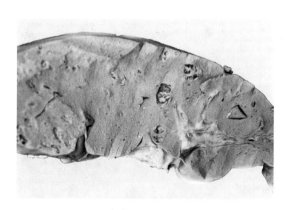

Fig.1.2.3–05　肝脓肿abscess of the liver

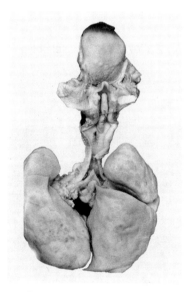

Fig.1.2.3–06　气管白喉diphtheria of the trachea

6. 鼻息肉（nasal polyp）

息肉样肿块，形状不规则，灰白色，表面光滑，质地软（Fig.1.2.3–07）。

7. 多发性结肠息肉（multiple polyp in the colon）

已切开肠壁，肠黏膜面可见多个结节状突起，此即息肉，息肉大小不等，表面光滑，灰白色，质地软（Fig.1.2.3–08）。

（二）病理切片观察

1. 化脓性脑膜炎（suppurative meningitis）

低倍镜观察：组织切片中可见脑组织、蛛网膜和蛛网膜下腔。蛛网膜血管扩张、充血，蛛网膜下腔增宽，充满炎性渗出物，渗出物为少量浆液和大量炎细胞（Fig.1.2.3–09）。

高倍镜观察：蛛网膜下腔内大量中性粒细胞浸润，中性粒细胞呈球形，直径 $10 \sim 12\ \mu m$，细胞质粉红色，细胞核呈不规则分叶状，$2 \sim 5$ 叶（Fig.1.2.3–10）。

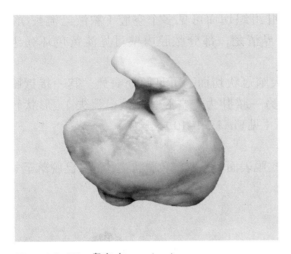

Fig.1.2.3–07 鼻息肉 nasal polyp

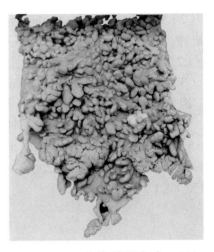

Fig.1.2.3–08 多发性肠息肉 multiple polyp in the colon

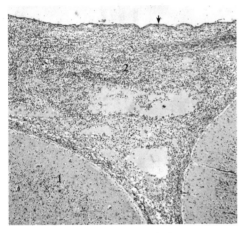

Fig.1.2.3–09 化脓性脑膜炎 suppurative meningitis low mag.

1. 脑组织 2. 蛛网膜下腔 ↓: 蛛网膜

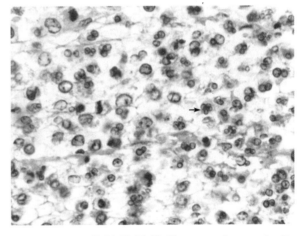

Fig.1.2.3–10 化脓性脑膜炎 suppurative meningitis high mag.

→: 中性粒细胞

2. 急性蜂窝织炎性阑尾炎（acute phlegmonous appendicitis）

低倍镜观察：阑尾管腔内可见渗出物和坏死脱落的部分黏膜，阑尾管壁各层（黏膜、黏膜下层、肌层和浆膜层）均有不同程度的充血、水肿和数量不等的炎细胞浸润（Fig.1.2.3–11）。

高倍镜观察：阑尾各层内有多少不等的中性粒细胞浸润（Fig.1.2.3–12）。

3. 肺脓肿（abscess of the lung）

低倍镜观察：肺组织中可见多个散在实性区域，即脓肿灶；脓肿与周围组织分界较清楚，脓肿灶内正常肺组织坏死及炎细胞浸润；脓肿周围肺组织为浆液性炎，肺泡间隔毛细血管扩张充血，肺泡腔内浆液渗出（Fig.1.2.3–13）。

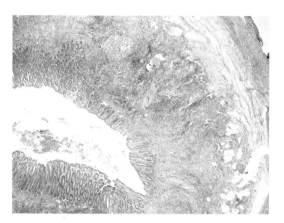

Fig.1.2.3–11 急性蜂窝织炎性阑尾炎acute phlegmonous appendicitis low mag.

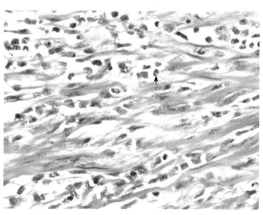

Fig.1.2.3–12 急性蜂窝织炎性阑尾炎acute phlegmonous appendicitis high mag.
↑：阑尾管壁肌层内中性粒细胞

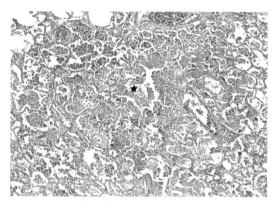

Fig.1.2.3–13 肺脓肿abscess of the lung low mag.
★：脓肿

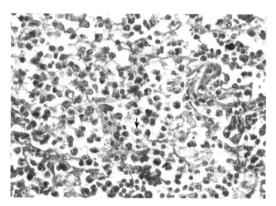

Fig.1.2.3–14 肺脓肿abscess of the lung high mag.
↓：中性粒细胞

高倍镜观察：脓肿灶内有较多中性粒细胞、脓细胞及深蓝色的细菌团（Fig.1.2.3–14）。

4. 慢性浅表性胃炎（chronic superficial gastritis）

低倍镜观察：组织切片为胃黏膜及部分黏膜下层。部分黏膜坏死脱落，黏膜充血、水肿，在黏膜上1/3，即黏膜上皮与胃小凹间的固有层内有较多炎细胞浸润（Fig.1.2.3–15）。

高倍镜观察：胃黏膜固有层内炎细胞主要为浆细胞和淋巴细胞。浆细胞呈圆形或椭圆形，细胞质丰富，略嗜碱性，核圆形或椭圆形，位于细胞一侧，染色质凝集成块，贴近核膜，呈车轮状。淋巴细胞呈圆形或椭圆形，细胞质很少或无，细胞核圆形，染色质浓密，着色深（Fig.1.2.3–16）。

5. 慢性宫颈炎（chronic cervicitis）

低倍镜观察：组织切片可见子宫颈的黏膜和肌层。宫颈黏膜内腺体发生鳞状上皮化生，腺体和结缔组织增生，黏膜固有层内有大量炎细胞浸润（Fig.1.2.3–17）。

高倍镜观察：子宫颈黏膜固有层内炎细胞主要是淋巴细胞和浆细胞（Fig.1.2.3–18）。

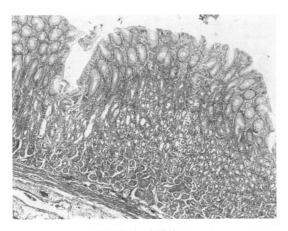

Fig.1.2.3–15 慢性浅表性胃炎 chronic superficial gastritis low mag.

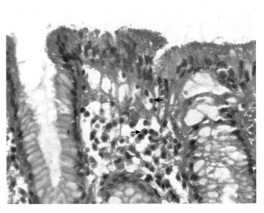

Fig.1.2.3–16 慢性浅表性胃炎 chronic superficial gastritis high mag.
→：浆细胞 ←：淋巴细胞

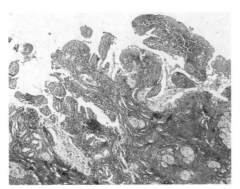

Fig.1.2.3–17 慢性宫颈炎 chronic cervicitis low mag.

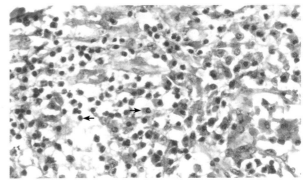

Fig.1.2.3–18 慢性宫颈炎 chronic cervicitis high mag.
→：浆细胞 ←：淋巴细胞

6. 炎性息肉（inflammatory polyp）

（1）鼻息肉（nasal polyp）

低倍镜观察：息肉被覆假复层纤毛柱状上皮，上皮下是不同程度增生的血管、疏松结缔组织和腺体，结缔组织水肿并有较多炎细胞浸润（Fig.1.2.3–19）。

高倍镜观察：疏松结缔组织内有较多的浆细胞和淋巴细胞及少量巨噬细胞浸润（Fig.1.2.3–20）。巨噬细胞呈圆形或卵圆形，14～20 μm，细胞质丰富，嗜酸性，细胞核较小，卵圆形或肾形，多偏位，色深，核仁不明显。

（2）结肠息肉（polyp in the colon）

低倍镜观察：息肉由不同程度增生的血管、结缔组织和腺体构成，结缔组织内有炎细胞浸润（Fig.1.2.3–21）。

高倍镜观察：结缔组织内有多少不等的浆细胞、淋巴细胞、巨噬细胞、中性粒细胞和嗜酸性粒细胞浸润。嗜酸性粒细胞呈球形，直径10～15 μm；细胞质内充满粗大、均匀、

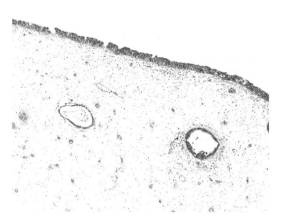

Fig.1.2.3-19 鼻息肉 nasal polyp low mag.

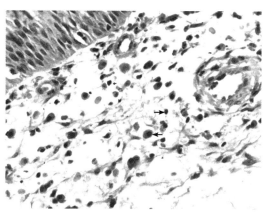

Fig.1.2.3-20 鼻息肉 nasal polyp high mag.
←：浆细胞 →：淋巴细胞

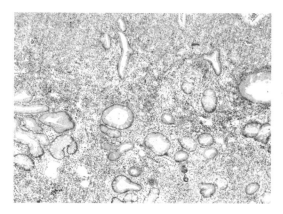

Fig.1.2.3-21 结肠息肉 polyp in the colon low mag.

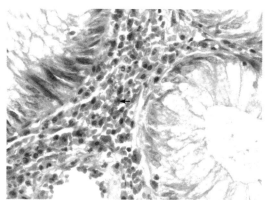

Fig.1.2.3-22 结肠息肉 polyp in the colon high mag.
←：嗜酸性粒细胞

略带折光性的嗜酸性颗粒，核分为2叶（Fig.1.2.3-22）。

7. 肺结核（pulmonary tuberculosis）

低倍镜观察：肺组织中可见多个散在或聚集成片的结节状病灶，此结节状病灶即结核结节，结核结节形状不规则，边界清晰，部分结核结节中央可见红染、颗粒状的干酪样坏死物。肺内部分肺泡代偿性扩张，肺泡间隔毛细血管扩张充血，肺泡腔内可见多少不等的浆液性渗出物（Fig.1.2.3-23）。

高倍镜观察：典型的结核结节中央是干酪样坏死物，周围围绕较多的上皮样细胞和朗格汉斯细胞，结节外围有增生的纤维结缔组织和淋巴细胞浸润。上皮样细胞的界限不清，细胞质丰富、粉红色，细胞核圆形或椭圆形，染色浅，核仁清晰（Fig.1.2.3-24）。朗格汉斯细胞体积大，形态不规则，细胞质丰富、淡红染，细胞核数目多，多排列在细胞的边缘，呈花环状、马蹄形。

8. 虫卵肉芽肿（parasite eggs granuloma）

低倍镜观察：肝组织内可见多个散在、边界清晰的结节状病灶，即虫卵肉芽肿

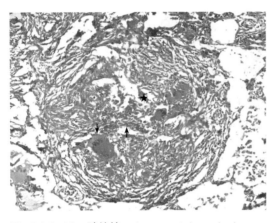

Fig.1.2.3–23 肺结核 pulmonary tuberculosis low mag.
★：结核结节 ↑：干酪样坏死 ↓：朗格汉斯细胞

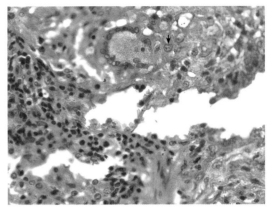

Fig.1.2.3–24 肺结核 pulmonary tuberculosis high mag.
↓：上皮样细胞

（Fig.1.2.3–25）。

高倍镜观察：虫卵肉芽肿由寄生虫虫卵、多核巨细胞、上皮样细胞、淋巴细胞和纤维结缔组织构成（Fig.1.2.3–26）。

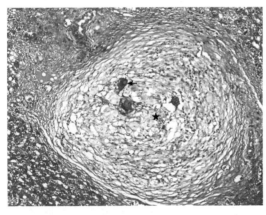

Fig.1.2.3–25 虫卵肉芽肿 the parasite eggs granuloma low mag.
★：虫卵肉芽肿 ←：虫卵

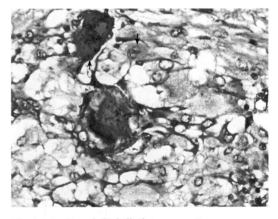

Fig.1.2.3–26 虫卵肉芽肿 the parasite eggs granuloma high mag.
↑：虫卵 ↓：上皮样细胞

思考题

1. 炎症有哪些基本病变？它们间的相互关系怎样？炎症对机体的危害有哪些？举例说明。

2. 简述急性炎症的结局。

3. 炎性肉芽肿与炎性肉芽组织的区别是什么？

4. 什么是炎症介质？举例说明炎症介质的作用。

5. 比较蜂窝织炎与脓肿的异同。

6. 试分析脑脓肿的结局。

（王振军）

实验四　肿　瘤
Neoplasm

一、实验目的

1. 掌握肿瘤的概念、异型性、生长方式和扩散途径。
2. 掌握良、恶性肿瘤的区别，癌与肉瘤的区别，肿瘤对机体的影响。
3. 掌握癌前病变、原位癌和上皮内瘤变的概念。
4. 熟悉肿瘤的分类和命名原则，熟悉常见肿瘤的类型和形态特点。

二、实验内容

大体标本	病理切片
皮肤乳头状瘤	皮肤乳头状瘤
头皮鳞状细胞癌	鳞状细胞癌
甲状腺腺瘤	甲状腺腺瘤
乳腺纤维腺瘤	乳腺纤维腺瘤
卵巢黏液性囊腺瘤	乳腺癌
乳腺癌	纤维瘤
淋巴管瘤	子宫平滑肌瘤
淋巴管肉瘤	纤维肉瘤
脂肪瘤	良性畸胎瘤
皮肤海绵状血管瘤	淋巴结转移性腺癌
子宫平滑肌瘤	肝转移性腺癌
纤维肉瘤	
骨肉瘤	

（一）大体标本观察

1. 皮肤乳头状瘤（papilloma of the skin）
肿瘤呈乳头状突出于皮肤表面，切面呈灰白色（Fig.1.2.4-01）。

2. 头皮鳞状细胞癌（scalp squamous cell carcinoma）
肿瘤隆起于头皮表面，基底宽，切面呈灰白色（Fig.1.2.4–02）。

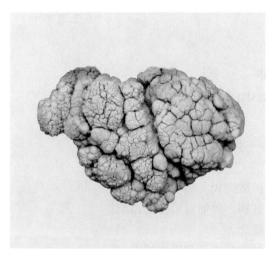

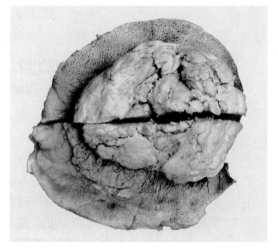

Fig.1.2.4–01　皮肤乳头状瘤papilloma of the skin

Fig.1.2.4–02　头皮鳞状细胞癌scalp squamous cell carcinoma

3. 甲状腺腺瘤（thyroid adenoma）
肿瘤呈球形，边界清楚，包膜完整，切面呈灰红色，局部出现囊性变（Fig.1.2.4–03）。
4. 乳腺纤维腺瘤（fibroadenoma of breast）
肿瘤呈球形，边界清楚，包膜完整，切面呈实性灰白色，质地均匀（Fig.1.2.4–04）。

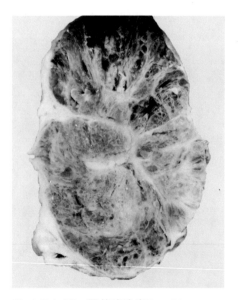

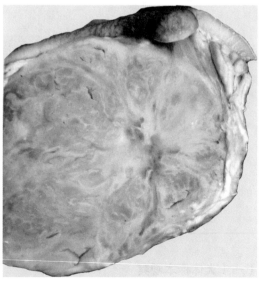

Fig.1.2.4–03　甲状腺腺瘤thyroid adenoma

Fig.1.2.4–04　乳腺纤维腺瘤fibroadenoma of breast

5. 卵巢黏液性囊腺瘤（mucinous cystadenoma of ovary）

肿瘤呈囊球形，边界清楚，包膜完整，切面可见多房囊腔，腔内有灰白色半透明胶冻状黏液（Fig.1.2.4–05）。

6. 乳腺癌（carcinoma of breast）

乳房上可见一突出皮肤的灰白色肿物，质硬，无包膜，与周围组织分界不清，呈浸润性生长，乳头明显下陷，表面皮肤呈橘皮样外观（Fig.1.2.4–06）。

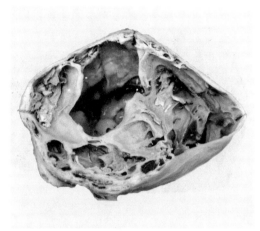

Fig.1.2.4–05　卵巢黏液性囊腺瘤mucinous cystadenoma of ovary

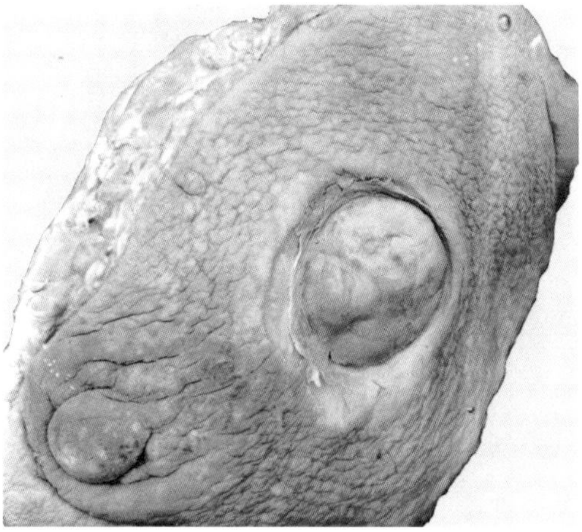

Fig.1.2.4–06　乳腺癌carcinoma of breast

7. 淋巴管瘤（lymphangioma）

肿瘤呈浸润性生长，无包膜。切面可见大小不等、扩张的淋巴管（Fig.1.2.4–07）。

8. 淋巴管肉瘤（lymphangiosarcoma）

肿瘤呈浸润性生长，切面灰红色，质实（Fig.1.2.4–08）。

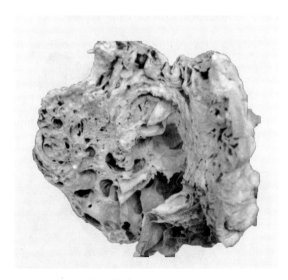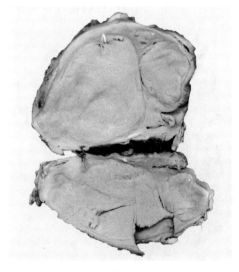

Fig.1.2.4–07　淋巴管瘤lymphangioma

Fig.1.2. 4–08　淋巴管肉瘤lymphangiosarcoma

9. 脂肪瘤（lipoma）

肿瘤呈椭圆形，分叶状，有完整包膜。肿瘤切面呈黄色，与正常脂肪组织相似，质软。肿瘤组织之间可见灰白色纤维间隔，将肿瘤分割成大小不等的小叶（Fig.1.2.4-09）。

10. 皮肤海绵状血管瘤（cavernous hemangioma of skin）

皮肤表面可见海绵状紫红色肿物，质软，与周围正常皮肤分界清楚，肿瘤内切面充满紫红色血液（Fig.1.2.4-10）。

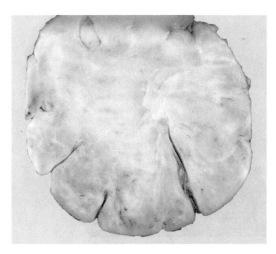

Fig.1.2.4-09 脂肪瘤 lipoma

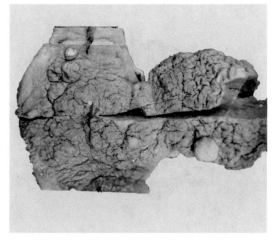

Fig.1.2.4-10 皮肤海绵状血管瘤 cavernous hemangioma of skin

11. 子宫平滑肌瘤（leiomyoma of uterus）

子宫壁内可见多个境界清楚的圆形肿物，切面灰红色，质实，有漩涡状纹理（Fig.1.2.4-11）。

12. 纤维肉瘤（fibrosarcoma）

肿瘤呈圆形，肉眼可见假包膜，切面粉红色，质地细腻似鱼肉状（Fig.1.2.4-12）。

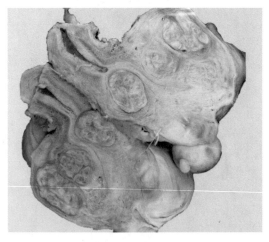

Fig.1.2.4-11 子宫平滑肌瘤 leiomyoma of uterus

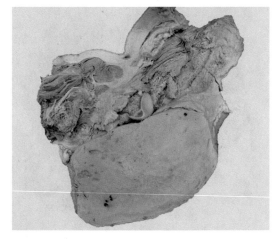

Fig.1.2.4-12 纤维肉瘤 fibrosarcoma

13. 骨肉瘤（osteosarcoma）

肿瘤多位于股骨下端，向周围浸润性生长，破坏骨皮质，与周围肌肉组织分界不清。切面灰褐色，质硬，可见新生骨形成的放射状条纹（Fig.1.2.4–13）。

（二）病理切片观察

1. 皮肤乳头状瘤（papilloma of the skin）

低倍镜观察：皮肤表面形成乳头状突起。乳头表面为增生的复层扁平上皮，中心为纤维结缔组织轴心（Fig.1.2.4–14）。

高倍镜观察：增生的肿瘤细胞异型性小，与正常鳞状上皮相似；肿瘤间质中可见纤维细胞、血管和炎细胞浸润。

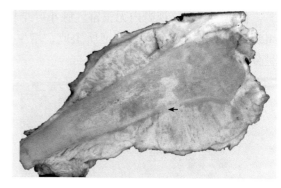

Fig.1.2.4–13　骨肉瘤 osteosarcoma
←：破坏骨皮质

2. 鳞状细胞癌（squamous cell carcinoma）

低倍镜观察：肿瘤组织排列成巢状，呈浸润性生长，与间质分界清楚。在癌巢中可见红色角化珠（Fig.1.2.4–15）。

高倍镜观察：癌细胞大小、形态不规则，向深部组织浸润，细胞间可见细胞间桥。间质中可见大量淋巴细胞、巨噬细胞等炎细胞浸润。

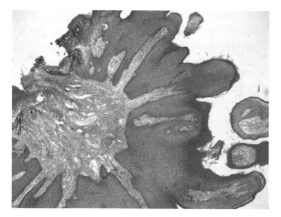

Fig.1.2.4–14　皮肤乳头状瘤 papilloma of the skin low mag.

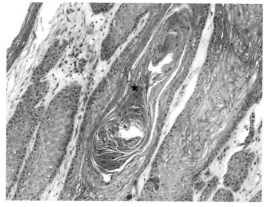

Fig.1.2.4–15　鳞状细胞癌 squamous cell carcinoma low mag.
★：角化珠

3. 甲状腺腺瘤（thyroid adenoma）

低倍镜观察：肿瘤呈膨胀性生长，外周为正常甲状腺组织受压萎缩。肿瘤由完整的纤维被膜包绕，肿瘤细胞排列成大小不一的滤泡，滤泡内有红色胶质。腺体间为少量纤维细胞和血管组成的肿瘤间质（Fig.1.2.4–16）。

高倍镜观察：肿瘤细胞似正常细胞呈单层排列，细胞核位于基底部，核分裂象少。

4. 乳腺纤维腺瘤（fibroadenoma of breast）

低倍镜观察：视野内无正常乳腺小叶结构，全部为肿瘤组织，肿瘤由大量增生的纤维组织和分散的乳腺导管、腺泡所组成，增生的纤维组织压迫腺管，使其管腔变窄、变形，呈分支裂隙状（Fig.1.2.4-17）。

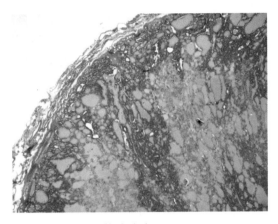

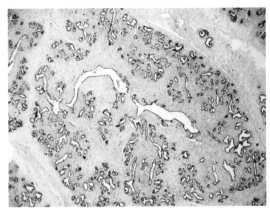

Fig.1.2.4-16　甲状腺腺瘤thyroid adenoma low mag.

Fig.1.2.4-17　乳腺纤维腺瘤fibroadenoma of breast　low mag.

高倍镜观察：肿瘤细胞包括增生的纤维细胞和腺上皮两种实质，腺上皮细胞分化成熟，无明显异型性，腺上皮外可见肌上皮细胞。肿瘤间质内有少量炎细胞浸润（Fig.1.2.4-18）。

5. 乳腺癌（carcinoma of breast）

低倍镜观察：肿瘤呈浸润性生长，从深部向周围浸润至皮肤，取代了正常乳腺小叶组织。肿瘤组织呈巢状分布，伴有大小不一的腺腔（Fig.1.2.4-19）。

高倍镜观察：肿瘤组织大小、形态各异，可见核分裂象。肿瘤间质有致密的纤维组织增生，局部发生玻璃样变性。

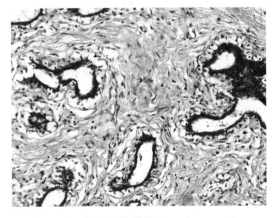

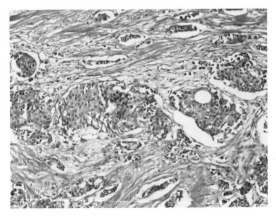

Fig.1.2.4-18　乳腺纤维腺瘤 fibroadenoma of breast　high mag.

←：肌上皮细胞

Fig.1.2.4-19　乳腺癌carcinoma of breast low mag.

6. 纤维瘤（fibroma）

低倍镜观察：肿瘤组织由胶原纤维及增生的肿瘤细胞构成，编织状排列（Fig.1.2.4–20）。

高倍镜观察：肿瘤细胞分化好，类似正常纤维细胞，呈长梭形，排列纵横交错。

7. 子宫平滑肌瘤（leiomyoma of uterus）

低倍镜观察：肿瘤呈椭圆形，与周围正常平滑肌组织分界清楚（Fig.1.2.4–21）。

高倍镜观察：肿瘤细胞分化好，似正常平滑肌细胞，细胞核呈长杆状，两端钝圆。

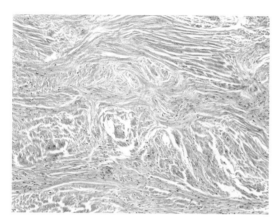

Fig.1.2.4–20　纤维瘤 fibroma　low mag.

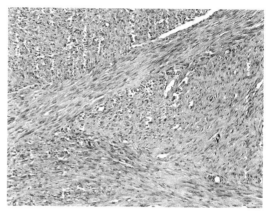

Fig.1.2.4–21　子宫平滑肌瘤 leiomyoma of uterus low mag.

8. 纤维肉瘤（fibrosarcoma）

低倍镜观察：肿瘤组织由胶原纤维和肿瘤细胞构成，肿瘤细胞排列紊乱，与间质分界不清（Fig.1.2.4–22）。

高倍镜观察：肿瘤细胞异型性明显，细胞核大，核/质比例增大，可见病理性核分裂象。肿瘤细胞排列成"人"字形或"鱼骨状"结构，间质血管丰富。

9. 良性畸胎瘤（benign teratoma）

低倍镜观察：肿瘤组织由腺体、脑组织、软骨等多种成分组成，排列紊乱（Fig.1.2.4–23）。

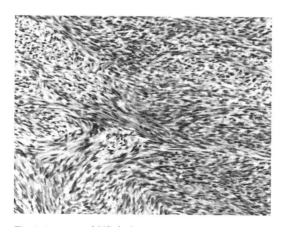

Fig.1.2.4–22　纤维肉瘤 fibrosarcoma　low mag.

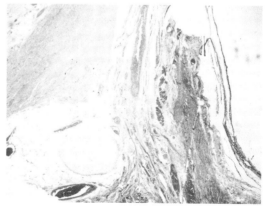

Fig.1.2.4–23　良性畸胎瘤 benign teratoma　low mag.

高倍镜观察：腺体内肿瘤细胞形态多样，同一个腺体内可见复层鳞状上皮和尿路上皮，腺体外有软骨。肿瘤细胞异型性小，分化好。

10. 淋巴结转移性腺癌（lymph node metastasis of adenocarcinoma）

低倍镜观察：淋巴结出现了转移性腺癌。原有的淋巴组织消失，被肿瘤组织所取代。肿瘤组织呈浸润性生长，部分实性癌巢中可见小腺腔（Fig.1.2.4-24）。

高倍镜观察：肿瘤细胞大而圆，细胞质红染，细胞核大，核/质比例增大。

11. 肝转移性腺癌（liver metastasis of adenocarcinoma）

低倍镜观察：大片肝组织被肿瘤组织取代。腺癌组织呈浸润性生长，癌巢中可见大小不等的腺腔样结构，局部组织坏死明显。肿瘤组织周围可见少量残余的正常肝组织（Fig.1.2.4-25）。

高倍镜观察：癌巢中可见大小不一的腺腔，肿瘤细胞大而圆，细胞质红染，核/质比例增大。

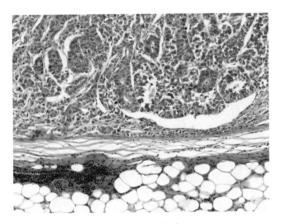

Fig.1.2.4-24　淋巴结转移性腺癌 lymph node metastasis of adenocarcinoma　low mag.

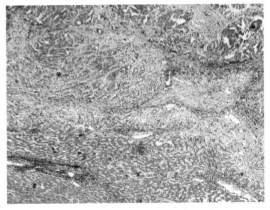

Fig.1.2.4-25　肝转移性腺癌 liver metastasis of adenocarcinoma　low mag.

思考题

1. 简述肿瘤异型性的形态学表现。
2. 请列表比较良、恶性肿瘤的区别。
3. 请描述癌与肉瘤的区别。
4. 简述癌前病变、原位癌和上皮内瘤变的区别。

（王　丽）

实验五　心血管系统疾病
Diseases of Cardiovascular System

一、实验目的

1. 掌握动脉粥样硬化、风湿病、原发性高血压病肾的病变特点。
2. 熟悉心肌梗死的病变特点。
3. 了解各种瓣膜病的病变特点及相关血流动力学改变。
4. 了解感染性心内膜炎的病变特点。

二、实验内容

大体标本	病理切片
原发性高血压心脏肥大	动脉粥样硬化
主动脉粥样硬化	风湿性心肌炎
二尖瓣狭窄	原发性高血压肾
主动脉瓣粘连伴狭窄	心肌梗死
冠状动脉粥样硬化	

（一）大体标本观察

1. 原发性高血压心脏肥大（cardiac hypertrophy for primary hypertension）

此为原发性高血压心脏肥大，可见心脏体积增大（右侧心脏为同年龄、同体重对照），左心室壁增厚（正常左心室室壁厚 1 cm），乳头肌和肉柱增粗，心腔有轻度扩张，心脏已由代偿期的向心性肥大转为失代偿期的离心性肥大（Fig.1.2.5-01）。

2. 主动脉粥样硬化（atherosclerosis of aorta）

主动脉已剖开，示内膜面，其上见黄色或瓷白色斑块，隆起明显，血管开口处斑块更明显（Fig.1.2.5-02）。

3. 二尖瓣狭窄（mitral stenosis）

二尖瓣呈鱼口样狭窄，瓣膜增厚、变形，伴瓣膜关闭不全（Fig.1.2.5-03）。

4. 主动脉瓣粘连伴狭窄（aortic valves adhesion and stenosis）

主动脉瓣粘连、卷曲、增厚、变形（Fig.1.2.5-04）。

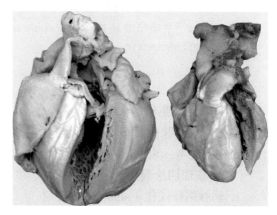

Fig.1.2.5-01　原发性高血压心脏肥大cardiac hypertrophy for primary hypertension

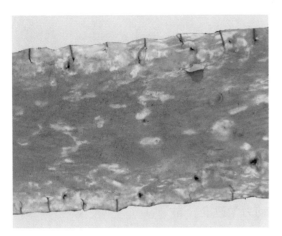

Fig.1.2.5–02 主动脉粥样硬化 atherosclerosis of aorta

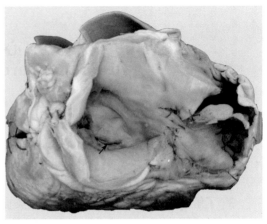

Fig.1.2.5–03 二尖瓣狭窄 mitral stenosis
↗：二尖瓣

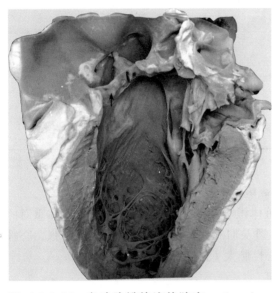

Fig.1.2.5–04 主动脉瓣粘连伴狭窄 aortic valves adhesion and stenosis
↑：主动脉瓣

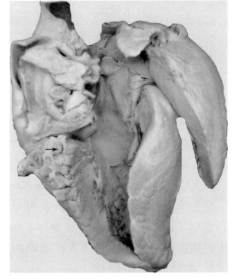

Fig.1.2.5–05 冠状动脉粥样硬化 coronary atherosclerosis
→：狭窄的冠状动脉

5. 冠状动脉粥样硬化（coronary atherosclerosis）

病变冠状动脉横断面，冠状动脉壁偏心性增厚，管腔明显狭窄（Fig.1.2.5–05）。

观察并思考：由于冠状动脉的病变，心脏发生了什么病理改变。

（二）病理切片观察

1. 动脉粥样硬化（atherosclerosis）

肉眼观察：根据局灶隆起处判断血管内膜侧（为血管壁横切或纵切面）。

低倍镜观察：内膜呈灶性增厚，部分内膜病变处有较多泡沫细胞；部分内膜病变处可见纤维帽及其下大量坏死组织，其中坏死组织内见大量边缘规则的针状或菱形胆固醇结晶裂隙，部分坏死组织区域可见蓝染的颗粒状或块状不规则结构，此为钙盐沉积。另外，粥样斑块所对应中膜处有不同程度萎缩（Fig.1.2.5–06，Fig.1.2.5–07）。

高倍镜观察：泡沫细胞体积大，细胞质浅染，内富含泡沫（Fig.1.2.5–08）；纤维帽可继发玻璃样变性；坏死组织边缘有时可见肉芽组织。

思考：通过对病变特点的详细观察，思考动脉粥样硬化病变分期及斑块的继发改变。

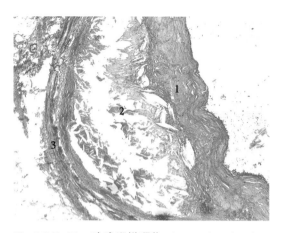

Fig.1.2.5–06 动脉粥样硬化 atherosclerosis low mag.

1. 纤维帽 2. 粥样坏死物 3. 血管中膜（有不同程度萎缩）

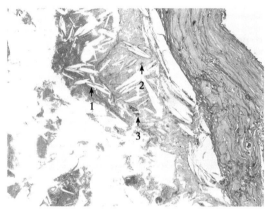

Fig.1.2.5–07 动脉粥样硬化 atherosclerosis low mag.

1. 胆固醇结晶裂隙 2. 粥样坏死物内残存泡沫细胞
3. 钙盐沉积

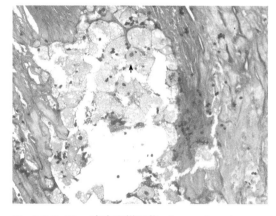

Fig.1.2.5–08 动脉粥样硬化 atherosclerosis high mag.

↑：泡沫细胞

2. 风湿性心肌炎（rheumatic myocarditis）

低倍镜观察：心肌间质内可见多个散在的梭形风湿性肉芽肿，血管附近比较多见（Fig.1.2.5–09）。

高倍镜观察：观察风湿肉芽肿的组成，风湿肉芽肿由风湿细胞、风湿巨细胞、纤维素样坏死物、淋巴细胞及成纤维细胞或纤维细胞组成，其中风湿细胞胞体大且形状不规则，细胞质略嗜碱性，典型细胞核呈毛虫状或枭眼状，也可见内含两个或两个以上细胞核的风湿巨细胞。纤维素样坏死物位于风湿小体中央或外周，呈红染丝状或团块状（Fig.1.2.5–10）。

图 Fig.1.2.5–09 中央梭形结构为心肌间质内风湿小体，注意和风湿小体右侧心肌间质对比。

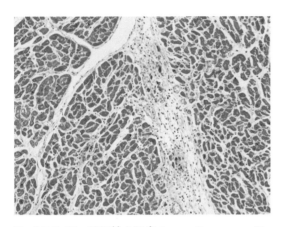

Fig.1.2.5–09　风湿性心肌炎 rheumatic myocarditis low mag.

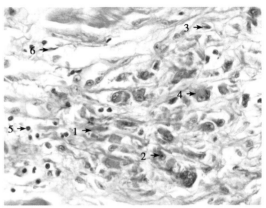

Fig.1.2.5–10　风湿性心肌炎 rheumatic myocarditis high mag.

1. 纤维素样坏死物　2. 枭眼状风湿细胞　3. 毛虫状风湿细胞　4. 风湿巨细胞　5. 淋巴细胞　6. 纤维细胞（上述成分共同组成梭形风湿小体）

3. 原发性高血压肾（kidney of primary hypertension）

肉眼观察：肾表面被膜凹凸不平。

低倍镜观察：部分入球小动脉呈玻璃样变性，部分肾单位萎缩，其中肾小球萎缩、纤维化及玻璃样变性，所属肾小管萎缩其至坏死消失；部分肾单位代偿，其中肾小球代偿性肥大，肾小管代偿性扩张，部分肾小管内有蛋白管型；间质不同程度纤维化，伴淋巴细胞等慢性炎细胞浸润（Fig.1.2.5–11）。

高倍镜观察：玻璃样变性的小动脉管壁增厚，管壁内有均匀红染的蛋白质物质沉积（Fig.1.2.5–12），另可见内膜及中膜增生的小动脉。

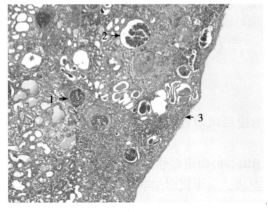

Fig.1.2.5–11　原发性高血压肾 kidney of primary hypertension　low mag.

1. 萎缩、纤维化的肾小球　2. 代偿性肥大的肾小球

3. 肾表面被膜凹凸不平

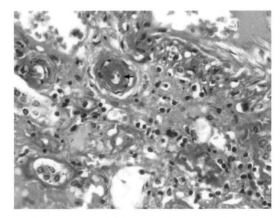

Fig.1.2.5–12　原发性高血压肾 kidney of primary hypertension　high mag.

→：小动脉玻璃样变性

4. 心肌梗死（myocardial infarction）

低倍镜观察：心肌组织间散在不规则梗死灶（Fig.1.2.5–13）。

高倍镜观察：梗死灶内心肌纤维溶解，细胞核消失，部分梗死灶被肉芽组织或瘢痕组织取代，残存心肌细胞胞质内可见细小的棕黄色颗粒，此为脂褐素，以细胞核核周明显（Fig.1.2.5–14）。

思考：梗死灶的性质（与损伤、血液循环障碍等章节内容联系）。

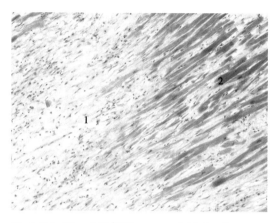

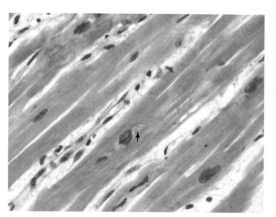

Fig.1.2.5–13　心肌梗死 myocardial infarction low mag.

1. 梗死心肌　2. 残存心肌（细胞内含脂褐素，参考 Fig.1.2.5–14）

Fig.1.2.5–14　脂褐素 lipofuscin　high mag.

↑：残存心肌细胞内脂褐素

思考题

1. 风湿性肉芽肿和结核性肉芽肿有何异同？

2. 纤维素样坏死物与纤维素有何异同？

3. 本章节介绍的动脉瘤、室壁瘤、粥瘤的涵义是什么？是真性肿瘤吗？还学习了哪些类似的病变？

（张景芳）

实验六　呼吸系统疾病
Diseases of Respiratory System

一、实验目的

1. 掌握慢性支气管炎、肺气肿、慢性肺源性心脏病的病理变化及临床病理联系。

2. 掌握大叶性肺炎、小叶性肺炎、间质性肺炎的病理变化及临床病理联系，熟悉其相应的并发症。

3. 掌握硅肺的病理变化，熟悉其临床病理联系。

4. 熟悉肺癌、鼻咽癌的大体类型及组织学类型。

二、实验内容

大体标本	病理切片
大叶性肺炎	慢性支气管炎
小叶性肺炎	大叶性肺炎
肺气肿	小叶性肺炎
支气管扩张	间质性肺炎
肺癌（中央型）	硅肺
	肺癌（细支气管肺泡癌）
	鼻咽癌（淋巴结内转移癌）

（一）大体标本观察

1. 大叶性肺炎（lobar pneumonia）

病变累及肺下叶，为大叶性肺炎灰色肝样变期。病变肺叶体积增大，质地变实如肝，切面灰白，呈颗粒状（Fig.1.2.6–01）。

2. 小叶性肺炎（lobular pneumonia）

肺组织切面可见散在分布的灰白色病灶，病灶上叶较多，下叶较少。病灶大小不等，直径在 0.5～1.0 cm，相当于小叶范围。部分病灶内可见细支气管断面（Fig.1.2.6–02）。

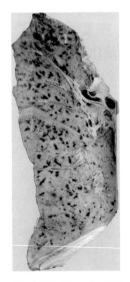 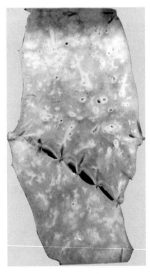

Fig.1.2.6–01　大叶性肺炎 lobar pneumonia　　　　Fig.1.2.6–02　小叶性肺炎 lobular pneumonia

3. 肺气肿（pulmonary emphysema）

病变肺组织体积显著增大，可见扩张的囊泡，组织疏松，边缘钝圆，颜色灰白（Fig.1.2.6-03）。

4. 支气管扩张（bronchiectasis）

肺组织切面可见病变的支气管呈囊状或筒状扩张，扩张的支气管内可见脓性渗出物（Fig.1.2.6-04）。

5. 肺癌（lung cancer）（中央型）

肺门部可见一灰白色肿块，无包膜，支气管壁被瘤组织侵蚀破坏，部分区域肿瘤组织向腔内突出，使管腔狭窄或闭塞（Fig.1.2.6-05）。

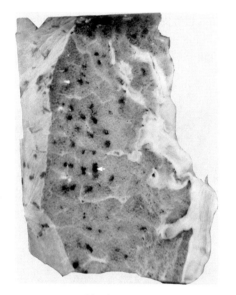
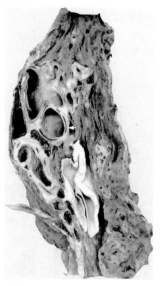
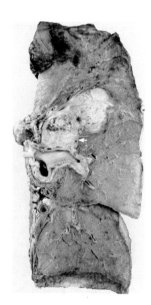

Fig.1.2.6-03　肺气肿pulmonary emphysema
←：扩张的囊泡

Fig.1.2.6-04　支气管扩张
bronchiectasis
←：支气管囊状扩张

Fig.1.2.6-05　肺癌lung
cancer
←：癌变区

（二）病理切片观察

1. 慢性支气管炎（chronic bronchitis）

低倍镜观察：肺组织固有结构尚存，支气管壁充血水肿、炎细胞浸润。固有层内浆液腺发生黏液腺化生，腺体增生肥大，间质有纤维组织增生（Fig.1.2.6-06）。

高倍镜观察：支气管黏膜纤毛柱状上皮变性、坏死、脱落，可见鳞状上皮化生、杯状细胞增生。固有层内黏液腺增生肥大、分泌亢进，血管扩张充血，平滑肌束断裂，管壁各层可见纤维组织增生及大量淋巴细胞、浆细胞浸润（Fig.1.2.6-07）。

2. 大叶性肺炎（lobar pneumonia）

（1）红色肝样变期

低倍镜观察：肺组织固有结构存在，炎症累及切片中所有的肺组织，肺泡壁变厚，肺泡腔内充满炎性渗出物，肺组织发生实变（Fig.1.2.6-08）。

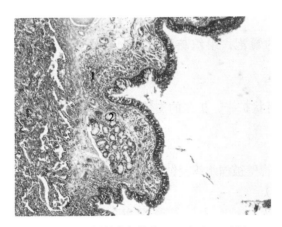

Fig.1.2.6-06　慢性支气管炎 chronic bronchitis low mag.

1. 炎细胞　2. 腺体增生、肥大、黏液腺化生

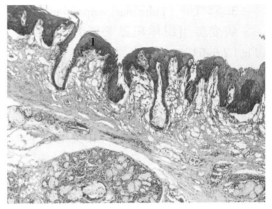

Fig.1.2.6-07　慢性支气管炎 chronic bronchitis high mag.

1. 鳞状上皮化生

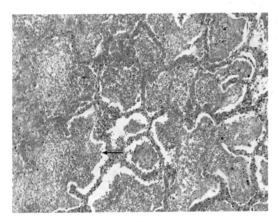

Fig.1.2.6-08　大叶性肺炎 lobar pneumonia low mag.

← 肺泡腔内红细胞

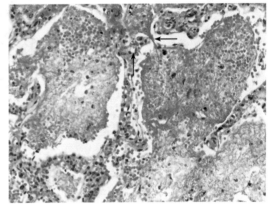

Fig.1.2.6-09　大叶性肺炎 lobar pneumonia high mag.

← 纤维素穿过肺泡间孔　↑肺泡壁毛细血管扩张充血

　　高倍镜观察：切片所示肺组织为大叶性肺炎红色肝样变期，肺泡壁变厚，其内毛细血管扩张充血，肺泡腔内可见大量纤维素和红细胞，可见少量巨噬细胞，部分区域可见纤维素通过肺泡间孔互相连接（Fig.1.2.6-09）。

　　（2）灰色肝样变期

　　低倍镜观察：肺组织固有结构存在，炎症累及切片中所有的肺组织，肺泡壁变窄，其内毛细血管呈贫血状态，肺泡腔内充满炎性渗出物，肺组织发生实变（Fig.1.2.6-10）。

　　高倍镜观察：切片所示肺组织为大叶性肺炎灰色肝样变期，肺泡壁受压变窄，肺泡腔内可见大量纤维素和中性粒细胞，部分中性粒细胞变性坏死，可见少量巨噬细胞，部分区域可见纤维素通过肺泡间孔互相连接（Fig.1.2.6-11）。

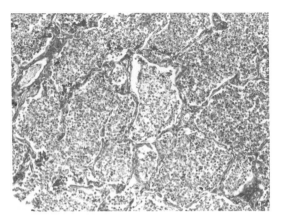

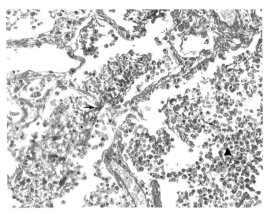

Fig.1.2.6–10　大叶性肺炎 lobar pneumonia　low mag.

Fig.1.2.6–11　大叶性肺炎 lobar pneumonia high mag.

→ 纤维素穿过肺泡间孔　▲ 大量中性粒细胞渗出

3. 小叶性肺炎（lobular pneumonia）

肉眼观察：病变组织切片呈正方形，大部分区域质地疏松，染色浅，少部分区域染色深，散在，发生实变。

低倍镜观察：肺组织结构大致正常，其内可见散在分布的、以细支气管为中心的小的实变区（Fig.1.2.6–12）。

高倍镜观察：病灶中心可见细支气管，黏膜上皮部分坏死脱落，管腔内充满大量的中性粒细胞和坏死脱落的黏膜上皮，支气管壁血管扩张充血，中性粒细胞浸润。周围肺泡壁毛细血管扩张充血，肺泡腔内可见浆液渗出及数量不等的中性粒细胞浸润。

4. 间质性肺炎（interstitial pneumonia）

低倍镜观察：病变主要累及肺间质，肺泡壁明显增厚，肺泡腔明显变小（Fig.1.2.6–13）。

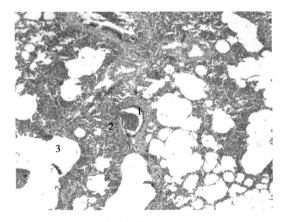

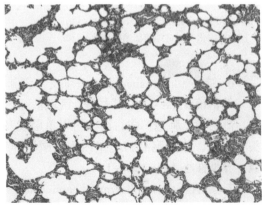

Fig.1.2.6–12　小叶性肺炎 lobular pneumonia low mag.

1. 细支气管　2. 肺泡腔内中性粒细胞　3. 代偿性扩张的肺泡

Fig.1.2.6–13　间质性肺炎 interstitial pneumonia low mag.

高倍镜观察：肺间质血管扩张充血，有较多淋巴细胞、单核细胞浸润，肺泡壁明显增厚，肺泡腔变小，腔内无渗出物（Fig.1.2.6-14）。

5. 硅肺（silicosis）

低倍镜观察：肺组织内可见多个硅结节，呈弥漫性肺间质纤维化。硅结节由呈漩涡状排列的胶原纤维组成，结节中央发生玻璃样变性，为玻璃样结节（Fig.1.2.6-15）。

高倍镜观察：硅结节中央玻璃样变性，周边可见同心圆状排列的成纤维细胞、纤维细胞、胶原纤维及巨噬细胞，部分区域可见黑色粉尘颗粒沉着（Fig.1.2.6-16）。

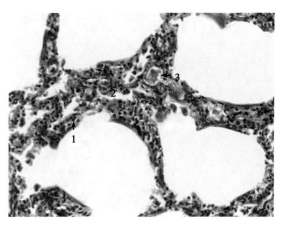

Fig.1.2.6-14　间质性肺炎 interstitial pneumonia high mag.
1. 淋巴细胞浸润　2. 肺泡间隔增宽　3. 血管扩张

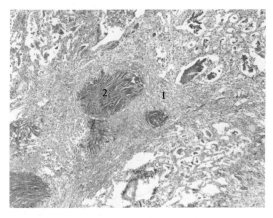

Fig.1.2.6-15　硅肺 silicosis　low mag.
1. 间质纤维化　2. 硅结节玻璃样变性

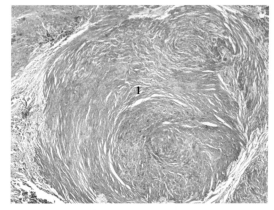

Fig.1.2.6-16　硅肺 silicosis　high mag.
1. 硅结节玻璃样变性

6. 肺癌（lung cancer）——细支气管肺泡癌（bronchioloalveolar carcinoma）

低倍镜观察：肺组织大部分区域被腺管样结构取代（Fig.1.2.6-17）。

高倍镜：肺泡扩张，内壁衬以单层或多层柱状癌细胞，形成腺样结构。部分区域呈乳头状突起，癌细胞沿肺泡壁内侧呈鳞屑样生长，肺泡间隔保存完整。癌细胞大小形状相似，异型性小（Fig.1.2.6-18）。

7. 鼻咽癌（nasopharyngeal carcinoma）——淋巴结内转移癌

低倍镜观察：淋巴结内可见多个转移的癌灶，癌组织呈巢状，间质内有淋巴细胞浸润（Fig.1.2.6-19）。

高倍镜观察：癌细胞分界不清，核大呈圆形或卵圆形，染色质少，呈空泡状，核仁明显，可见 1~2 个核仁（Fig.1.2.6-20）。

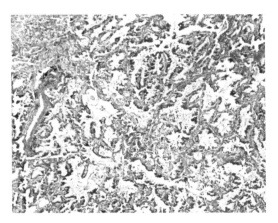

Fig.1.2.6–17 细支气管肺泡癌bronchioloalveolar carcinoma low mag.

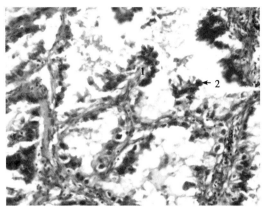

Fig.1.2.6–18 细支气管肺泡癌bronchioloalveolar carcinoma high mag.
1. 乳头状突起 2. 癌细胞

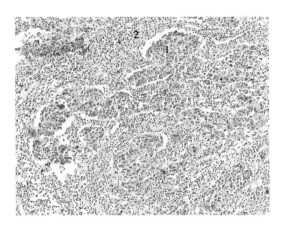

Fig.1.2.6–19 鼻咽癌nasopharyngeal carcinoma low mag.
1. 癌巢 2. 淋巴组织

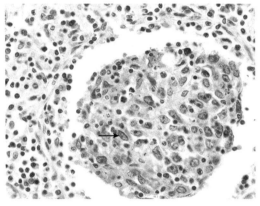

Fig.1.2.6–20 鼻咽癌nasopharyngeal carcinoma high mag.
→ 癌细胞核仁明显，空泡状

思考题

1. 简述慢性支气管炎、肺气肿与慢性肺源性心脏病之间的发生发展关系。
2. 试述大叶性肺炎红色肝样变期和灰色肝样变期的主要临床表现及其病理学基础。
3. 列表区分大叶性肺炎、小叶性肺炎及间质性肺炎。
4. 简述硅肺的病理变化。
5. 简述肺癌的大体类型与组织学类型。

（苗 芳）

实验七　消化系统疾病
Diseases of Digestive System

一、实验目的

1. 掌握消化性溃疡的好发部位、病理变化、临床病理联系及并发症。
2. 掌握病毒性肝炎的基本病理变化，熟悉各类型肝炎的病变特点及转归。
3. 掌握门脉性肝硬化的概念、病变特点和临床病理联系，熟悉其病因。
4. 熟悉慢性萎缩性胃炎和慢性浅表性胃炎的病变特点。
5. 熟悉消化道肿瘤的形态学特点，了解其组织学类型及临床病理联系。

二、实验内容

大体标本	病理切片
胃溃疡	慢性浅表性胃炎
门脉性肝硬化	慢性萎缩性胃炎
胆汁性肝硬化	急性蜂窝织炎性阑尾炎
急性蜂窝织炎性阑尾炎	消化性溃疡
食管下段静脉曲张	急性肝炎
胃溃疡（溃疡底有破裂的血管）	慢性重型肝炎
食管鳞状细胞癌	急性重型肝炎
胃溃疡癌变	亚急性重型肝炎
胃腺癌	门脉性肝硬化
胃乳头状腺瘤恶性变	肝细胞癌
回盲部腺癌	肝癌伴肝硬化
原发性肝癌	胃腺癌
	胃癌肝转移
	肠腺癌

（一）大体标本观察

1. 胃溃疡（gastric ulcer）

标本为纵切面，溃疡较深，底部干净平坦，深达浆膜层；溃疡近似斜漏斗状，切面一端呈潜掘状（贲门端），另一端呈阶梯状（幽门端）（Fig.1.2.7-01）。请考虑其形成原因。

2. 门脉性肝硬化（portal cirrhosis）

肝体积变小，质量减轻，质地变硬；表面和切面见弥漫的小结节，大小较一致，直径＜0.5 cm，一般不超过 1 cm，结节颜色灰白；结节周围由较窄的、宽窄比较一致的、灰白色的纤维结缔组织包绕（Fig.1.2.7-02）。

3. 胆汁性肝硬化（biliary cirrhosis）

肝体积增大，表面光滑，切面呈细颗粒状，无明显结节；表面及切面常被胆汁染成深绿色或绿褐色；结节间纤维间隔较窄（Fig.1.2.7-03）。

4. 急性蜂窝织炎性阑尾炎（acute phlegmonous appendicitis）

阑尾肿胀、增粗，浆膜面高度充血，表面有黄色脓性渗出物（见 Fig.1.2.3-02）。

5. 食管下段静脉曲张（esophagogastric varices）

食管下段黏膜可见蓝紫色的曲张静脉，呈蚯蚓或蛇形状，略隆起于黏膜面（Fig.1.2.7-04）。

6. 胃溃疡（溃疡底有破裂的血管）（a ruptured blood vessel in the bottom of a gastric ulcer）

胃壁可见单发溃疡，椭圆形；边缘整齐，状如刀切，溃疡较深，底部干净而平坦，深达肌层；溃疡周围黏膜皱襞呈放射状向溃疡中心集中；溃疡底部见一破裂的血管断面（Fig.1.2.7-05）。

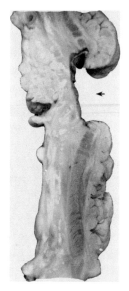

Fig.1.2.7-01 胃溃疡纵切面 longitudinal section of gastric ulcer
←：溃疡

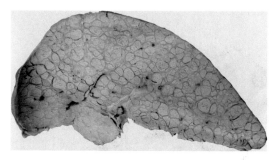

Fig.1.2.7-02 门脉性肝硬化 portal cirrhosis

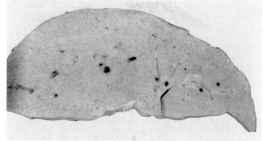

Fig.1.2.7-03 胆汁性肝硬化 biliary cirrhosis

7. 食管鳞状细胞癌（esophageal squamous cell carcinoma）

癌组织呈浸润性生长，食管壁增厚、管腔变小，边缘稍隆起，灰白色，质地较硬（Fig.1.2.7-06）。

8. 胃溃疡癌变（gastric ulcer with malignant change）

胃小弯近幽门处黏膜见一类圆形的大溃疡（直径＞2 cm）；溃疡边缘不规则隆起，似火山口状，底部凹凸不平，有出血及坏死，污秽；癌组织切面呈灰白色（Fig.1.2.7-07）。

9. 胃腺癌（gastric adenocarcinoma）

胃黏膜面见一外生性肿物，突出于胃腔，表面高低不平，有溃疡和坏死（Fig.1.2.7-08）。

10. 胃乳头状腺瘤恶性变（the malignant transformation of gastric papillary adenoma）

肿瘤呈乳头状突入胃腔，组织松脆粗糙，常有坏死和出血，切面呈灰白色，周围黏膜因肿瘤组织浸润而粗糙、增厚（Fig.1.2.7-09）。

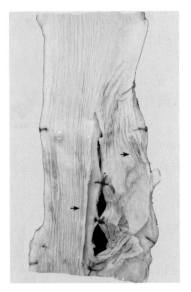

Fig.1.2.7-04　食管下段静脉曲
张 esophagogastric varices
→: 曲张的静脉丛

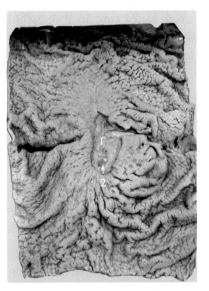

Fig.1.2.7-05　胃溃疡（溃疡底有破
裂的血管）a ruptured blood vessel
in the bottom of a gastric ulcer
1. 溃疡　2. 破裂的血管

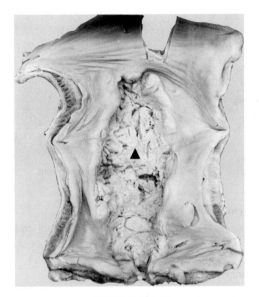

Fig.1.2.7-06　食管鳞状细胞癌 esophageal
squamous cell carcinoma
▲: 癌组织

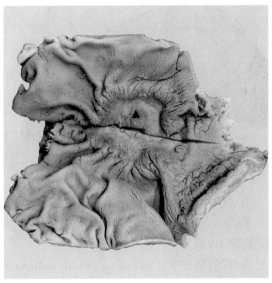

Fig.1.2.7-07　胃溃疡癌变 gastric ulcer with malignant
change
▲: 溃疡癌变区

11. 回盲部腺癌（ileocecal adenocarcinoma）

肿瘤呈巨大溃疡状，边缘不规则，呈火山口状，底部凹凸不平，导致肠腔变窄
（Fig.1.2.7-10）。

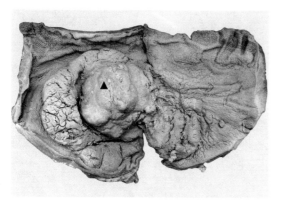

Fig.1.2.7–08　胃腺癌 gastric adenocarcinoma
▲：癌组织

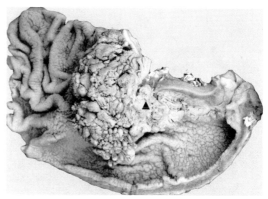

Fig.1.2.7–09　胃乳头状腺瘤恶性变 the malignant transformation of gastric papillary adenoma
▲：乳头状瘤恶变区

12. 原发性肝癌（primary carcinoma of liver）

此病例为肝细胞癌巨块型。肝明显增大，肿瘤为一圆形实体巨块，色灰白，位于肝右叶；肿瘤质地软、脆，较粗糙，中心部有出血坏死。癌组织几乎占据肝右叶全部，肿瘤周围组织呈肝硬化表现，在大的肿瘤周边常有散在小的卫星病灶（Fig.1.2.7–11）。

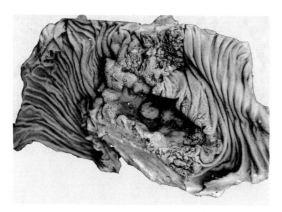

Fig.1.2.7–10　回盲部腺癌 ileocecal adenocarcinoma

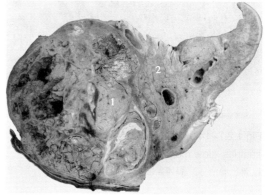

Fig.1.2.7–11　原发性肝癌 primary carcinoma of liver
1. 肝癌区　2. 肝硬化区

（二）病理切片观察

1. 慢性浅表性胃炎（chronic superficial gastritis）

低倍镜观察：胃底黏膜层的3层结构清晰可见，黏膜表浅1/3炎性充血，炎细胞浸润，部分黏膜上皮坏死、脱落（Fig.1.2.7–12）。

高倍镜观察：黏膜层上1/3结缔组织内淋巴细胞和浆细胞浸润（Fig.1.2.7–13）。

2. 慢性萎缩性胃炎（chronic atrophic gastritis）

低倍镜观察：胃黏膜萎缩变薄，黏膜固有腺减少甚至消失（超过2/3）（Fig.1.2.7–14）。

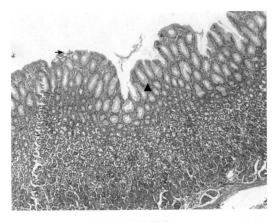

Fig.1.2.7-12 慢性浅表性胃炎chronic superficial gastritis low mag.

→：黏膜坏死脱落 ▲：黏膜表浅1/3有炎细胞浸润

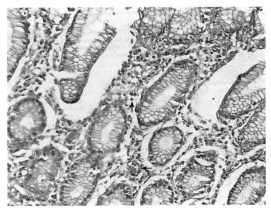

Fig.1.2.7-13 慢性浅表性胃炎chronic superficial gastritis high mag.

←：血管扩张 ↑：炎细胞浸润

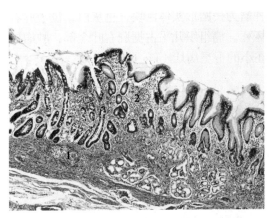

Fig.1.2.7-14 慢性萎缩性胃炎chronic atrophic gastritis low mag.

1. 淋巴滤泡 2. 腺体萎缩

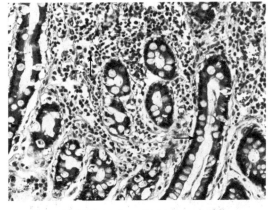

Fig.1.2.7-15 慢性萎缩性胃炎chronic atrophic gastritis high mag.

→：杯状细胞 ↑：炎细胞浸润

高倍镜观察：黏膜可见肠上皮化生，固有层有不同程度的淋巴细胞、浆细胞浸润，有淋巴滤泡形成（Fig.1.2.7-15）。

3. 急性蜂窝织炎性阑尾炎（acute phlegmonous appendicitis）

低倍镜观察：阑尾各层均可见中性粒细胞浸润，阑尾黏膜上皮部分坏死脱落，形成缺损；阑尾腔内可见变性、坏死的中性粒细胞，浆液渗出和坏死脱落的黏膜上皮（Fig.1.2.7-16）。

高倍镜观察：阑尾各层血管充血、间质水肿，可见大量中性粒细胞弥漫性浸润（Fig.1.2.7-17）。

4. 消化性溃疡（peptic ulcer）

低倍镜观察：消化道黏膜有一凹陷缺损病灶，肌层断裂，为慢性溃疡。溃疡底部自上而下大致可分为渗出层、坏死层、肉芽组织层和瘢痕组织层。两侧可见消化道管壁组织各

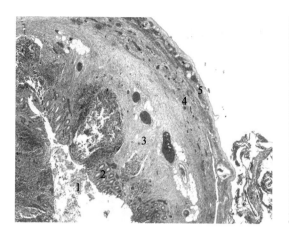

Fig.1.2.7-16　急性蜂窝织炎性阑尾炎 acute phlegmonous appendicitis　low mag.

1. 渗出物　2. 黏膜　3. 黏膜下层　4. 肌层　5. 浆膜层

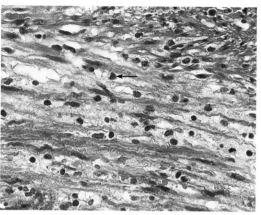

Fig.1.2.7-17　急性蜂窝织炎性阑尾炎 acute phlegmonous appendicitis　high mag.

←：中性粒细胞

层结构（Fig.1.2.7-18）。

　　高倍镜观察：溃疡底部从上到下可见4层结构。渗出层：白细胞和纤维素渗出；坏死层；肉芽组织层；瘢痕组织层：可发生玻璃样变性，溃疡底部偶见增生性小动脉内膜炎及神经纤维变性（Fig.1.2.7-19，Fig.1.2.7-20）。

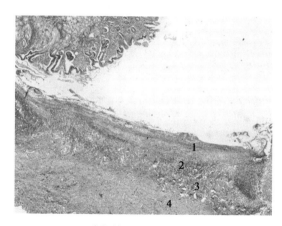

Fig.1.2.7-18　消化性溃疡 peptic ulcer　low mag.

1. 渗出层　2. 坏死层　3. 肉芽组织层　4. 瘢痕组织层

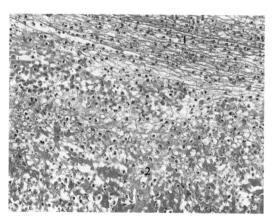

Fig.1.2.7-19　消化性溃疡 peptic ulcer　high mag.

1. 渗出层　2. 坏死层

5. 急性肝炎（acute hepatitis）

　　低倍镜观察：肝小叶排列紧密，肝细胞索紊乱，肝细胞广泛水样变性，肝窦受压变窄（Fig.1.2.7-21）。

　　高倍镜观察：肝细胞广泛水肿，表现为细胞质疏松化和气球样变性；偶见点状坏死灶和嗜酸性小体，坏死区和门管区有淋巴细胞浸润（Fig.1.2.7-22）。

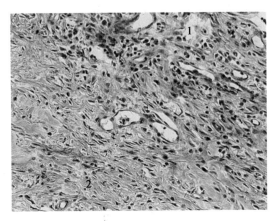

Fig.1.2.7–20　消化性溃疡 peptic ulcer　high mag.
1. 肉芽组织层　2. 瘢痕组织层

Fig.1.2.7–21　急性肝炎 acute hepatitis　low mag.
1. 中央静脉　2. 汇管区

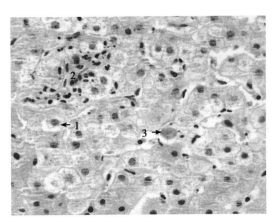

Fig.1.2.7–22　急性肝炎 acute hepatitis　high mag.
1. 气球样变性　2. 点状坏死伴炎细胞浸润　3. 嗜酸性小体

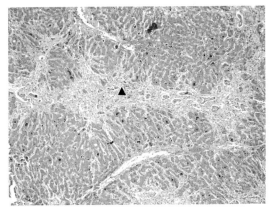

Fig.1.2.7–23　慢性重型肝炎 chronic severe hepatitis　low mag.
▲：桥接坏死

　　6. 慢性重型肝炎（chronic severe hepatitis）
　　低倍镜观察：肝结构部分破坏，可见大量纤维组织增生（Fig.1.2.7–23）。
　　高倍镜观察：肝细胞坏死明显，可见碎片状坏死及桥接坏死，纤维组织增生，小胆管增生，淋巴细胞浸润。部分区域有明显的胆汁淤积现象。
　　7. 急性重型肝炎（acute severe hepatitis）
　　低倍镜观察：肝细胞大片坏死，几乎不见残存肝细胞。只残留部分肝索，肝窦扩张充血及出血，汇管区有大量淋巴细胞浸润（Fig.1.2.7–24）。
　　高倍镜观察：肝细胞大片坏死，中央静脉、肝血窦明显扩张充血，小叶周边可见少量残存变性的肝细胞。Kupffer 细胞增生、肥大。肝小叶及汇管区炎细胞（淋巴细胞、巨噬细胞）浸润。

8. 亚急性重型肝炎（subacute severe hepatitis）

低倍镜观察：肝细胞大片坏死，又有肝细胞结节状再生，纤维组织增生。再生的肝细胞呈不规则结节状。汇管区及坏死区有明显炎细胞浸润。小叶周边小胆管增生。

高倍镜观察：既有肝细胞大片坏死，又有结节状肝细胞再生。肝小叶内外均有明显的炎细胞浸润，主要为淋巴细胞和单核细胞。肝小叶周边有小胆管增生，较陈旧的病变区有明显的结缔组织增生。

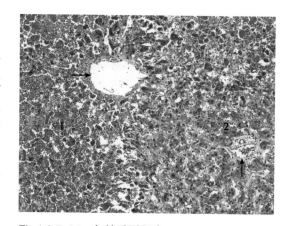

Fig.1.2.7-24　急性重型肝炎acute severe hepatitis low mag.
1. 肝细胞坏死、崩解，肝索解离　2. 残留的肝细胞
→：中央静脉　↑：汇管区

9. 门脉性肝硬化（portal cirrhosis）

低倍镜观察：肝正常结构消失，可见大小不等的圆形、椭圆形肝细胞团（假小叶），假小叶周围为较窄的纤维间隔（Fig.1.2.7-25）。

高倍镜观察：假小叶外有纤维组织包绕；假小叶内肝细胞索排列紊乱，失去正常肝小叶的放射状排列；小叶内中央静脉多个、偏位或缺如；部分假小叶内可见门管区结构；肝细胞可见水肿等改变。小叶间有较多纤维组织，其中有淋巴细胞、单核细胞浸润及增生的小胆管，并可见无管腔的假胆管（Fig.1.2.7-26）。

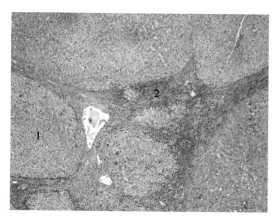

Fig.1.2.7-25　门脉性肝硬化portal cirrhosis low mag.
1. 假小叶　2. 假小叶间的纤维间隔

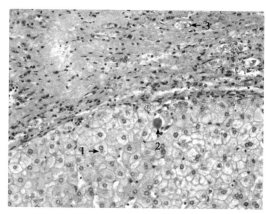

Fig.1.2.7-26　门脉性肝硬化portal cirrhosis high mag.
1. 水肿的肝细胞　2. 嗜酸性小体　3. 增生的小胆管及假胆管

10. 肝细胞癌（hepatocellular carcinoma）

低倍镜观察：镜下见癌组织呈巢状，似肝细胞索，癌巢之间可见较大裂隙，为血窦。

部分癌细胞已坏死，部分癌细胞脂肪样变性（Fig.1.2.7-27）。

高倍镜观察：癌细胞团块呈小梁状条索样排列，分化好的癌细胞类似肝细胞，染色较深，细胞异型性小。部分癌细胞胞质红染，部分癌细胞胞质透明。分化差的癌细胞异型性明显（Fig.1.2.7-28）。

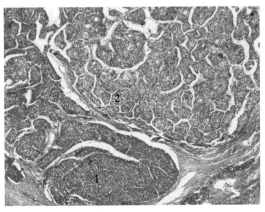

Fig.1.2.7-27 肝细胞癌 hepatocellular carcinoma low mag.

1. 癌巢 2. 透明癌细胞团

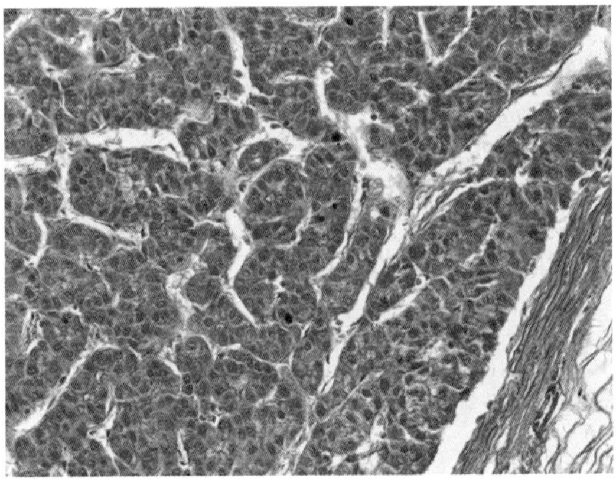

11. 肝癌伴肝硬化（liver cancer with cirrhosis）

低倍镜观察：肝硬化区由增生的纤维组织重新分割包绕肝细胞形成假小叶。癌变区正常肝的小叶结构消失，实质、间质分界清楚，可见较多坏死区（Fig.1.2.7-29）。

高倍镜观察：肝硬化区可见肝正常结构破坏，有假小叶形成；癌变区存在组织结构和细胞形态的异型性，深染的癌细胞可见病理性核分裂象（Fig.1.2.7-30）。

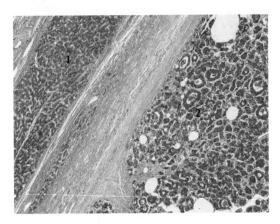

Fig.1.2.7-29 肝癌伴肝硬化 liver cancer with cirrhosis low mag.

1. 肝硬化区 2. 癌变区

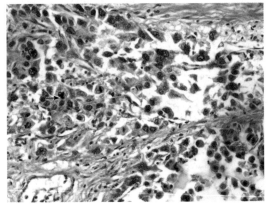

Fig.1.2.7-28 肝细胞癌 hepatocellular carcinoma high mag.

Fig.1.2.7-30 肝癌伴肝硬化 liver cancer with cirrhosis high mag.

→：病理性核分裂象

12. 胃腺癌（gastric adenocarcinoma）

低倍镜观察：胃黏膜可见深染的腺癌组织（癌巢），相邻腺体有共壁、背靠背现象。腺癌组织由大小不等、形状不规则的腺样组织组成；癌细胞层次增多，结构紊乱，腺体大小、形态不一（Fig.1.2.7-31）。

高倍镜观察：癌细胞呈明显异型性，细胞核深染，可见病理性核分裂象。此切片为高分化管状腺癌（Fig.1.2.7-32）。

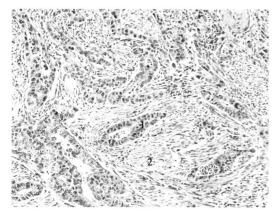

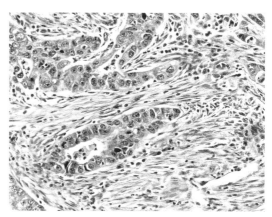

Fig.1.2.7-31 胃腺癌 gastric adenocarcinoma low mag.

1. 癌巢 2. 间质

Fig.1.2.7-32 胃腺癌 gastric adenocarcinoma high mag.

13. 胃癌肝转移（gastric cancer with liver metastasis）

低倍镜观察：切片周边可见少量相对正常的肝组织，部分区域肝组织正常结构消失，其内出现多个腺样结构（管状腺癌），并见大片坏死组织（Fig.1.2.7-33）。

高倍镜观察：癌变区的组织结构和细胞形态都有明显的异型性，可见大量病理性核分裂象，部分区域癌组织坏死（Fig.1.2.7-34）。

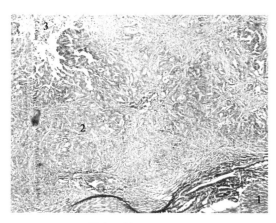

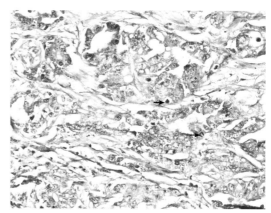

Fig.1.2.7-33 胃癌肝转移 gastric cancer with liver metastasis low mag.

1. 相对正常的肝组织 2. 癌巢 3. 坏死的癌组织

Fig.1.2.7-34 胃癌肝转移 gastric cancer with liver metastasis high mag.

→：病理性核分裂象

14. 肠腺癌（adenoma of intestine）

低倍镜观察：切片左上方为残留的正常肠道腺体组织，右下方为大小、形态不一的增生癌性腺体，排列不规则，部分腺腔内有分泌物，腺体间有少量肿瘤间质（Fig.1.2.7-35）。

高倍镜观察：癌细胞稍大于正常组织，核大、深染，核/质比例增高，大部分形成腺腔样结构，腺上皮可见多层次排列（Fig.1.2.7-36）。

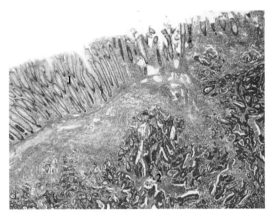
Fig.1.2.7-35 肠腺癌adenoma of intestine low mag.
1. 正常肠道腺体 2. 肠腺癌

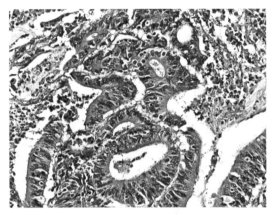
Fig.1.2.7-36 肠腺癌adenoma of intestine high mag.

思考题

1. 简述慢性胃溃疡的病理变化及其并发症。
2. 简述慢性胃溃疡与癌性溃疡的鉴别点是什么。
3. 简述病毒性肝炎的基本病理变化。
4. 简述急性重型肝炎和亚急性重型肝炎大体和镜下的变化有何不同。
5. 门脉性肝硬化的病理变化与临床是怎样联系的？如何在形态学上区别门脉性肝硬化与坏死后性肝硬化？

（刘钦来）

实验八 泌尿系统疾病
Diseases of Urinary System

一、实验目的

1. 掌握急性弥漫增生性肾小球肾炎、急进性肾小球肾炎和慢性肾小球肾炎的肉眼和光镜下病变特点。

2. 熟悉肾盂肾炎光镜下病变特点。

3. 了解泌尿系统肿瘤常见类型的病变特点。

二、实验内容

大体标本	病理切片
急性弥漫增生性肾小球肾炎	急性弥漫增生性肾小球肾炎
慢性肾小球肾炎	急进性肾小球肾炎
急性肾盂肾炎	慢性肾小球肾炎
肾细胞癌	急性肾盂肾炎
肾母细胞瘤	慢性肾盂肾炎
膀胱尿路上皮乳头状癌	肾透明细胞癌
	高级别尿路上皮乳头状癌

（一）大体标本观察

1. 急性弥漫增生性肾小球肾炎（acute diffuse proliferative glomerulonephritis）

肾体积增大，被膜紧张。新鲜标本表面充血，有的肾表面有散在出血点，故称为"大红肾"或"蚤咬肾"。切面皮质增厚，皮、髓质分界清楚（Fig.1.2.8-01）。

2. 慢性肾小球肾炎（chronic glomerulonephritis）

肾体积缩小，质地变硬，表面呈细颗粒状。切面皮、髓质变薄，分界不清，肾盂周围脂肪组织增生（Fig.1.2.8-02）。

3. 急性肾盂肾炎（acute pyelonephritis）

肾体积增大，新鲜标本表面充血，表面可见散在的小脓肿。切面髓质内见黄色条纹向皮质延伸。肾盂黏膜充血，表面有脓性渗出物（Fig.1.2.8-03）。

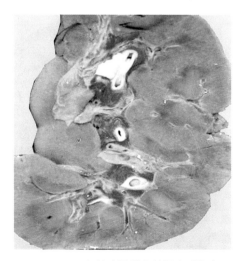

Fig.1.2.8-01　急性弥漫增生性肾小球肾炎 acute diffuse proliferative glomerulonephritis

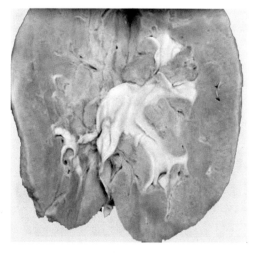

Fig.1.2.8-02　慢性肾小球肾炎 chronic glo-merulonephritis

4. 肾细胞癌（renal cell carcinoma）

肾下极可见一直径8 cm的圆形肿块，界限清楚，有假包膜形成。新鲜标本切面呈多彩状，可见多个小囊腔（Fig.1.2.8-04）。

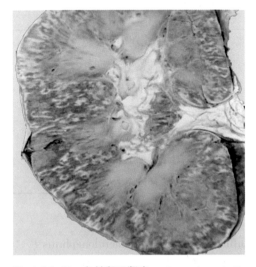

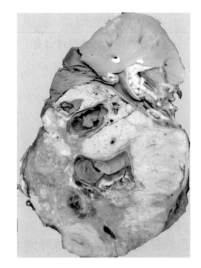

Fig.1.2.8-03　急性肾盂肾炎acute pyelonephritis

Fig.1.2.8-04　肾细胞癌renal cell carcinoma

5. 肾母细胞瘤（nephroblastoma）

肾体积增大，肾下极可见一肿块，圆形，有假包膜。切面呈鱼肉状，局部囊性变（Fig.1.2.8-05）。

6. 膀胱尿路上皮乳头状癌（papillary urothelial carcinoma of the bladder）

膀胱黏膜表面见一乳头状肿物，灰白色，底部与膀胱壁相连（Fig.1.2.8-06）。

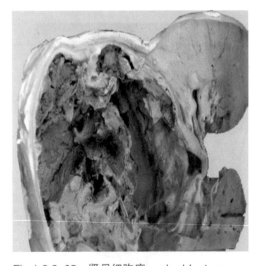

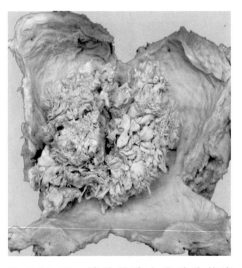

Fig.1.2.8-05　肾母细胞瘤nephroblastoma

Fig.1.2.8-06　膀胱尿路上皮乳头状癌 papillary urothelial carcinoma of the bladder

（二）病理切片观察

1. 急性弥漫增生性肾小球肾炎（acute diffuse proliferative glomerulonephritis）

低倍镜观察：肾小球、肾小管排列拥挤，肾小球体积弥漫性增大，球内毛细血管<u>丛</u>细胞数增多。肾间质炎性充血、炎细胞浸润（Fig.1.2.8–07）。

高倍镜观察：肾小球体积增大，呈贫血状，肾小球毛细血管内皮细胞和系膜细胞增生明显，血管腔变狭窄或关闭，毛细血管间可见渗出的中性粒细胞。近曲小管上皮轻度水肿，部分肾小管腔内可见红细胞、蛋白性渗出液及管型。肾间质充血、水肿，中性粒细胞浸润（Fig.1.2.8–08）。

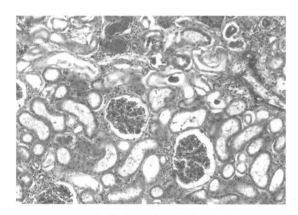

Fig.1.2.8–07 急性弥漫增生性肾小球肾炎acute diffuse proliferative glomerulonephritis low mag.

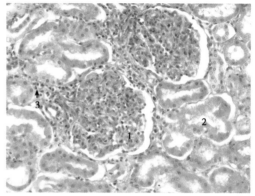

Fig.1.2.8–08 急性弥漫增生性肾小球肾炎acute diffuse proliferative glomerulonephritis high mag.
1. 肾小球体积增大，细胞数增多 2. 近曲小管水肿
3. 肾间质内中性粒细胞浸润

2. 急进性肾小球肾炎（rapidly progressive glomerulonephritis）

低倍镜观察：肾小球、肾小管排列较松散，肾间质明显增多。多数肾小球囊腔内有新月体形成。

高倍镜观察：肾小球球囊腔壁层上皮细胞增生，形成新月体或环状体，球囊腔狭窄，肾小球毛细血管<u>丛</u>萎缩或坏死，毛细血管丛数量明显减少。部分肾小管上皮细胞变性、萎缩或消失。肾间质水肿，纤维组织增生，少量中性粒细胞浸润（Fig.1.2.8–09）。

3. 慢性肾小球肾炎（chronic glomerulonephritis）

低倍镜观察：肾小球、肾小管数目明显减少。部分肾小球纤维化、玻璃样变性，

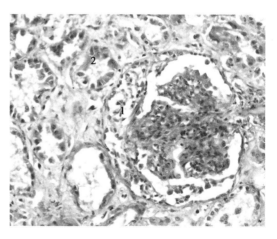

Fig.1.2.8–09 急进性肾小球肾炎rapidly progressive glomerulonephritis high mag.
1. 新月体 2. 肾小管上皮细胞变性、坏死

肾小管萎缩或消失，病变肾小球出现集中现象。部分肾小球代偿性肥大，周围肾小管扩张。肾间质结缔组织增生，炎细胞浸润（Fig.1.2.8–10）。

高倍镜观察：病变肾小球萎缩，纤维化或玻璃样变性，周围肾小管萎缩、纤维化或消失。病变较轻的肾小球出现代偿性肥大，相应肾小管扩张，管腔内可见蛋白管型等。肾间质大量纤维结缔组织增生，淋巴细胞浸润，细小动脉玻璃样变性和内膜增厚，管腔狭窄（Fig.1.2.8–11）。

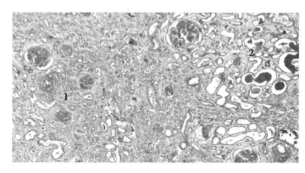

Fig.1.2.8–10　慢性肾小球肾炎chronic glomerulonephritis low mag.

1. 病变区　2. 代偿区

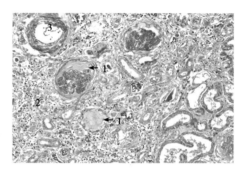

Fig.1.2.8–11　慢性肾小球肾炎chronic glomerulonephritis　high mag.

1. 玻璃样变性的肾小球　2. 肾小管萎缩、纤维化，淋巴细胞浸润　3. 血管壁增厚

4. 急性肾盂肾炎（acute pyelonephritis）

低倍镜观察：病变呈灶状分布，可见多发性脓肿形成，肾间质炎性充血，炎细胞浸润（Fig.1.2.8–12）。

高倍镜观察：脓肿区肾小球和肾小管坏死，其内可见变性、坏死的中性粒细胞浸润及蓝染的细菌菌落。部分肾小管上皮细胞变性、坏死，有的管腔内白细胞管型形成（Fig.1.2.8–13）。肾间质充血，大量中性粒细胞浸润。

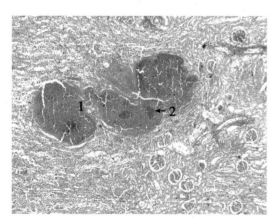

Fig.1.2.8–12　急性肾盂肾炎acute pyelonephritis low mag.

1. 肾脓肿形成　2. 细菌菌落

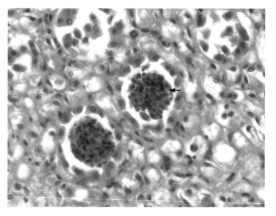

Fig.1.2.8–13　急性肾盂肾炎acute pyelonephritis high mag.

←：白细胞管型

5. 慢性肾盂肾炎（chronic pyelonephritis）

低倍镜观察：肾小管数量明显减少，部分肾小球出现球周纤维化、玻璃样变性，肾间质大量纤维结缔组织增生，炎细胞浸润（Fig.1.2.8-14）。

高倍镜观察：肾小球受损较轻，部分肾小球出现球周纤维化、玻璃样变性，周围肾小管大部分破坏、消失，由增生的纤维结缔组织取代，少数肾小管扩张，腔内有均质红染的胶样管型。肾间质可见大量纤维结缔组织增生，伴有淋巴细胞、浆细胞浸润（Fig.1.2.8-15）。

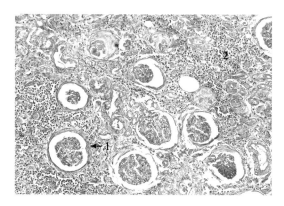

Fig.1.2.8-14 慢性肾盂肾炎 chronic pyelonephritis low mag.

1. 肾小球球周纤维化 2. 肾小管破坏、消失、淋巴细胞浸润

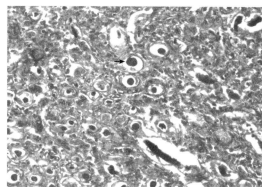

Fig.1.2.8-15 慢性肾盂肾炎 chronic pyelonephritis high mag.

→：胶样管型

6. 肾透明细胞癌（renal clear cell carcinoma）

低倍镜观察：癌组织呈实性条索状、团块状分布，间质少，血管较丰富。

高倍镜观察：癌细胞体积较大，圆形或多边形，轮廓清楚，细胞质丰富，透明状，细胞核小，深染，居中或偏于胞体一侧。间质少，具有丰富的毛细血管和血窦（Fig.1.2.8-16）。

7. 高级别尿路上皮乳头状癌（high-grade papillary urothelial carcinoma）

低倍镜观察：癌组织部分呈乳头状排列，上皮层次增多，极性消失，部分呈实性排列（Fig.1.2.8-17）。

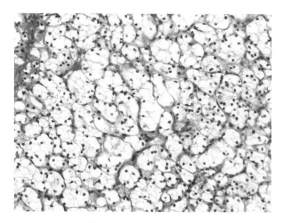

Fig.1.2.8-16 肾透明细胞癌 renal clear cell carcinoma high mag.

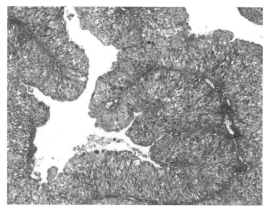

Fig.1.2.8-17 高级别尿路上皮乳头状癌 high-grade papillary urothelial carcinoma low mag.

高倍镜观察：呈乳头状排列的癌细胞层次明显增多，结构紊乱，细胞异型性明显，核分裂象多见。部分区域乳头融合成实性癌团，浸润间质。

思考题

1. 简述急性弥漫增生性肾小球肾炎的病变特点。
2. 新月体的组成成分包括什么？
3. 慢性肾小球肾炎与慢性肾盂肾炎有何区别？
4. 慢性肾小球肾炎表面的细小颗粒是如何形成的？

（杨雷英）

实验九　生殖系统和乳腺疾病
Diseases of Genital System and Breast

一、实验目的

1. 掌握子宫颈癌、葡萄胎、绒毛膜癌、乳腺癌的病理形态特点。
2. 掌握生殖系统疾病的临床病理联系。
3. 熟悉子宫内膜异位、子宫内膜增生的病理变化。
4. 了解生殖系统肿瘤的扩散和转移。
5. 了解常见卵巢肿瘤的肉眼形态特征。

二、实验内容

大体标本	病理切片
子宫颈癌	子宫平滑肌瘤
子宫平滑肌瘤	子宫颈癌
子宫内膜腺癌	子宫内膜增生
葡萄胎	子宫腺肌病
绒毛膜癌	子宫内膜腺癌
卵巢黏液性囊腺瘤	葡萄胎
卵巢囊性畸胎瘤	绒毛膜癌
乳腺纤维腺瘤	乳腺癌
乳腺癌	卵巢浆液性囊腺瘤
	卵巢黏液性囊腺瘤

（一）大体标本观察

1. 子宫颈癌（cervical carcinoma）

宫颈外口不规则增厚，质硬。切面观癌组织呈灰白色，向宫颈管肌壁内浸润性生长，表面形成溃疡（Fig.1.2.9-01）。

2. 子宫平滑肌瘤（leiomyoma of uterus）

子宫切面可见多个圆形肿物，位于黏膜下、肌壁间和浆膜下，与周围组织界限清楚，呈灰白色或粉红色，肌纤维纵横交错呈编织状（见Fig.1.2.4-11）。

3. 子宫内膜腺癌（endometrial adeno-carcinoma）

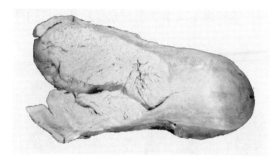

Fig.1.2.9-01　子宫颈癌 cervical carcinoma

子宫体增大，宫腔内由癌组织填充，子宫内膜弥漫性增厚，表面粗糙不平，肿瘤表面伴有出血坏死，切面可见癌组织不同程度地浸润子宫肌层（Fig.1.2.9-02）。

4. 葡萄胎（hydatidiform mole）

子宫体积明显增大，宫腔内充满成串的透明或半透明水泡状物，大小不一，直径为 0.1～1.0 cm，水泡有细蒂相连，状似葡萄。病变局限于子宫腔内，不侵入子宫肌层（Fig.1.2.9-03）。

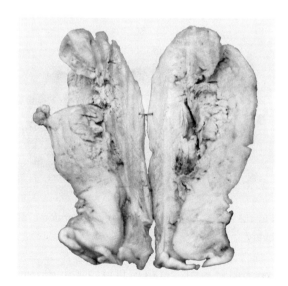

Fig.1.2.9-02　子宫内膜腺癌 endometrial adenocarcinoma

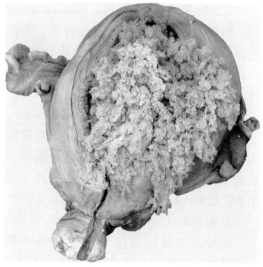

Fig.1.2.9-03　葡萄胎 hydatidiform mole

5. 绒毛膜癌（choriocarcinoma）

子宫体积增大，癌组织位于子宫底部，呈结节状凸入宫腔内，暗紫红色，质地较脆，侵入子宫肌层（Fig.1.2.9-04）。

6. 卵巢黏液性囊腺瘤（mucinous cystadenoma of ovary）

肿瘤为囊性，表面光滑，有完整包膜。切面可见肿物由大小不等的囊腔构成，囊壁较薄，囊腔内充满半透明胶冻样黏液（Fig.1.2.9-05）。

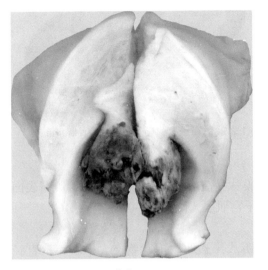

Fig.1.2.9-04　绒毛膜癌 choriocarcinoma

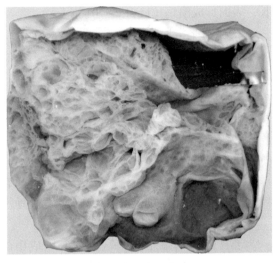

Fig.1.2.9-05　卵巢黏液性囊腺瘤 mucinous cystadenoma of ovary

7. 卵巢囊性畸胎瘤（cystic teratoma of ovary）

肿瘤为圆形或椭圆形囊性肿物，表面光滑。切面见囊内充有毛发及皮脂样物，囊壁上有一硬结，结节内可含骨组织、软骨、牙齿及其他成熟组织等（Fig.1.2.9-06）。

8. 乳腺纤维腺瘤（fibroadenoma of breast）

瘤体呈圆形或卵圆形结节状，与周围组织分界清楚，包膜完整。切面见纵横交错的灰白色纤维束和不规则的小裂隙（增生和扩张的小导管）（见 Fig.1.2.4-04）。

9. 乳腺癌（carcinoma of breast）

乳房外上象限可见一凸出皮肤的灰

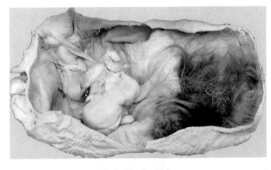

Fig.1.2.9-06　卵巢囊性畸胎瘤 cystic teratoma of ovary

白色肿物，质硬，无包膜，深部与周围脂肪组织无明显界限，呈树根状浸润性生长（见 Fig.1.2.4-06）。

（二）病理切片观察

1. 子宫平滑肌瘤（leiomyoma of uterus）

低倍镜观察：平滑肌层内出现一境界相对清楚的圆形肿瘤，瘤组织呈束状、编织状生长，纵横交错排列。

高倍镜观察：瘤细胞呈梭形，细胞核呈长杆状，似平滑肌细胞，编织状生长

（Fig.1.2.9–07）。

2. 子宫颈癌（cervical carcinoma）

低倍镜观察：瘤细胞排列不规则，呈条索状或团块状，形成癌巢，中央有成团的角化物（角化珠）。

高倍镜观察：癌细胞大小不等，排列层次紊乱，细胞核染色深，可见不典型核分裂。

3. 子宫内膜增生（endometrial hyperplasia）

低倍镜观察：子宫内膜腺体和间质弥漫性增生，腺体数量增多，大小不一，部分腺体明显呈囊状扩张（Fig.1.2.9–08）。

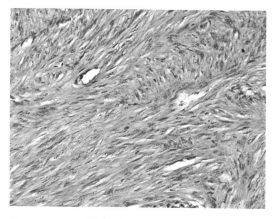

Fig.1.2.9–07　子宫平滑肌瘤 leiomyoma of uterus high mag.

高倍镜观察：腺上皮细胞呈立方或柱状，单层或假复层，无分泌现象，无明显异型性。

4. 子宫腺肌病（adenomyosis）

低倍镜观察：子宫肌层中出现子宫内膜腺体及间质（Fig.1.2.9–09）。

高倍镜观察：子宫肌层中出现子宫内膜腺体及间质。

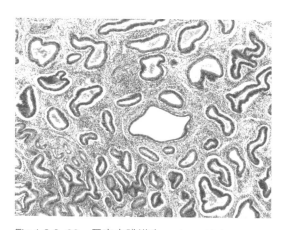

Fig.1.2.9–08　子宫内膜增生 endometrial hyperplasia　low mag.

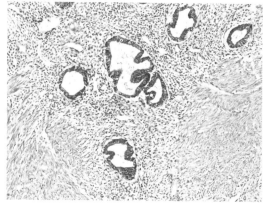

Fig.1.2.9–09　子宫腺肌病 adenomyosis　low mag.

5. 子宫内膜腺癌（endometrial adenocarcinoma）

低倍镜观察：癌细胞排列成腺管样结构，腺体大小不一、形状不规则，局部可见"背靠背"和腺体共壁现象（Fig.1.2.9–10）。

高倍镜观察：肿瘤细胞异型性明显，细胞核大、深染，可见病理性核分裂象（Fig.1.2.9–11）。

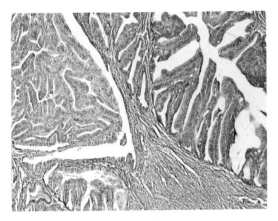

Fig.1.2.9-10　子宫内膜腺癌 endometrial adenocarcinoma　low mag.

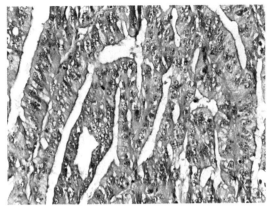

Fig.1.2.9-11　子宫内膜腺癌 endometrial adenocarcinoma　high mag.

6. 葡萄胎（hydatidiform mole）

低倍镜观察：绒毛大小不等，间质水肿，染色浅淡，间质内血管消失。被覆绒毛表面的两种滋养层细胞不同程度增生（Fig.1.2.9-12）。

高倍镜观察：绒毛表面合体滋养层细胞及细胞滋养层细胞增生，绒毛间质水肿，间质血管减少或消失（Fig.1.2.9-13）。

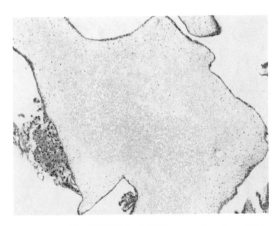

Fig.1.2.9-12　葡萄胎 hydatidiform mole　low mag.

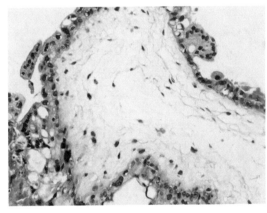

Fig.1.2.9-13　葡萄胎 hydatidiform mole　high mag.

7. 绒毛膜癌（choriocarcinoma）

低倍镜观察：子宫平滑肌间有大量异型的滋养层细胞，成片分布，无绒毛结构（Fig.1.2.9-14）。

高倍镜观察：癌组织由2种细胞组成。合体滋养层细胞样癌细胞胞质融合成片，形态不规则，多核，体积较大。细胞滋养层细胞样癌细胞为多角形，细胞界限清楚，细胞核圆，核膜清楚。癌组织呈不规则的条索状或巢状，无间质及血管，癌组织周围有明显的出血坏死（Fig.1.2.9-15）。

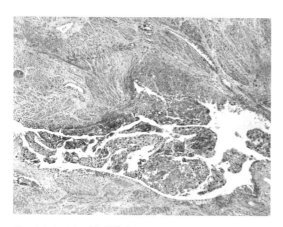

Fig.1.2.9–14　绒毛膜癌 choriocarcinoma　low mag.

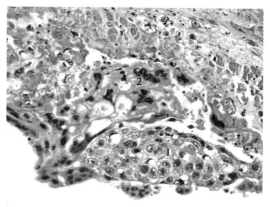

Fig.1.2.9–15　绒毛膜癌 choriocarcinoma　high mag.
1. 细胞滋养层细胞样癌细胞　2. 合体滋养层细胞样癌细胞

8. 乳腺癌（carcinoma of breast）

低倍镜观察：癌细胞呈片状、条索状或巢状排列，可见少量腺样结构，部分区域癌细胞排列成管状，其间结缔组织发生玻璃样变性。

高倍镜观察：癌细胞异型性明显，呈多角形或梭形，细胞核深染，可见核分裂象（Fig.1.2.9–16）。

9. 卵巢浆液性囊腺瘤（serous cystadenoma of the ovary）

低倍镜观察：肿瘤形成囊腔，囊壁被覆单层上皮细胞，可见乳头状结构，乳头间质为血管及纤维结缔组织（Fig.1.2.9–17）。

高倍镜观察：囊壁瘤细胞为立方或柱状上皮细胞，单层排列，细胞层红染，无病理性核分裂象。

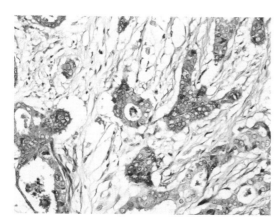

Fig.1.2.9–16　乳腺癌 carcinoma of breast　high mag.

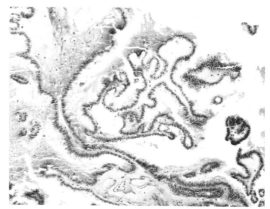

Fig.1.2.9–17　卵巢浆液性囊腺瘤 serous cystadenoma of the ovary　low mag.

10. 卵巢黏液性囊腺瘤（mucinous cystadenoma of the ovary）

低倍镜观察：肿瘤由大小不一的囊腔组成，囊壁被覆单层上皮细胞，囊内可见淡红色蛋白性物质积存。

高倍镜观察：囊腔内上皮为单层高柱状黏液上皮，细胞核位于基底部，细胞形态较一致，无病理性核分裂象（Fig.1.2.9–18）。

思考题

1. 患者出现阴道不规则流血应考虑哪些疾病？

2. 患者乳房发现肿块，临床应考虑哪些疾病？各有何特点？如何进行诊断与鉴别诊断？

3. 绒毛膜癌有何特点？其与葡萄胎、侵袭性葡萄胎如何鉴别？

4. 女性患者下腹出现包块，可能患哪些疾病？各有何特点？

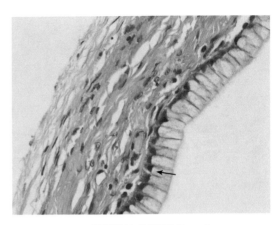

Fig.1.2.9–18 卵巢黏液性囊腺瘤mucinous cystadenoma of the ovary high mag.
←: 柱状黏液上皮，细胞核位于基底部

（孙文平）

实验十 淋巴造血系统疾病
Diseases of Hematopoietic and Lymphoid System

一、实验目的

1. 掌握淋巴瘤的概念。
2. 熟悉白血病的概念及基本病理改变。
3. 了解其病变特点及诊断方法。

二、实验内容

大体标本	病理切片
霍奇金淋巴瘤	霍奇金淋巴瘤

（一）大体标本观察

霍奇金淋巴瘤（Hodgkin lymphoma）

受累淋巴结肿大，相邻肿大的淋巴结彼此粘连、融合。切面呈灰白色、鱼肉样

（Fig.1.2.10–01）。

（二）病理切片观察

霍奇金淋巴瘤（Hodgkin lymphoma）

低倍镜观察：大量炎细胞的背景中散布着较多的里-施（Reed-Sternberg，RS）细胞（Fig.1.2.10-2）。

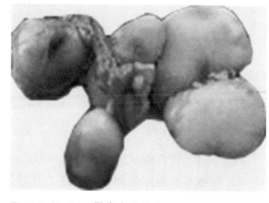

Fig.1.2.10–01　霍奇金淋巴瘤 Hodgkin lymphoma

高倍镜观察：炎细胞背景主要由淋巴细胞、浆细胞、中性粒细胞等组成。RS细胞胞体较大，直径15～45 μm，细胞质丰富，略嗜伊红染色。细胞核多叶状或多核，核仁明显，大而圆。典型的RS细胞为镜影细胞（mirror image cell），两个核相对排列，彼此对称，核内均有一个大包涵体样嗜酸性核仁，周围有透明带，核膜明显（Fig.1.2.10-3）。

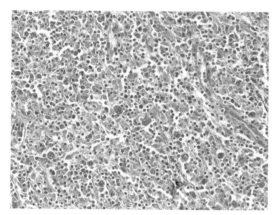

Fig.1.2.10–02　霍奇金淋巴瘤 Hodgkin lymphoma

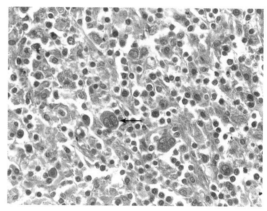

Fig.1.2.10–03　镜影细胞 mirror image cell（←）

思考题

1. 简述霍奇金淋巴瘤的类型。
2. 霍奇金淋巴瘤变异的RS细胞有哪些？

（房建强）

实验十一　内分泌系统疾病
Diseases of Endocrine System

一、实验目的

1. 掌握非毒性甲状腺肿和毒性甲状腺肿的病变特点及临床病理联系。
2. 掌握甲状腺腺瘤和甲状腺癌的形态学特点，了解其组织学分类。
3. 熟悉慢性淋巴细胞性甲状腺炎的发病机制、病变特点及临床病理联系。
4. 了解肾上腺肿瘤的分类及形态学特点。

二、实验内容

大体标本	病理切片
慢性淋巴细胞性甲状腺炎	结节性甲状腺肿
甲状腺腺瘤	毒性甲状腺肿
甲状腺乳头状癌	慢性淋巴细胞性甲状腺炎
	甲状腺腺瘤
	甲状腺乳头状癌
	肾上腺皮质腺瘤

（一）大体标本观察

1. 慢性淋巴细胞性甲状腺炎（chronic lymphocytic thyroiditis）

甲状腺弥漫性肿大，表面光滑或细结节状，质韧如橡皮，包膜完整、轻度增厚。切面呈分叶状，色灰白或灰黄（Fig.1.2.11-01）。

2. 甲状腺腺瘤（thyroid adenoma）

肿瘤呈圆形或椭圆形，表面光滑，包膜完整。切面实性，与周围甲状腺组织分界清楚，可并发囊性变、出血、钙化或纤维化（Fig.1.2.11-02）。

3. 甲状腺乳头状癌（papillary carcinoma of thyroid）

甲状腺组织内可见局限性或浸润性生长肿块，无包膜，与周围组织分界不清，质地较硬。切面灰白，可见颗粒状乳头结构或伴有乳

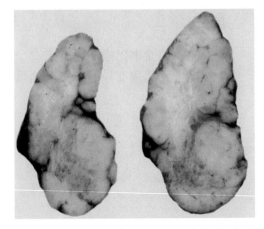

Fig.1.2.11-01　慢性淋巴细胞性甲状腺炎 chronic lymphocytic thyroiditis

头生长的囊腔结构，可继发钙化、出血、坏死等（Fig.1.2.11–03）。

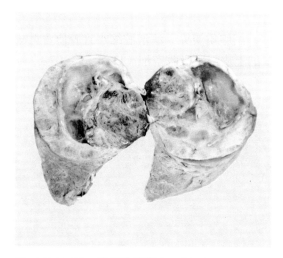

Fig.1.2.11–02　甲状腺腺瘤 thyroid adenoma

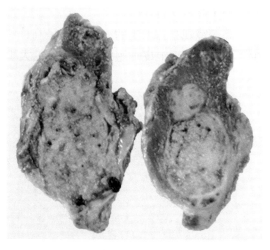

Fig.1.2.11–03　甲状腺乳头状癌 papillary carcinoma of thyroid

（二）病理切片观察

1. 结节性甲状腺肿（nodular goiter）

低倍镜观察：病变呈大小不一的结节状结构，相互之间的滤泡密度、发育程度和胶质含量不一致。部分上皮细胞复旧或萎缩，胶质蓄积；部分滤泡上皮增生，小滤泡形成。间质纤维组织增生（Fig.1.2.11–04）。

高倍镜观察：滤泡腔明显扩张，上皮细胞呈扁平状或立方状，腔内大量胶质蓄积（Fig.1.2.11–05）。

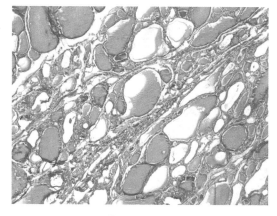

Fig.1.2.11–04　结节性甲状腺肿 nodular goiter low mag.

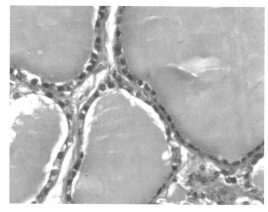

Fig.1.2.11–05　结节性甲状腺肿 nodular goiter high mag.

2. 毒性甲状腺肿（toxic goiter）

低倍镜观察：甲状腺滤泡增生，滤泡大小不一，以小型滤泡为主。间质内可见淋巴细胞浸润（Fig.1.2.11–06）。

高倍镜观察：增生的滤泡上皮呈高柱状改变，细胞质淡染。滤泡腔缩小且胶质含量减少。滤泡内靠近上皮细胞的胶质中可见大小不一的上皮细胞吸收空泡（Fig.1.2.11–07）。

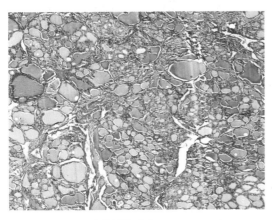
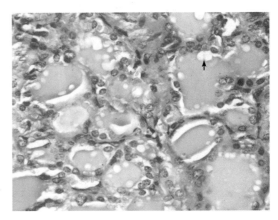

Fig.1.2.11–06　毒性甲状腺肿toxic goiter　low mag.

Fig.1.2.11–07　毒性甲状腺肿toxic goiter　high mag.
↑：上皮细胞吸收空泡

3. 慢性淋巴细胞性甲状腺炎（chronic lymphocytic thyroiditis）

低倍镜观察：甲状腺结构广泛破坏、萎缩，间质内有大量淋巴细胞、浆细胞浸润，可见有突出生发中心的淋巴滤泡形成（Fig.1.2.11–08）。

高倍镜观察：甲状腺滤泡萎缩，滤泡腔内含少量胶质或不含胶质。部分滤泡上皮细胞呈嗜酸性变（Fig.1.2.11–09）。

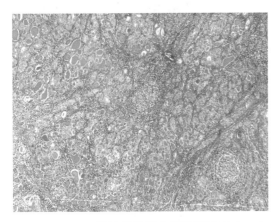
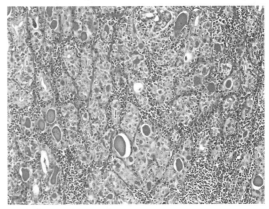

Fig.1.2.11–08　慢性淋巴细胞性甲状腺炎chronic lymphocytic thyroiditis　low mag.

Fig.1.2.11–09　慢性淋巴细胞性甲状腺炎chronic lymphocytic thyroiditis　high mag.

4. 甲状腺腺瘤（thyroid adenoma）

低倍镜观察：肿瘤与周围正常甲状腺组织之间有完整的纤维包膜分隔。包膜内为增生的滤泡，形状大小各异（Fig.1.2.11-10）。

高倍镜观察：肿瘤组织由大小不一的滤泡组成。瘤细胞呈立方形或扁平形，细胞异型性不明显（Fig.1.2.11-11）。

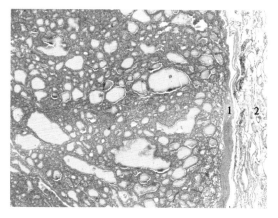

Fig.1.2.11-10　甲状腺腺瘤 thyroid adenoma　low mag.
1. 肿瘤包膜　2. 正常甲状腺组织

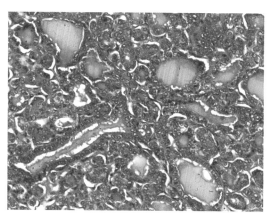

Fig.1.2.11-11　甲状腺腺瘤 thyroid adenoma high mag.

5. 甲状腺乳头状癌（papillary carcinoma of thyroid）

低倍镜观察：肿瘤无包膜，向周围组织浸润。癌组织排列成乳头状结构，可多级分支（Fig.1.2.11-12）。

高倍镜观察：癌细胞围绕纤维血管轴心呈乳头状排列。被覆乳头的癌细胞为单层或多层立方形细胞，细胞核透明或呈毛玻璃样，可见核沟及核内包涵体（Fig.1.2.11-13）。

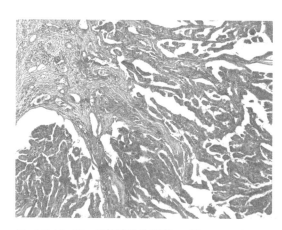

Fig.1.2.11-12　甲状腺乳头状癌 papillary carcinoma of thyroid　low mag.

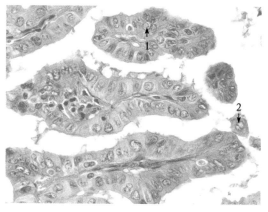

Fig.1.2.11-13　甲状腺乳头状癌 papillary carcinoma of thyroid　high mag.
1. 核内包涵体　2. 核沟

6. 肾上腺皮质腺瘤（adrenocortical adenoma）

低倍镜观察：肿瘤由富含类脂质的透明细胞和含类脂质少的嗜酸性细胞组成。瘤细胞排列成团，由少量间质分隔（Fig.1.2.11–14）。

高倍镜观察：富含类脂质的透明细胞胞质呈透明泡沫状。瘤细胞胞核较小，与正常皮质细胞类似，异型性不明显（Fig.1.2.11–15）。

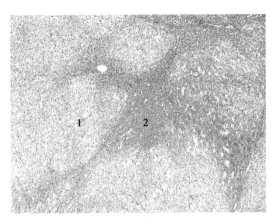 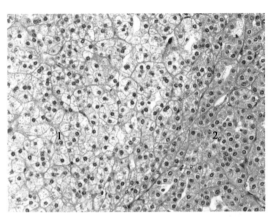

Fig.1.2.11–14　肾上腺皮质腺瘤 adrenocortical adenoma　low mag.
1. 透明细胞　2. 嗜酸性细胞

Fig.1.2.11–15　肾上腺皮质腺瘤 adrenocortical adenoma　high mag.
1. 透明细胞　2. 嗜酸性细胞

思考题

1. 比较非毒性甲状腺肿与毒性甲状腺肿在病理特征及临床表现方面的区别。
2. 慢性淋巴细胞性甲状腺炎的病理变化将导致患者出现怎样的临床表现？
3. 如何对甲状腺腺瘤与甲状腺乳头状癌进行鉴别诊断？

（李亚琼）

实验十二　神经系统疾病
Diseases of Nervous System

一、实验目的

掌握流行性脑脊髓膜炎、流行性乙型脑炎的病理变化。

二、实验内容

大体标本	病理切片
流行性脑脊髓膜炎	流行性脑脊髓膜炎
脑脓肿	流行性乙型脑炎

（一）大体标本观察

1. 流行性脑脊髓膜炎（epidemic cerebrospinal meningitis）

蛛网膜血管高度扩张充血，蛛网膜下腔充满灰黄色脓性渗出物，覆盖于脑沟、脑回，使之结构模糊不清，边缘病变较轻的区域可见脓性渗出物沿血管分布（Fig.1.2.12–01）。

2. 脑脓肿（brain abscess）

脑实质内可见大的脓腔，境界清楚，脓腔内部分脓液已流失（Fig.1.2.12–02）。

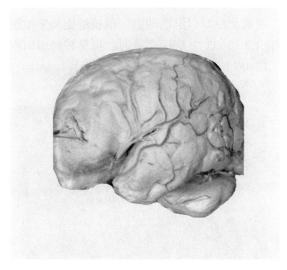

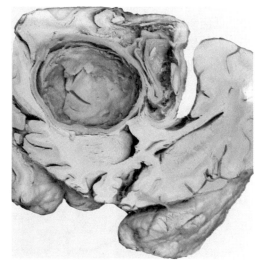

Fig.1.2.12–01　流行性脑脊髓膜炎 epidemic cerebrospinal meningitis

Fig.1.2.12–02　脑脓肿 brain abscess

（二）病理切片观察

1. 流行性脑脊髓膜炎（epidemic cerebrospinal meningitis）

低倍镜观察：蛛网膜血管高度扩张充血，蛛网膜下腔增宽，有大量脓性渗出物聚集。脑实质炎症反应不明显（Fig.1.2.12–03）。

高倍镜观察：蛛网膜下腔中的脓性渗出物以大量中性粒细胞为主，伴有浆液、纤维素渗出，可出现少量淋巴细胞、单核细胞浸润。严重病例可累及邻近脑膜的脑实质，出现轻度水肿和神经元变性（Fig.1.2.12–04）。

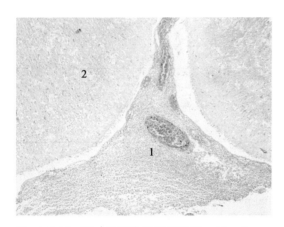

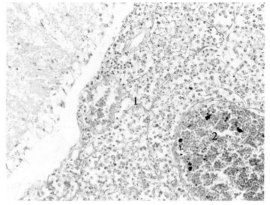

Fig.1.2.12–03　流行性脑脊髓膜炎 epidemic cerebrospinal meningitis　low mag.
1. 蛛网膜下腔　2. 脑实质

Fig.1.2.12–04　流行性脑脊髓膜炎 epidemic cerebrospinal meningitis　high mag.
1. 中性粒细胞　2. 血管扩张充血

2. 流行性乙型脑炎（epidemic encephalitis B）

低倍镜观察：脑实质血管高度扩张充血，炎细胞浸润以淋巴细胞、单核细胞和浆细胞为主，围绕血管周围间隙形成淋巴细胞套（Fig.1.2.12–05）。病变严重时，可见神经组织内散在的液化性坏死，形成筛状软化灶（Fig.1.2.12–06）。

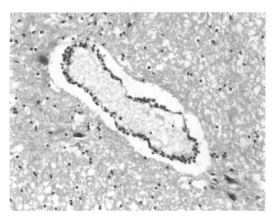

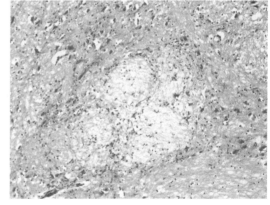

Fig.1.2.12–05　流行性乙型脑炎 epidemic encephalitis B　low mag.
淋巴细胞套

Fig.1.2.12–06　流行性乙型脑炎 epidemic encephalitis B　low mag.
软化灶

高倍镜观察：病毒破坏神经细胞，使其肿胀，尼氏体消失，细胞质内出现空泡、核偏位等。少突胶质细胞围绕变性坏死的神经元形成卫星现象（Fig.1.2.12–07）；坏死的神经元被增生的小胶质细胞吞噬形成噬神经细胞现象（Fig.1.2.12–08）；小胶质细胞呈弥漫性或局灶性增生，后者形成小胶质细胞结节（Fig.1.2.12–09）。

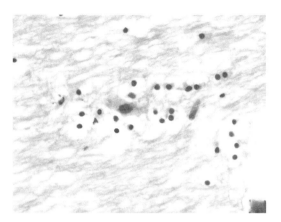

Fig.1.2.12–07　流行性乙型脑炎 epidemic encephalitis B　high mag.
卫星现象

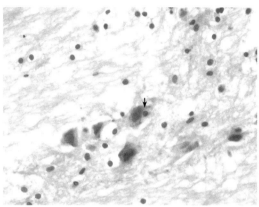

Fig.1.2.12–08　流行性乙型脑炎 epidemic encephalitis B　high mag.
↓：噬神经细胞现象

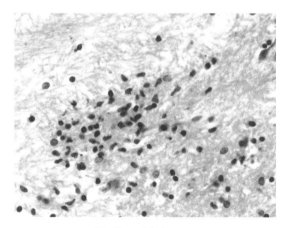

Fig.1.2.12–09　流行性乙型脑炎 epidemic encephalitis B　high mag.
小胶质细胞结节

思考题

1. 比较流行性脑脊髓膜炎与流行性乙型脑炎的异同。
2. 流行性脑脊髓膜炎时蛛网膜下腔内脓性渗出物由何成分组成？

（李东娟）

实验十三　传　染　病
Infectious Diseases

一、实验目的

1. 掌握结核病、伤寒、细菌性痢疾的病因、发病机制、病理改变，并能以病理改变解释各种传染病的主要临床表现。

2. 熟悉麻风、钩端螺旋体病、肾综合征出血热、性传播疾病的病因、发病机制、病理变化及临床病理联系。

3. 了解深部真菌病的病因及病理变化。

二、实验内容

大体标本	病理切片
原发性肺结核	肺结核伴干酪样坏死
浸润性肺结核伴空洞	肠伤寒
浸润性肺结核	细菌性痢疾
脾粟粒性结核	
肠结核	
肾结核	
结核性脑膜炎	
肠伤寒	
细菌性痢疾	

（一）大体标本观察

1. 原发性肺结核（primary pulmonary tuberculosis）

标本切面见一侧肺中部近胸膜处有一实变灶，灰黄色，相应肺门淋巴结明显肿大，相互粘连（Fig.1.2.13–01）。

2. 浸润性肺结核伴空洞（invasive pulmonary tuberculosis with cavity）

肺切面可见多个空洞，空洞壁厚，为纤维结缔组织所包绕，空洞壁内尚可见灰黄色致密的干酪样坏死组织。周围肺组织有大小不等、新旧不一的干酪样坏死病灶，上旧下新，胸膜增厚，并有纤维素渗出物附着（Fig.1.2.13–02）。

3. 浸润性肺结核（invasive pulmonary tuberculosis）

标本为肺组织一块，肺上叶表面覆盖大量纤维素渗出物，切面可见灰黄色的结节，结节边界模糊，相互融合，还可见大小不等的空洞，洞壁内有干酪样坏死物质，其外有少量的纤维组织增生（Fig.1.2.13–03）。

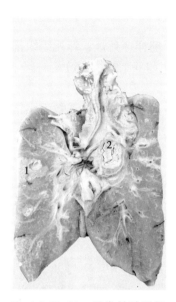

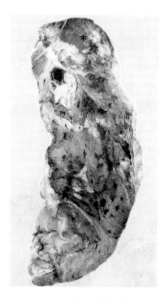

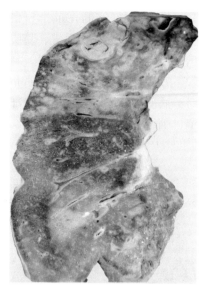

Fig.1.2.13–01　原发性肺结核 primary pulmonary tuberculosis
1. 肺的实变灶　2. 肿大的淋巴结

Fig.1.2.13–02　浸润性肺结核伴空洞 invasive pulmonary tuberculosis with cavity
*：结核空洞

Fig.1.2.13–03　浸润性肺结核 invasive pulmonary tuberculosis

4. 脾粟粒性结核（military splenic tuberculosis）

标本为脾组织一块，切面见许多粟粒大小的灰白色或灰黄色小结节，弥漫分布于脾（Fig.1.2.13–04）。

5. 肠结核（intestinal tuberculosis）

标本为肠管一段，沿长轴剖开，见黏膜面有一溃疡，溃疡长轴与肠管的长轴垂直，溃疡底部粗糙呈灰黄色，为干酪样坏死灶，其下为结核性肉芽肿组织，边缘参差不齐。浆膜面有纤维素及结缔组织增生，并见粟粒大小的结节（Fig.1.2.13–05）。

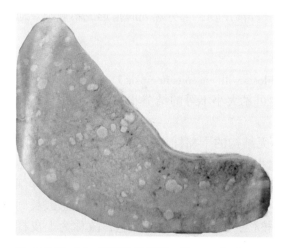

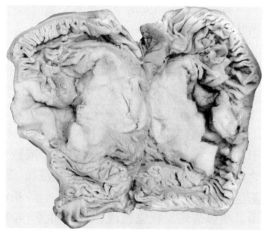

Fig.1.2.13–04　脾粟粒性结核 military splenic tuberculosis

Fig.1.2.13–05　肠结核 intestinal tuberculosis

6. 肾结核（tuberculosis of kidney）

肾体积变大，切面皮、髓质分界不清，肾实质内可见许多干酪样坏死灶，坏死组织排出后，形成大小不等的空洞。洞壁粗糙，腔内残留干酪样坏死物（Fig.1.2.13-06）。

7. 结核性脑膜炎（tuberculous meningitis）

病变以脑底部为重，脑底部软脑膜浑浊不透明，可见其下方散在的灰黄色粟粒大小结节，脑组织充血，伴脑沟变浅、脑回变平的脑水肿表现（Fig.1.2.13-07）。

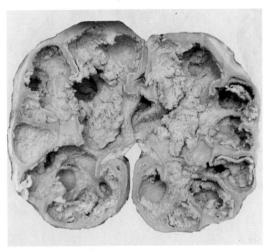
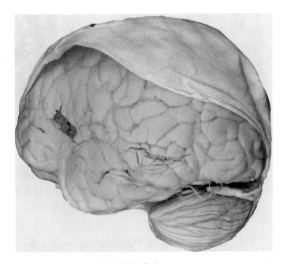

Fig.1.2.13-06　肾结核 tuberculosis of kidney　　　Fig.1.2.13-07　结核性脑膜炎 tuberculous meningitis

8. 肠伤寒（typhoid fever of small intestine）

回肠下段的集合淋巴小结明显肿胀，呈不规则脑回状，凸出于肠黏膜表面，质软，灰红色。集合淋巴结周围可见多个肿胀隆起的孤立淋巴结（Fig.1.2.13-08）。

9. 细菌性痢疾（bacillary dysentery）

结肠黏膜表面覆盖一层厚薄不均的灰白色膜样渗出物，部分坏死脱落形成不规则"地图状"的浅表溃疡（Fig.1.2.13-09）。

（二）病理切片观察

1. 肺结核伴干酪样坏死（pulmonary tuberculosis with caseous necrosis）

低倍镜观察：肺组织结构破坏，组织块内可见大小不等的结节状病灶，即结核结节（Fig.1.2.13-10）。

高倍镜观察：典型的结核结节中心为红染无结构的干酪样坏死物，坏死物外周呈放射状排列着上皮样细胞，并可见一个或数个大小不等的朗格汉斯细胞掺杂于上皮样细胞之间，再向外周为大量的淋巴细胞浸润，结节周围常可见纤维结缔组织包绕。上皮样细胞呈梭形或多边形，细胞质丰富，呈淡粉红色，细胞质界限不清，细胞核呈圆形或长圆形，核膜清晰，核染色浅，核内可见1~2个核仁，因类似于上皮细胞，故称为上皮样细胞。朗格汉斯细胞的体积较大，细胞质丰富，含有几十个甚至上百个细胞核，细胞核排列成马蹄形或花环形，主要由上皮样细胞融合形成。周围残存肺泡代偿性扩张，肺

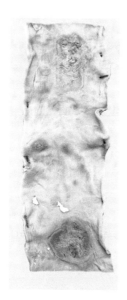

Fig.1.2.13–08 肠伤寒 typhoid fever of small intestine

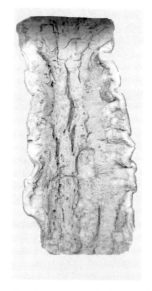

Fig.1.2.13–09 细菌性痢疾 bacillary dysentery

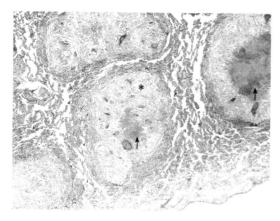

Fig.1.2.13–10 肺结核伴干酪样坏死 pulmonary tuberculosis with caseous necrosis low mag.
*：结核结节 ↑：干酪样坏死

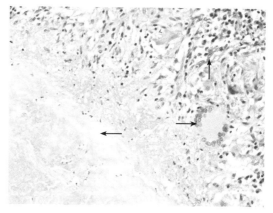

Fig.1.2.13–11 肺结核伴干酪样坏死 pulmonary tuberculosis with caseous necrosis high mag.
↑：朗格汉斯细胞 ←：上皮样细胞

泡腔内可见大量浆液纤维蛋白性渗出物，肺间质内血管扩张，伴淋巴细胞等炎细胞浸润（Fig.1.2.13–11）。

2. 肠伤寒（typhoid fever of small intestine）

低倍镜观察：肠黏膜淋巴小结内单核巨噬细胞增生（Fig.1.2.13–12）。

高倍镜观察：增生的单核巨噬细胞胞质丰富，染色较淡，核圆形或卵圆形，偏于胞体一侧，有的细胞质内可见伤寒杆菌、受损的淋巴细胞、红细胞碎片，这种细胞称为伤寒细胞。伤寒细胞聚集成团即为伤寒小结。肠壁充血，伴单核细胞、淋巴细胞浸润（Fig.1.2.13–13）。

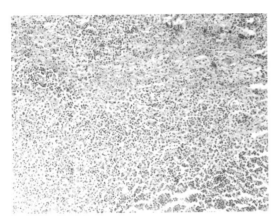

Fig.1.2.13–12　肠伤寒 typhoid fever of small intestine low mag.

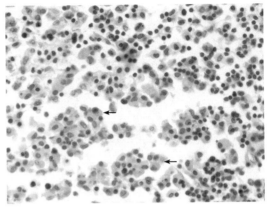

Fig.1.2.13–13　肠伤寒 typhoid fever of small intestine high mag.
←：伤寒细胞

3. 细菌性痢疾（bacillary dysentery）

低倍镜观察：肠黏膜坏死、脱落，表面覆盖一层膜样渗出物，即假膜（Fig.1.2.13–14）。

高倍镜观察：黏膜表面的膜样渗出物由渗出的纤维素、中性粒细胞、坏死组织、红细胞等共同构成。黏膜及黏膜下组织充血、水肿，伴有炎细胞浸润（Fig.1.2.13–15）。

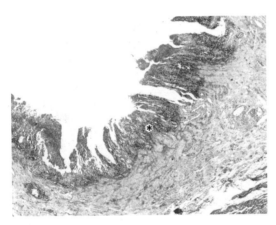

Fig.1.2.13–14　细菌性痢疾 bacillary dysentery low mag.
*：膜样渗出物

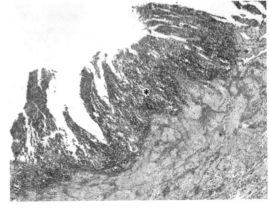

Fig.1.2.13–15　细菌性痢疾 bacillary dysentery high mag.
*：膜样渗出物

思考题

1. 玻璃样变性、干酪样坏死、纤维素样坏死发生机制及病理变化有什么不同？
2. 单核巨噬细胞在不同疾病发生过程中形态会有哪些转变？这些细胞有何特殊名称？
3. 简述结核病的基本病理变化。
4. 简述伤寒的炎症性质及伤寒小结的病变特点。

（袁　娜）

实验十四 寄 生 虫 病
Parasitic Diseases

一、实验目的

1. 掌握阿米巴病的病变性质及特点，熟悉肠外阿米巴病的形态特征。
2. 掌握肝、肠血吸虫病的病理变化特征。
3. 了解棘球蚴病的主要病理特点。

二、实习内容

大体标本	病理切片
肠阿米巴病	肠阿米巴病
阿米巴性肝脓肿	肝血吸虫病

（一）大体标本观察

1. 肠阿米巴病（intestinal amebiasis）

结肠黏膜粗糙，可见大小不等的类圆形或不规则的、边缘呈浅掘状、口小底宽的烧瓶状溃疡，其表面黏膜大片坏死脱落。溃疡与溃疡之间的黏膜完好（Fig.1.2.14-01）。

2. 阿米巴性肝脓肿（amoebic liver abscess）

肝组织切面上有一个较大的腔，其中充满灰褐色坏死物质，部分已流失。腔的边缘粗糙不平，残留絮状物质。周围组织有较厚的纤维组织包绕（Fig.1.2.14-02）。

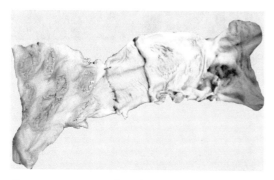 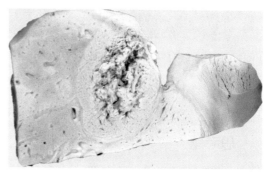

Fig.1.2.14-01 肠阿米巴病 intestinal amebiasis　　Fig.1.2.14-02 阿米巴性肝脓肿 amoebic liver abscess

（二）病理切片观察

1. 肠阿米巴病（intestinal amebiasis）

低倍镜观察：结肠黏膜组织坏死，深达黏膜下层，形成溃疡，边缘呈浅掘状，故在溃痂表面可见游离的黏膜组织。

　　高倍镜观察：在坏死组织及附近的活组织内可见阿米巴滋养体，一般是圆形，细胞核小而圆，细胞质略呈嗜碱性，细胞质内可见空泡或被吞噬的红细胞、淋巴细胞及细胞碎片。滋养体周围因组织被溶解常可见一空晕（Fig.1.2.14-03）。

　　2. 肝血吸虫病（hepatic schistosomiasis）

　　低倍镜观察：肝汇管区内可见散在分布的圆形结节状病灶，即血吸虫虫卵结节（Fig.1.2.14-04）。

　　高倍镜观察：虫卵结节中央有一个或多个成熟虫卵，卵壳内含有紫蓝色的细胞

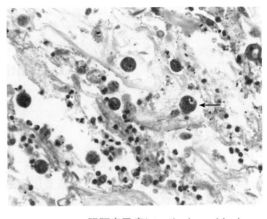

Fig.1.2.14-03　肠阿米巴病 intestinal amebiasis high mag.
←：阿米巴滋养体

核及红染的细胞质，表面附有放射状伊红染色的火焰状物质。虫卵周围聚集大量的上皮样细胞、多核巨细胞、嗜酸性粒细胞、淋巴细胞及成纤维细胞，类似结核结节，称假结核结节（Fig.1.2.14-05）。

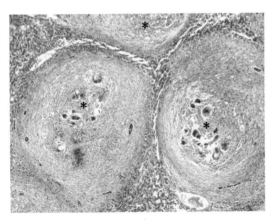

Fig.1.2.14-04　肝血吸虫病 hepatic schistosomiasis low mag.
*：血吸虫虫卵结节

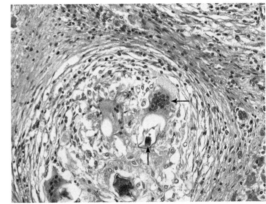

Fig.1.2.14-05　肝血吸虫病 hepatic schistosomiasis high mag.
↑：多核巨细胞　←：血吸虫虫卵

思考题

1. 简述肠阿米巴病急性期的病理变化及临床表现。
2. 血吸虫病的基本病理变化是什么？

（袁　娜）

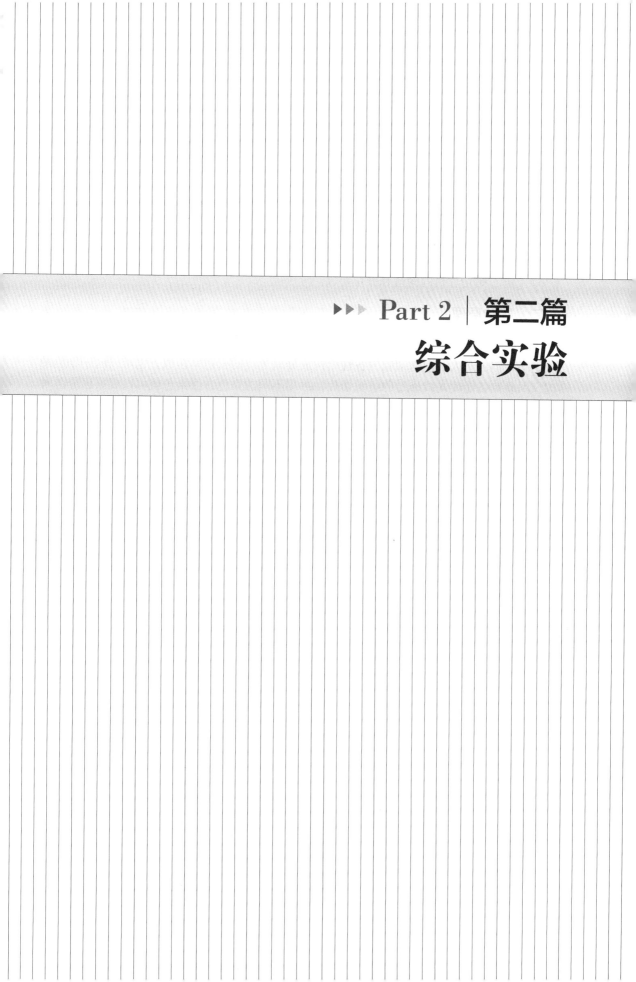

▶▶▶ **Part 2** │ 第二篇

综合实验

实验一 组织石蜡切片的制作和苏木精-伊红（HE）染色

一、实验目的

1. 了解石蜡切片技术的制作方法。
2. 掌握HE染色技术的原理和方法。
3. 了解石蜡切片机的构造和操作要领。

二、实验原理

机体组织由于光线难以透过看到其内部结构，无法直接在显微镜下观察，即使光线能透过组织，但由于人或动物细胞内各种结构成分对光线的折射率相似，也难以区别细胞的结构，因此制备能使光线透过的组织切片，再用不同的染色方法染色就可以观察区分各种组织细胞的形态，以及其中某些化学成分的变化，这也是组织学研究的基本方法。组织石蜡切片（paraffin sectioning）和苏木精-伊红染色（hematoxylin-eosin stain）技术是最常用的方法之一，即通过组织取材、固定、脱水、透明、浸蜡、包埋、切片、染色等一系列步骤实现对组织细胞结构的镜下观察。

苏木精-伊红染色简称HE染色。苏木精是碱性染料，细胞核内染色质和细胞质核酸成分呈酸性，很容易与带正电荷的苏木精结合而被染色，苏木精在碱性溶液中呈蓝色，所以细胞核和细胞质内核酸呈紫蓝色；酸性染料伊红则能使细胞质和细胞外基质中碱性蛋白质成分着红色。这样不同的组织结构呈现不同的颜色，从而达到细胞间区别辨认的目的。

三、实验材料

1. 实验动物
清洁级成年SD大鼠4只，体重200～250 g。
2. 实验试剂
10%甲醛固定液、梯度乙醇（浓度分别为50%、70%、80%、90%、95%、100%）、二甲苯、石蜡、苏木精染液、伊红染液、甘油蛋白、中性树胶、生理盐水、2.5%戊巴比妥。
3. 实验仪器设备
大鼠解剖台、大头针、解剖器械、双面刀片、蜡板、眼科弯镊子、200 mL容量瓶（广口）、洁净载玻片（涂抹Mdyer甘油蛋白）、洁净盖玻片、狼毫毛笔（大、中号）、滤纸、记号笔。
切片机、恒温展片机（40～42℃）、烤片机、恒温箱（58～60℃）、通风橱。

四、实验方法

1. 组织取材（obtaining the specimen）
人体或动物组织取材原则上要越新鲜越好。实验动物先用2.5%戊巴比妥（1 mL/kg）

腹腔注射麻醉后，固定在动物解剖台上，用纱布蘸取生理盐水湿润腹部被毛，剖开腹腔。取材顺序一般先腹腔后胸腔，先消化管后肝、脾等血液丰富的器官及神经组织。用镊子轻轻夹取组织（4℃生理盐水稍作冲洗）。

2. 固定（fixation）

以最短时间将取出的脏器剔除周围结缔组织后，切成约1.0 cm×1.0 cm×0.5 cm的小块，迅速投入10%甲醛固定液，固定24 h。固定的目的是使组织具有一定硬度，并且使组织内的蛋白质凝固或者沉淀，防止自溶，以尽量保持原有的组织结构和化学成分。固定剂的用量应是样品的15倍以上。软组织或较大的组织块（如肝、肠管等）可先经2~3 h固定再修整成约1.0 cm×1.0 cm×0.5 cm的小块，投入新配制的固定液内继续固定24 h。

3. 洗涤（washing）

固定好的组织块一定要经此步将渗入组织内部的固定液冲洗掉，防止固定液在细胞中残留较多形成沉淀或结晶，影响脱水剂渗入。

4. 脱水（dehydration）

组织块经一系列梯度（50%→70%→80%→90%→95%→100%）乙醇脱水，将细胞内的水分置换出来，脱水剂必须能与透明剂混合。一般90% 2级、95% 2级、100% 2级。脱水时间视组织块的大小和温度来定，一般每级乙醇约1 h，原则上低浓度乙醇时间长，高浓度乙醇时间短。

5. 透明（clearing）

脱水后用镊子轻轻夹取组织块置滤纸上，吸干组织表面多余乙醇，置入二甲苯（二甲苯作为脱水剂与液状石蜡之间的媒介物，取代脱水剂增加组织的折光系数，使组织呈透明状态）中透明，时间为0.5~1.0 h。透明时间视组织块的大小和温度，用肉眼观察决定。

6. 浸蜡（paraffin impregnation）

组织块透明后即可放入58~60℃液状石蜡中，时间根据组织块的大小来定，一般1~3 h，组织块较大要适当延长时间。石蜡分为软蜡45~50℃、硬蜡56~58℃。制作切片时，夏天用硬蜡，冬天用软蜡；软组织用硬蜡，硬组织用软蜡；切薄片用硬蜡，切厚片用软蜡。

7. 包埋（embedding）

在包埋框或盒中注入熔化的石蜡，用加温后的镊子将浸好蜡的组织块放置于包埋框内的石蜡中，注意组织的切面朝下并放平整，待石蜡冷却凝固成型，将包埋框打开。如果要同时包埋多块组织，则要做好标记。

8. 切片（sectioning）

（1）将整条的蜡块修切成小块，每小块蜡块内包含一块组织。组织四周留约2 mm的石蜡边，上下两端要平行，然后将组织蜡块装在切片机（microtome）固定器上。

（2）将切片刀从刀固定器一侧缓慢插入，双手同时旋动固定器两侧旋钮将刀固定好，刀刃与蜡块切面成5°夹角。调整组织蜡块切面与刀刃的距离，尽量调节组织切面方向与刀刃平面方向平行。

（3）切片（轮转式切片机）：遵循先粗切（10~20 μm）后细切（4~6 μm）的原则。粗切过程待组织块几乎全部暴露于切面上即可停止转入细切。调整切片机到所需切片厚度（6~10 μm），右手旋动切片机转轮，左手配合执毛笔轻轻托起切出的连续切片，再用眼科镊夹起切片以正面向上放入展片机中，待展平整后捞片，置入切片架即可进行烤片，温度60℃左右，烤片时间不少于30 min。温度过高和时间太长，组织易干涸、皱缩、折光增强。

9. HE染色（HE staining）

（1）脱蜡：切片脱蜡（2级二甲苯），30 min左右。脱蜡不彻底易出现嗜碱性片状模糊，毛玻璃样现象，染色不均。

（2）复水：由无水乙醇开始，乙醇浓度逐级降低（100% → 95% → 90% → 80% → 70% → 50%），各级停留2~3 min，直至入蒸馏水。

（3）苏木精染色：苏木精染10~15 min，水洗去除多余染液。新配制的染液着色力较强，染色时间可适当缩短；反之，则适当延长。苏木精上色与外界温度及接触时间有关，外界温度越高，染色越快，上色越深；接触时间越长，染色越深。

（4）分化：置入分化液盐酸乙醇数秒钟，水洗终止分化。分化的目的是去掉组织中过染的染料，使颜色对比和细胞背景更加美艳和清晰。因酸能破坏苏木精的结构，使色素与组织解离，故分化不可过度。

（5）蓝化：分化之后苏木精在酸性条件下处于红色离子状态，在碱性条件下处于蓝色离子状态。多采用自来水或0.2%氨水浸泡返蓝，可随时在镜下观察返蓝效果。

（6）伊红染色：伊红染5 min，水洗。伊红染色程度应以苏木精对核的着色程度为参照标准，掌握其染色时间，以达到对比鲜明为宜。

（7）脱水：梯度乙醇（70% → 80% → 90% → 95% → 100%）逐级脱水，低浓度乙醇有分化作用，要严格控制掌握时间，一般数秒钟，高浓度每级2~5 min。

（8）透明：二甲苯透明的组织利于光线透过。一般经2~3级，每级10 min。

（9）封片：中性树胶或加拿大树胶封片，标记。

（10）镜下观察：细胞核及细胞质中的碱性物质被染成紫蓝色，细胞质被染成红色。

五、注意事项

1. 取材用刀剪要锋利，避免钝刀拉动挤压组织，防止人为因素的影响；取材较多时要做好标记。固定液、固定时间应根据温度、组织类型及染色要求而定。

2. 对于含水量较大的组织可从较低浓度（30%、50%）乙醇开始脱水，防止组织细胞过度皱缩。入下一级乙醇之前用滤纸将组织块多余乙醇吸干，严格控制高浓度乙醇中的停留时间，防止组织变脆。

3. 脱水要彻底，否则二甲苯无法进入仍含有水分的组织结构中。透明时间不可过长，否则切片时组织块易碎裂。

4. 浸蜡温度要控制好，否则组织皱缩。根据组织块的结构特点和实验要求切面朝下包埋。

5. 染色中脱蜡要彻底，较陈旧的二甲苯要延长脱蜡时间。入下一级乙醇前尽量吸干切片上残留的乙醇液。

思考题

1. 为什么要进行组织固定？
2. 取材有哪些注意事项？
3. 为什么将组织透明后方可浸蜡？
4. 苏木精–伊红染色原理是什么？步骤有哪些？
5. 怎样掌握染色与分化？

参考文献

［1］杜卓民．实用组织学技术．2版．北京：人民卫生出版社，1998.

［2］王伯沄，李玉松，黄高昇，等．病理学技术．北京：人民卫生出版社，2000.

［3］Lim JI，Lim KJ，Choi JY，et al. Modified paraffin wax for improvement of histological analysis efficiency. Microsc Res Tech，2010，73（8）：761–765.

［4］Kong Y，Ebrahimpour P，Liu Y，et al. Pancreatic islet embedding for paraffin sections. J Vis Exp，2018，136：57931.

（吴馨培）

实验二　用PAS反应显示肝组织中糖原的分布

一、实验目的

1. 掌握糖类的染色方法及PAS反应的原理和步骤要点。
2. 观察肝中糖原的分布位置和染色特点。

二、实验原理

过碘酸–希夫反应（periodic acid Schiff reaction，PAS）是较常用的一种糖类的组织化学技术。糖原是一种多糖，在正常的动物和人体的肝、心肌、骨骼肌中含量较多，分布于细胞质内。过碘酸是一种氧化剂，通过其氧化作用，将多糖分子结构中各个单体内乙二醇基氧化为二醛基，这种新生的醛基能与Schiff试剂中的亚硫酸品红结合成为一种紫红色沉淀，因此有紫红色物质存在的部位就表示有多糖存在。基底膜、系膜基质、纤维蛋白、血管透明变性、淀粉样物质等可显示阳性反应，呈紫红色。

三、实验材料

1. 实验仪器设备

显微镜、恒温箱（37℃左右）、冷藏冰箱、电炉、塑料滴管、棕色小口试剂瓶

（50 mL/500 mL）、小口试剂瓶（50 mL）、烧杯（50 mL/100 mL/200 mL）、盖玻片、吸水纸、孵育湿盒。

2. 实验试剂

（1）0.5% 过碘酸溶液：0.5 g 过碘酸溶于 100 mL 双蒸水。

（2）Schiff 试剂：将蒸馏水 85 mL 加温待沸，去火，加入碱性品红 0.5 g，并不断摇荡，待溶液冷却至 50℃ 时过滤，加 1 mol/L 盐酸 15 mL，冷却至 25℃ 时再加偏重亚硫酸钠摇荡，以后将溶液置于暗处静止 12~24 h，再加入药用炭，搅拌过滤，待溶液成为无色透明状态后，避光贮存于 4℃ 冰箱内待用。

（3）组织材料：实验一当中取材处理得到的肝组织切片。

（4）甲基绿复染液。

四、实验方法

1. 切片脱蜡复水。

2. 阴性对照设立：随机取几张切片作为对照，将对照切片滴加唾液，置入 37℃ 温箱孵育 1 h，唾液中的淀粉酶水解切片组织中的糖原。

3. 待对照切片孵育完毕，将两种切片同时置入过碘酸溶液中作用 5~10 min。

4. 水洗，先用流水缓慢冲洗，再用双蒸水冲洗，去除多余的过碘酸。

5. 两种切片同时入 Schiff 试剂中浸染 10~15 min。

6. 流水冲洗 10 min，再用双蒸水洗，去除多余 Schiff 试剂。

7. 复染：甲基绿衬染细胞核 1~2 min，稍用双蒸水洗。

8. 常规脱水、透明、封片。

9. 染色结果观察：肝细胞含有糖原和其他多糖的结构呈紫红色，对照片不显色。

五、注意事项

1. Schiff 试剂要避光保存，尽量现用现配。

2. 机体组织死亡后细胞内的糖原很快就分解成葡萄糖，因此必须取新鲜组织迅速固定才能将糖原保存好。

思考题

1. PAS 反应的原理是什么？

2. 简述肝糖原分布的特点。

参考文献

[1] 杜卓民. 实用组织学技术. 2 版. 北京：人民卫生出版社，1998.

[2] 王伯沄，李玉松，黄高昇，等. 病理学技术. 北京：人民卫生出版社，2000.

[3] Lefkowitch JH. Special stains in diagnostic liver pathology. Semin Diagn Pathol，2006，23（3-4）：190-198.

[4] Fu DA, Campbell-Thompson M. Periodic acid-Schiff staining with diastase. Methods

（吴馨培）

实验三　疏松结缔组织铺片与巨噬细胞观察

一、实验目的

1. 掌握巨噬细胞的结构与功能。
2. 掌握疏松结缔组织纤维的微细结构。
3. 了解疏松结缔组织铺片的制作和染色方法。
4. 了解活体染料动物体内注射的方法。
5. 通过显微镜观察加深对巨噬细胞功能的了解。

二、实验原理

疏松结缔组织在体内广泛分布于器官之间、组织之间以及细胞之间，具有连接、支持、营养、防御、保护和修复等功能。在疏松结缔组织内的巨噬细胞又称为组织细胞（histiocyte），在炎症和异物等刺激下活化成游走的巨噬细胞，它具有趋化性定向运动、吞噬和清除异物及衰老伤亡的细胞、分泌多种生物活性物质，以及参与和调节人体免疫应答等功能。机体腹腔组织中有固有的巨噬细胞和炎性巨噬细胞，在抗原异物刺激下活化，具有强大的吞噬能力。给动物腹腔内注射一定量的台盼蓝染料，活体巨噬细胞吞噬注射的台盼蓝后，取材经固定染色处理即可观察到这类细胞在组织中的分布。

三、实验材料

1. 实验动物

健康成年大鼠，体重 200~250 g。

2. 实验仪器设备

显微镜、恒温箱、电炉、手术剪刀、镊子、眼科剪刀、解剖盘、解剖分离针、无菌注射器、染色缸、试剂瓶、烧杯、盖玻片、载玻片、玻璃棒。

3. 实验试剂

（1）1%~1.5% 台盼蓝注射液：台盼蓝 1.0~1.5 g 加入蒸馏水 100 mL 中，灭菌处理。

（2）固定液：乙醇-甲醛（AF）液，95% 乙醇 90 mL、甲醛 10 mL 混合。

（3）Weigert 间苯二酚-品红液：碱性品红 1 g、间苯二酚 2 g、蒸馏水 100 mL 混合溶解，放入锥形烧瓶内加热煮沸，再加入 29% 三氯化铁水溶液 12.5 mL，搅匀继续煮沸 2~5 min，冷却过滤，弃去滤液，将滤纸和沉淀物一并放入烧杯中，置温箱中烘干，加入 95% 乙醇 100 mL，水浴加热溶解染料，取出滤纸冷却后过滤，并补充 95% 乙醇至 100 mL，再加入 2 mL 盐酸摇匀备用。

（4）常规苏木精染液、常规伊红染液、95%乙醇–0.5%盐酸分色液、无菌生理盐水、梯度乙醇脱水剂、二甲苯、中性树胶。

（5）2.5%戊巴比妥。

四、实验方法

1. 大鼠活体腹腔台盼蓝注射

抓取大鼠，头处低位，下腹正中线旁45°进针，回抽无血或空气或液体后果断注射，注射完毕后，不要立即抽出针头，让针头在腹腔内停留少许时间，防止所注射的液体从进针处漏出。这样隔日腹腔注射1.5%台盼蓝注射液，每次3 mL。连续注射5次，最后一次注射后隔日取材。

2. 取材

将大鼠使用2.5%戊巴比妥腹腔注射麻醉（1 mL/kg）后，腹部朝上置入解剖盘内，腹部除净体毛，剪开皮肤，暴露皮下组织，用镊子取皮下组织置于载玻片上，用解剖分离针展成薄片，晾干后马上固定。待皮下组织取完后，再剪开腹腔，取大网膜组织用解剖针展成铺片。

3. 固定

将铺有皮下组织、大网膜组织的载玻片浸入AF液固定30～60 min。

4. 染色

（1）固定完毕蒸馏水洗3次，每次5 min。

（2）再次置入Weigert间苯二酚–品红液10～20 min，于56～60℃温箱中进行。

（3）蒸馏水洗，用95%乙醇–0.5%盐酸分色液分色，5～10 min。

（4）自来水洗数秒钟，蒸馏水漂洗。

（5）苏木精染液染10～15 min。

（6）95%乙醇–0.5%盐酸分色液分色片刻。

（7）自来水复蓝。

（8）1%伊红染液5 min。

（9）梯度乙醇脱水（最好直接从95%乙醇开始，防止台盼蓝颗粒溶解），二甲苯透明，中性树胶封固。

5. 染色结果观察

胶原纤维呈粉红色纵横交错。弹性纤维呈紫红色。成纤维细胞细胞质呈淡蓝色。巨噬细胞的细胞质染成灰红色，细胞质内有大小不等的台盼蓝颗粒；肥大细胞细胞质内有密集的紫黑色颗粒。

五、注意事项

1. 台盼蓝注射液要灭菌处理。

2. 抓取大鼠要牢靠，避免被抓伤、咬伤。

3. 针头果断刺入腹腔后稍作回抽，力度不要过大。若推注稍微有点阻力，那是针头刺入了皮下位置。

4. 由于皮下和大网膜组织质地软而薄并且互相粘连，载玻片展片时尽量用解剖针剥组织边缘，切勿在组织上来回刺划，以免影响结果观察。

5. 尽量在大鼠心脏跳动下取材，最大限度地保证所取材料的活体状态，有利于观察到成纤维细胞的突起和细胞界限，避免组织和细胞发生死后变化。

思考题

1. 为什么疏松结缔组织制片采用铺片的方法？

2. 为什么制作铺片要动物麻醉后立即取材，而不是处死后取材？取材后迅速固定的方法是什么？

3. 根据制片过程和镜下观察，说明巨噬细胞与肥大细胞的不同。

参考文献

［1］杜卓民．实用组织学技术．2版．北京：人民卫生出版社，1998.

［2］王伯沄，李玉松，黄高昇，等．病理学技术．北京：人民卫生出版社，2000.

［3］李冰，骆倩倩，刘同慎．提高质量和数量的肠系膜疏松结缔组织铺片制作方法．解剖学杂志，2018，41（03）：337-338.

（吴馨培）

实验四　肥大细胞的染色与观察

一、实验目的

1. 掌握肥大细胞的结构特点与功能。

2. 掌握疏松结缔组织铺片肥大细胞甲苯胺蓝染色的基本原理和步骤。

3. 了解肥大细胞在临床疾病发生机制中的作用。

二、实验材料

1. 实验动物

清洁级成年SD大白鼠，体重200~250 g。

2. 实验试剂

甲醛-乙醇（FA）固定液［FA液配方：甲醛（37%~40%）10 mL，无水乙醇80 mL（蒸馏水10 mL）］，0.5%甲苯胺蓝染液（0.5 g甲苯胺蓝溶于0.1 mol/L枸橼酸钠10 mL与0.1 mol/L盐酸90 mL的混合液），90%、95%、100%乙醇，二甲苯，中性树胶。

3. 实验仪器设备

鼠台、大头针、手术器械、载玻片和盖玻片。

三、实验原理

肥大细胞是广泛分布于结缔组织中的一种常见的细胞，可分为结缔组织肥大细胞（CTMC）和黏膜肥大细胞（MMC）两类。CTMC主要分布在疏松结缔组织，小血管周围，浆膜和腹腔液内，以及舌、肺、皮肤、系膜的结缔组织和器官的被膜内，细胞体积较大，平均直径约$20~\mu m$，呈圆形或椭圆形，细胞核小、圆形，细胞质内充满粗大的嗜碱性颗粒，颗粒具异染性，颗粒内容物易溶于水，颗粒较多且大小一致；MMC主要分布在消化道黏膜内，形态各异，颗粒较少且大小不一，细胞较小，平均直径约$10~\mu m$。肥大细胞胞质内的颗粒含有肝素、组胺等多种生物活性物质，受刺激时通过释放颗粒内物质，参与Ⅰ型过敏反应、炎症反应、免疫防御等重要功能。

肥大细胞中含有的颗粒物质可被具有异染性的碱性染料，如甲苯胺蓝、硫堇、天青A、结晶紫等着色，呈现异染性的颜色。另外，颗粒还具有嗜碱性染色特点，可被Giemsa染色呈现深蓝色。肥大细胞的染色结果通过其细胞质内颗粒的着色而显示出来。本实验主要介绍染色结果稳定、可重复性强、易于操作的肥大细胞染色法——甲苯胺蓝染色法。

四、实验方法

1. 4位同学为一组，每组1只SD白鼠。

2. 将大鼠断头处死，放血后，腹部朝上置入解剖盘内，除净腹部体毛，剪开皮肤，暴露皮下组织，用镊子取皮下组织置于载玻片上，用解剖分离针展成薄片，铺的越薄越好。皮下组织取完后，还可再剪开腹腔，取大网膜，用解剖针展成铺片。

3. 晾干后马上置入FA固定液中固定15 min。

4. 铺片从固定液中取出，置入100%乙醇下行至70%乙醇各1 min，蒸馏水洗。

5. 铺片入0.5%甲苯胺蓝染液染色3 min。

6. 蒸馏水稍洗，去掉浮色（注意：水洗后也可用0.01%伊红再染）。90%、95%、100%乙醇脱水各2 min，二甲苯透明3 min，中性树胶封片。

7. 观察：先在低倍镜下找到肥大细胞，再转高倍镜下观察。肥大细胞颗粒呈紫蓝色，细胞核呈浅蓝色，组织背景无色。

五、注意事项

1. 实验过程中在抓取大鼠时一定小心谨慎，避免被大鼠咬伤。

2. 组织离体后应尽快固定，否则会使肥大细胞的颗粒不明显，有时候呈片状。

3. 乙醇和二甲苯可使异染性反应转变为正染性，使染色颜色转变为深蓝色或天蓝色，因此各级乙醇中脱水时间宜短，如时间过长，易致肥大细胞退色，可在显微镜下观察染色深浅，对脱水时间进行适当调整。二甲苯透明过程不宜太长，宜采用晾干封片。

4. 甲苯胺蓝染色为异染性染色，肥大细胞的颗粒应被染成紫红色。

思考题

1. 甲苯胺蓝是碱性染料，肥大细胞胞质内颗粒染成什么颜色？如何解释？

2. 简述肥大细胞的结构特点与功能及其在病理发生过程中的作用。

3. 用所学知识解释肥大细胞与过敏反应性疾病的关系。

参考文献

［1］孙德刚，成玉霞，孙青.肥大细胞甲苯胺蓝染色方法的改进.诊断病理学杂志，2016，23（11）：866-869.

［2］杜卓民.实用组织学技术.2版.北京：人民卫生出版社.1998.

［3］Theoharides TC. Potential association of mast cells with coronavirus disease 2019. Ann Allergy Asthma Immunol，2021，126（3）：217-218.

［4］丁桂龄，郑建明，刘艳芳.高锰酸钾甲苯胺蓝染色法对杯状细胞、肥大细胞、浆细胞、神经纤维的染色效果观察.临床与实验病理学杂志，2020，36（12）：1486-1487.

［5］梁玉婷，彭霞，林堃，等.改良的肥大细胞甲苯胺蓝染色法.现代生物医学进展，2017，17（24）：4601-4605.

（杜 辉）

实验五 精子、卵子和受精

一、实验目的

1. 通过完成小鼠发情、超排卵、合笼，判断受精成功，取出受精卵，观察受精卵的分离和卵裂球的形态；培养动手、观察和思辨能力。

2. 熟知受精的原理及意义。

3. 实验过程加入动物伦理，培养学生素养。

二、实验原理

受精（fertilization）是指精子与卵子结合形成受精卵的过程，一般发生在输卵管壶腹部。受精分体内受精和体外受精两种。体内受精指的是雌雄个体经过自然交配后完成受精过程；体外受精指的是人为模拟体内受精环境，将精子体外获能后与卵子在体外完成受精过程。请同学们自己动手完成小鼠发情、超排卵、合笼，判断受精成功，取出受精卵，观察受精卵的分离和卵裂球的形态。

三、实验材料

1. 实验动物

昆明系小白鼠，周龄：雌鼠6～8周龄，性成熟雄鼠10～12周龄，并且已通过交配实验证明其有受精能力。

2. 实验试剂

M2操作液：每100 mL蒸馏水入NaCl 0.553 19 g，KCl 0.035 63 g，CaCl$_2$·2H$_2$O 0.025 14 g，KH$_2$PO$_4$ 0.016 195 g，MgSO$_4$ 0.014 327 6 g，NaHCO$_3$ 0.035 g，Hepes 0.496 855 g，乳酸钠0.434 9 g，丙酮酸钠0.003 63 g，葡萄糖0.100 191 2 g，BSA 0.4 g，青霉素0.006 g，链霉素0.005 g，酚红钠0.001 g。

四、实验方法

1. 雌鼠的超数排卵处理

雌鼠至少控光（黑暗20：00—7：00，光照7：00—20：00）一周后进行超数排卵处理。超数排卵处理方法：雌鼠于16：00腹腔注射孕马血清促性腺激素（pregnant mare serum gonadotropin，PMSG）5 U/只，48 h后注射人绒毛膜促性腺激素（human chorion gonadotropin，HCG）5 U/只。根据学者对昆明系小鼠超数排卵研究的结果，在对小鼠诱导超数排卵之前，利用阴门观察法或阴道脱落细胞涂片观察法对雌性小鼠进行发情周期判断，使用发情前期小鼠进行诱导超数排卵后与雄鼠合笼，能获得较高的见栓率和受精成功率。

2. 雌鼠与雄鼠合笼

雌鼠注射HCG后，将雌鼠与雄鼠1：1合笼。

3. 雌鼠阴道栓检测

雌鼠与雄鼠合笼后次日上午7：00检查雌鼠阴道栓是否出现；阴道栓是小鼠交配后存在于阴道内的精液凝固后形成的物质，呈淡黄色至褐色带状，小鼠阴道栓一般在交配后12～24 h（短4～5 h，长48 h）自动脱落。出现阴道栓的雌鼠确定为受精成功，受精雌鼠在注射HCG后18 h可从其输卵管壶腹部收集受精卵。

4. 受精卵的收集及鉴定

受精雌鼠在注射HCG后18 h采用颈椎脱臼法将其处死，用无菌眼科剪刀和镊子打开腹腔取输卵管置入M2操作液中，清洗2次。在体视显微镜下用眼科镊撕开输卵管壶腹部释放出受精卵，用玻璃口吸管吹打几次，在M2操作液中洗去卵母细胞周围附着的精子（Fig.2.5-01，Fig.2.5-02）。

受精卵的鉴定：分别含有一个雌原核、一个雄原核和一个第二极体的卵母细胞即为受精卵（Fig.2.5-03）。

五、注意事项

1. 进行受精实验的雄鼠必须已通过交配实验证明其具有受精能力。

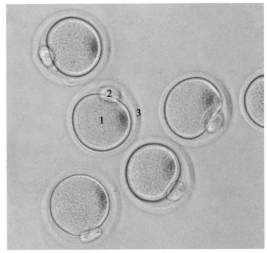

Fig.2.5-01　小鼠第二次减数分裂中期卵子mouse ovum in the second meiotic metaphase　high mag.

1. oocyte　2. the first polar body　3. zona pellucida

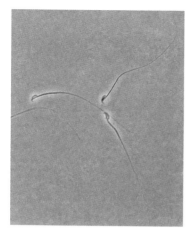

Fig.2.5–02　小鼠精子mouse sperm

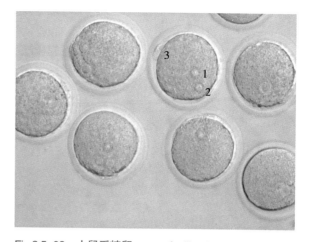

Fig.2.5–03　小鼠受精卵mouse fertilized ovum　high mag.

1. female pronucleus　2. male pronucleus　3. the second polar body

2. 受精卵的判定标准：分别含有一个雌原核、一个雄原核和一个第二极体的卵母细胞才为受精卵。

3. 尽量选用发情前期的小鼠诱导超数排卵，可获得较高的受精成功率。

思考题

1. 体外受精如何完成？
2. 讨论试管婴儿的国内外研究进展。

参考文献

［1］陈大元.受精生物学.北京：科学出版社，2003.

［2］朱娜，贾洪响，刘晓坤，等.小鼠发情周期卵泡发育动态及其对超数排卵的影响.动物学研究，2012，33（3）：276-282.

［3］Doody KJ. The time has come to reevaluate the fertilization check. Fertil Steril，2021，115（1）：74-75.

［4］Cardona Barberán A，Boel A，Vanden Meerschaut F，et al. Diagnosis and treatment of male infertility-related fertilization failure. J Clin Med，2020，9（12）：3899-3930.

［5］Zaninovic N，Rosenwaks Z. Artificial intelligence in human in vitro fertilization and embryology. Fertil Steril，2020，114（5）：914-920.

（葛　丽）

实验六 大、中动脉的结构特点与动脉硬化的发生

一、实验目的

1. 阅读文献了解大、中动脉的结构特点与动脉硬化发生的关系。

2. 通过构建动脉硬化动物模型，进一步加深理解动脉硬化机制，培养本科生对知识的综合运用能力。

二、实验原理

大、中动脉管壁均可分为3层：内膜、中膜及由结缔组织构成的外膜。大动脉包括主动脉、无名动脉、颈总动脉、锁骨下动脉、椎动脉和髂总动脉等，其管壁中膜有多层弹性膜和大量弹性纤维，平滑肌较少，故又称为弹性动脉。中动脉管壁的平滑肌相当丰富，故又称肌性动脉。

动脉硬化泛指动脉管壁增厚、失去弹性、硬化性的一类疾病，包括3种类型：动脉粥样硬化（atherosclerosis，AS），细动脉硬化，动脉中层钙化。其中AS主要累及大、中动脉，基本病变是动脉内膜的脂质沉积，内膜灶状纤维化，粥样斑块形成，致管壁变硬、管腔狭窄，并引起一系列继发性病变，特别是发生在心、脑、肾等器官的缺血性改变。

本实验通过高脂饮食，联合应用维生素D_3饲养SD大鼠，建立动脉粥样硬化模型。在饲料中添加维生素D_3，可以提高钙吸收和血钙含量；高血钙可损伤动脉管壁内皮，引起平滑肌细胞的迁移和增殖，并分泌细胞外基质，引起血浆脂质侵入血管壁，造成血管壁损伤，动脉内膜脂质积聚，形成动脉粥样硬化，血钙升高超出血浆溶解力，钙盐沉积在主动脉中膜，使血管平滑肌细胞受损变性，最终出现钙化。高脂饲料中加入抗甲状腺药物丙硫氧嘧啶和促胆固醇吸收物胆酸钠，以加速AS模型的形成。通过模型组与对照组比较，观察大鼠主动脉切片的形态学特点，分析AS的发生过程，培养学生对组织学知识和病理学知识的综合运用能力，为后续课程学习打下坚实的基础。

三、实验材料

1. 实验动物

清洁级SD大鼠40只，雄性，2～4月龄，体重200～240 g。

2. 实验试剂

胆固醇，胆酸钠，丙硫氧嘧啶，猪油，白砂糖，维生素D_3，10%甲醛固定液，70%、80%、90%、95%、100%乙醇，二甲苯，石蜡。

3. 实验仪器设备

鼠台、大头针、手术器械、固定瓶、切片机、展片机、溶蜡箱、恒温箱。

四、实验方法

1. SD大鼠正常喂食1周后，随机分为对照组（10只）及实验组（30只）。对照组喂食普通饲料，实验组喂食高脂饲料和维生素D_3。高脂饲料配方：在大鼠基础饲料的配方中添加3%胆固醇、0.5%胆酸钠、10%猪油、5%白砂糖、0.2%丙硫氧嘧啶。

2. 实验组在给予饲料前，按60万U/kg腹腔注射维生素D_3，造模后第3、6、9周分别注射10万U/kg维生素D_3。各组自由饮水，自然采光，室温21～25℃，整个实验周期12周。

3. 实验结束时将所有大鼠处死，分离主动脉（从主动脉弓起始处至腹主动脉分叉处），投入10%甲醛中固定以备切片。

4. 常规脱水包埋，切片，HE染色观察。

5. 观察切片（Fig. 2.6–01，Fig. 2.6–02），记录实验结果，比较大、中动脉的正常光镜结构与动脉硬化的异同点，讨论动脉硬化的发生过程。

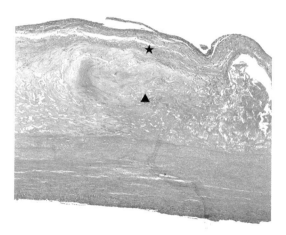

Fig.2.6–01　主动脉粥样硬化 atherosclerosis of aorta high mag.

★：fiber cap　▲：atherosclerotic plaque

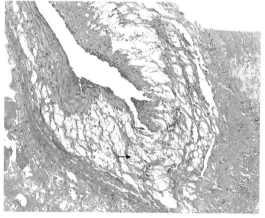

Fig.2.6–02　主动脉粥样硬化 atherosclerosis of aorta　high mag.

→：foam cell

五、注意事项

1. 抓动物时应注意避免被动物咬伤。

2. 实验用SD大鼠，按照清洁级动物饲养，饲养过程中密切观察其进食量、体重、饮水、外观及精神状态。

思考题

1. 用所学组织学和病理学知识解释动脉硬化的发生过程。

2. 动脉硬化发生与哪些因素有关？如何预防？

参考文献

[1] 步宏．李一雷．病理学．9版．北京：人民卫生出版社，2018：129-137.

[2] 龚明艳，郭军．小鼠动脉粥样硬化模型构建的新进展．中国心血管病研究，2019，17（6）：488-512.

（杨　艳）

实验七　肾的组织学结构与肾小球疾病发生的关系

一、实验目的

肾复杂的微细结构是完成其功能的基础。通过肾微细结构的学习，分析评价肾疾病的原因及其机制，培养学生综合运用知识的能力。

二、实验原理

肾单位是肾的基本结构和功能单位。人体的两侧肾共有约200万个肾单位。肾的代偿功能很强，部分肾单位损伤引起的功能丧失可由其他肾单位予以代偿。肾单位由肾小体（又称肾小球）和与之相连的肾小管两部分构成。肾小球直径150～250 μm，由血管球和肾球囊组成。血管球由盘曲的毛细血管袢组成。入球小动脉在血管极进入血管球，分成4～5个初级分支。每个分支再分出数个网状吻合的毛细血管袢。初级分支及其所属毛细血管袢构成血管球的小叶或节段。小叶的毛细血管汇集成数支微动脉，后者汇合成出球小动脉，从血管极离开肾小球。滤过膜由肾小球毛细血管内皮、基膜和肾小囊脏层足细胞裂孔膜构成：①内皮细胞为胞体布满直径70～100 nm窗孔的扁平细胞，构成滤过膜的内层。细胞表面由薄层带负电荷的唾液酸糖蛋白被覆。②肾小球基膜为滤过膜的中层，厚约300 nm，是肾小球滤过的主要机械屏障。基膜的主要成分是Ⅳ型胶原、层粘连蛋白、硫酸肝素等阴离子蛋白多糖、纤维粘连蛋白和内动蛋白等。③肾小囊脏层上皮细胞为高度特化的足细胞，构成滤过膜的外层。足细胞自胞体伸出几支大的初级突起，继而分出许多指状的次级突起，即足突。足细胞表面由一层带负电荷的物质覆盖，其主要成分为唾液酸糖蛋白。足细胞紧贴于基膜外疏松层，相邻的足突间为20～30 nm宽的滤过隙。滤过隙近基膜侧足突间由拉链样膜状电子致密结构连接，该结构称为滤过隙膜。脏层上皮细胞对于维持肾小球屏障功能具有关键性的作用。足细胞裂孔膜是对滤过物质的最后一道防线。

毛细血管间的肾小球系膜构成小叶的中轴。系膜由系膜细胞和基膜样的系膜基质构成。系膜细胞具有收缩、吞噬、增殖、合成系膜基质和胶原等功能，并能分泌多种生物活性介质。肾球囊又称鲍曼囊，内层为脏层上皮细胞，外层为壁层上皮细胞。脏、壁两层细胞构成球状囊，其尿极与近曲小管相连。正常情况下，水和小分子溶质可通过肾小球滤过膜，但蛋白质等大分子则几乎完全不能通过。滤过膜具有体积依赖性和电荷依赖性屏障作用，分子体积越大，通透性越小；分子携带阳离子越多，通透性越强。

原发性肾小球疾病的病因和发病机制尚不十分清楚，但目前已明确，大部分原发性肾小球疾病及多数继发性肾小球疾病的肾小球损伤是由抗原抗体反应引起的。抗原抗体反应是肾小球损伤和病变的最主要的发病原因。有关抗原分为内源性和外源性两大类。内源性抗原包括肾小球性抗原（肾小球基膜抗原，足细胞、内皮细胞和系膜细胞的细胞膜抗原等）和非肾小球性抗原（DNA、核抗原、免疫球蛋白、肿瘤抗原和甲状腺球蛋白等），外源性抗原包括细菌、病毒、寄生虫、真菌和螺旋体等生物性病原体的成分，以及药物、外源性凝集素、异种血清等。

与抗体有关的肾小球损伤主要通过两种机制：一种是在血液循环中形成的抗原－抗体复合物在肾小球内沉积，引起肾小球病变；一种是抗体与肾小球内的抗原在原位发生反应，引起肾小球病变。此外，针对肾小球细胞成分的细胞毒抗体等其他原因也可引起肾小球损伤。抗原－抗体复合物形成后，需要多种炎症介质的参与才能引起肾小球病变和各种不同类型的原发性肾小球肾炎或疾病。

常见的原发性肾小球疾病的类型与病理特点如下。

（1）急性弥漫增生性肾小球肾炎：病变由免疫复合物引起。双侧肾轻到中度肿大，被膜紧张。肾表面充血，有的肾表面有散在粟粒大小的出血点，故有大红肾或蚤咬肾之称。切面见肾皮质增厚。病变累及双肾的绝大多数肾小球。肾小球体积增大，内皮细胞和系膜细胞增生，内皮细胞肿胀，可见中性粒细胞和单核细胞浸润。毛细血管腔狭窄或闭塞，肾小球血量减少。病变严重处血管壁发生纤维素样坏死，局部出血，可伴血栓形成。近曲小管上皮细胞变性。肾小管管腔内出现蛋白管型、红细胞或白细胞管型及颗粒管型。肾间质充血、水肿并有炎细胞浸润。免疫荧光检查显示肾小球内有颗粒状IgG、IgM和C3沉积。电镜检查显示电子密度较高的沉积物，通常呈驼峰状，多位于脏层上皮细胞和肾小球基膜之间，也可位于内皮细胞下、基膜内或系膜区。

（2）快速进行性肾小球肾炎：又称急进性肾小球肾炎、新月体肾炎。双肾体积增大，颜色苍白，表面可有点状出血，切面见肾皮质增厚。组织学特征是多数肾小球囊内有新月体形成。新月体主要由增生的壁层上皮细胞和渗出的单核细胞构成。早期新月体以细胞成分为主，称为细胞性新月体；之后胶原纤维增多，转变为纤维－细胞性新月体；最终成为纤维性新月体。新月体使肾小球球囊腔变窄或闭塞，并压迫毛细血管丛。

（3）慢性肾小球肾炎：为不同类型肾小球疾病发展的终末阶段，病因和发病机制及病理变化具有原肾小球疾病类型的特点。病变特点是，肉眼观双肾体积缩小，表面呈弥漫性细颗粒状；切面皮质变薄，皮髓质界限不清，肾盂周围脂肪增多；大体病变称为继发性颗粒性固缩肾。光镜下大量肾小球发生玻璃样变性和硬化；肾小管萎缩或消失，间质纤维化，伴有淋巴细胞及浆细胞浸润；病变轻的肾单位出现代偿性改变，肾小球体积增大，肾小管扩张，腔内可出现各种管型。

三、实验准备

1. 肾组织学和肾小球疾病的多媒体课件的制作。
2. 正常肾大体标本和肾组织学切片的制备。

3. 肾小球肾炎的大体标本和病理学切片的准备。

四、实验内容和步骤

1. 学生制作多媒体课件比较评价肾的正常组织和肾小球疾病的病理结构。

2. 探索肾小球疾病的发病机制。

3. 急性弥漫增生性肾小球肾炎、快速进行性肾小球肾炎和慢性肾小球肾炎病变的肉眼和镜下特点。

4. 互动式讨论肾的组织结构特点与急性弥漫增生性肾小球肾炎、快速进行性肾小球肾炎和慢性肾小球肾炎病变的发生关系和临床病理联系。

参考文献

［1］苏衍萍，王春艳. 组织学与胚胎学. 南京：江苏科学技术出版社，2013.

［2］李玉林. 病理学. 8版. 北京：人民卫生出版社，2018.

［3］陆再英，钟南山. 内科学. 7版. 北京：人民卫生出版社，2011.

（李东娟）

实验八 卵巢的组织结构特点及其与肿瘤组织学类型的关系

一、实验目的

1. 通过卵巢组织学结构和卵巢肿瘤类型的对比及分析，加深对知识的运用。

2. 从发育的角度探索卵巢肿瘤发生的机制。

二、实验原理

卵巢表面包绕着单层立方上皮或扁平上皮，称表面上皮，上皮下方为薄层致密结缔组织构成的白膜。卵巢实质分为位于周围的皮质和位于中央的髓质，皮质很厚，含不同发育阶段的卵泡、黄体和白体等，这些结构之间有特殊的结缔组织，主要由低分化的梭形的基质细胞、网状纤维及散在的平滑肌纤维构成。髓质较少，有许多迂曲的血管和淋巴管。卵泡的发育一般分为原始卵泡、初级卵泡、次级卵泡和成熟卵泡4个阶段。原始卵泡由1个初级卵母细胞和周围1层扁平的卵泡细胞构成。初级卵泡由原始卵泡发育而来。初级卵母细胞体积增大，卵泡细胞增生，由扁平变为立方形或柱状，由单层变为多层（5~6层），最里面的一层卵泡细胞为柱状，呈放射状排列，称为放射冠。在初级卵母细胞与放射冠之间出现一层均质状、折光性强、嗜酸性的带状结构，称为透明带。次级卵泡由初级卵泡继续发育形成。其卵泡细胞层数逐渐增多，卵泡细胞间出现一些小腔隙，并逐渐融合成一个新月形的大腔，称卵泡腔，腔内充满卵泡液。随着卵泡液增多，卵泡腔扩大，初级卵母细胞、透明带、放射冠及部分卵泡细胞突入卵泡腔内形成卵丘。位于卵泡腔周围的数层卵泡细胞形成卵泡壁，称颗粒层，卵泡细胞改称为颗粒细胞。与卵泡生长相伴随，周围的基质细胞向卵泡聚集，形成卵泡膜。卵泡膜分化为两层。内层毛细血管丰富，基质细胞分化为多边形或梭形的膜细胞，外层有环行排列的胶原纤维和平滑肌纤维。次级卵泡发育为成熟卵泡。排卵后，残留在卵巢内的卵泡颗粒层和卵泡膜向腔内塌陷，卵泡膜的结缔组织和毛细血管也伸入颗粒层，这些成分逐渐演化成具有内分泌功能的细胞团，新鲜时呈黄色，故称黄体。黄体内的颗粒细胞增殖分化为颗粒黄体细胞，其数量多，体积大，染色浅，位于黄体中央。膜细胞转变为膜黄体细胞，其数量少，体积小，细胞质和细胞核染色较深，主要位于黄体周边部。若排出的卵未受精，黄体仅维持12～14天后退化，称月经黄体。黄体退化后被致密结缔组织取代，成为瘢痕样的白体。若受精，在胎盘分泌的绒毛膜促性腺激素的刺激下，黄体继续发育，直径可达4～5 cm，称妊娠黄体。妊娠黄体可存在4～6个月，然后退化为白体。

卵巢肿瘤依照其组织发生可分为以下3大类。

（1）上皮性肿瘤：绝大多数上皮肿瘤来源于卵巢的表面上皮，由胚胎时期覆盖在生殖嵴表面的体腔上皮转化而来。依据上皮的类型可将卵巢上皮性肿瘤分为浆液性肿瘤、黏液性肿瘤和子宫内膜样肿瘤。

（2）性索间质肿瘤：卵巢性索间质肿瘤起源于原始性腺中的性索和间质组织，分别在男性和女性衍化成各自不同类型的细胞，并形成一定的组织结构。女性的性索间质细胞称作颗粒细胞和卵泡膜细胞，可形成颗粒细胞瘤和卵泡膜细胞瘤，亦可混合构成颗粒 – 卵泡膜细胞瘤。颗粒细胞瘤和卵泡膜细胞瘤可产生雌激素，患者常有内分泌功能改变。

（3）生殖细胞肿瘤：卵巢原始生殖细胞具有向不同方向分化的潜能，由原始生殖细胞组成的肿瘤称为无性细胞瘤；原始生殖细胞向胚胎的体壁细胞分化称为畸胎瘤；向胚外组织分化，瘤细胞和胎盘的间充质细胞或它的前身相似，称为卵黄囊瘤；向覆盖在胎盘绒毛表面的细胞分化，则称为绒毛膜癌。

三、实验准备

1. 卵巢的组织学多媒体课件的制作。
2. 卵巢肿瘤病理学多媒体课件的制作。
3. 正常卵巢大体标本的准备。
4. 正常卵巢组织学切片的准备。
5. 各类卵巢肿瘤大体标本的准备。
6. 各类卵巢肿瘤病理学切片的准备。

四、实验内容和步骤

1. 用多媒体课件讲述卵巢的正常组织形态。
2. 用多媒体课件讲述卵巢肿瘤病理学类型。
3. 肉眼观察正常卵巢的大体形态特点。
4. 显微镜观察正常卵巢的组织形态学特点。
5. 肉眼观察各类卵巢肿瘤的大体形态特点。

6. 显微镜观察各类卵巢肿瘤的组织形态学特点。

7. 互动式讨论卵巢的组织结构特点与卵巢肿瘤病理学类型的关系。

参考文献

[1] 苏衍萍，王春艳. 组织学与胚胎学. 南京：江苏科学技术出版社，2018.

[2] 李玉林. 病理学. 8版. 北京：人民卫生出版社，2013.

[3] 乐杰. 妇产科学. 7版. 北京：人民卫生出版社，2011.

（翟晓茜）

实验九　肺组织结构特点及其与慢性阻塞性肺疾病的关系

一、实验目的

1. 通过肺组织学结构和慢性阻塞性肺疾病的对比，培养学生的知识运用能力。

2. 加强组织学基础知识与临床的联系，探索慢性阻塞性肺疾病的发病机制。

二、实验原理

肺表面被覆浆膜（脏胸膜），肺组织分实质和间质两部分。实质指肺内各级支气管及肺泡。间质包括结缔组织及血管、淋巴管、神经等。从主支气管至肺泡大约有24级分支（主支气管、叶支气管、段支气管、小支气管、细支气管、终末细支气管、呼吸性细支气管、肺泡管、肺泡囊、肺泡）。从叶支气管到终末细支气管为肺的导气部，支气管壁分为3层，由内向外为黏膜、黏膜下层、外膜。黏膜由上皮和固有层组成，表面被覆假复层柱状纤毛上皮，固有层内有弹性纤维及淋巴组织；黏膜下层为疏松结缔组织，与固有层和外膜无明显分界，有混合性腺体；外膜为环状软骨和弹力纤维膜。随分支增加，管径变细，管壁的软骨和腺体会逐渐减少，而平滑肌成分相对逐渐增加。到终末细支气管时，上皮变为单层柱状，杯状细胞、腺体和软骨片完全消失。呼吸性细支气管以下各段均出现肺泡，为肺的呼吸部。呼吸性细支气管管壁上出现少量肺泡。管壁上皮为单层立方上皮，有分泌细胞和少许纤毛细胞，上皮下有少量环行平滑肌纤维。在肺泡开口处，单层立方上皮移行为单层扁平上皮。肺泡管管壁上有许多肺泡，镜下可见到一系列相邻肺泡开口之间的结节状膨大。膨大表面覆有单层立方或扁平上皮，内部有被横切的环行平滑肌束。肺泡囊是多个肺泡的共同开口处。相邻肺泡开口之间无平滑肌，故无结节状膨大。肺泡为半球形的小囊，开口于肺泡囊、肺泡管或呼吸性细支气管，是肺进行气体交换的部位，构成肺的主要结构。肺泡壁很薄，由单层肺泡上皮组成。肺泡上皮由Ⅰ型肺泡细胞和Ⅱ型肺泡细胞组成。Ⅰ型肺泡细胞含核部略厚，其余部分扁平菲薄，于光镜下难辨认。Ⅰ型肺泡细胞覆盖了肺泡约95%的表面积，是进行气体交换的部位。Ⅱ型肺泡细胞呈立方形或圆形，散在凸起于Ⅰ型肺泡细胞之间，覆盖肺泡约5%的表面积。细胞核圆形，细胞质着色浅。相邻肺泡之间的薄层结缔组织是肺泡隔，其内有密集的连续毛细血管和丰富的弹性纤维，其弹性起回缩肺泡的作用。肺泡隔内还有成纤维细胞、肺巨噬细胞、浆细胞、肥大细胞、毛细淋巴管和神经纤维。肺巨噬细胞广泛分布于肺间质，在肺泡隔中最多，有时肺泡腔内也可看到。肺巨噬细胞具有活跃的吞噬功能，能清除进入肺泡和肺间质的尘粒、细菌等异物，发挥重要的免疫防御作用。吞噬了较多尘粒的肺巨噬细胞为尘细胞。吞噬了异物的肺巨噬细胞可沉积在肺间质内，也可从肺泡腔经呼吸道随黏液咳出；还可进入肺淋巴管，再迁移至肺门淋巴结。相邻肺泡之间有气体流通的小孔，一个肺泡壁上可有一至数个，可均衡肺泡间气体的含量。

慢性支气管炎是发生于支气管黏膜及其周围组织的慢性非特异性炎症，病程持续多年者常并发肺气肿及慢性肺源性心脏病。该疾病由病毒和细菌感染、吸烟、空气污染、过敏、机体内在因素等多种原因长期综合作用所引起。病变早期常累及较大的支气管，随病情进展逐渐累及较小的支气管和细支气管。支气管纤毛柱状上皮变性、坏死脱落，再生的上皮杯状细胞增多，并发生鳞状上皮化生。黏膜下腺体增生肥大、浆液腺上皮发生黏液腺化生，导致分泌黏液增多。管壁充血水肿，平滑肌断裂、萎缩，譬如喘息型者，常平滑肌束增生、肥大，软骨可变性、萎缩或骨化，可见淋巴细胞、浆细胞浸润。随着病变加重，可引起管壁纤维性增厚，管腔狭窄甚至发生纤维性闭锁；炎症向管壁周围组织及肺泡扩展，形成细支气管周围炎。细支气管炎和细支气管周围炎是引起慢性阻塞性肺气肿的病变基础。患者因支气管黏膜受炎症刺激及分泌的黏液增多而出现咳嗽、咳痰，痰呈白色黏液泡沫痰，急性发作期咳黏液脓性或脓性痰。当支气管痉挛或狭窄及黏液和渗出物阻塞管腔时导致喘息加重，可闻及哮鸣音、湿性啰音。小气道的狭窄和阻塞可致阻塞性通气障碍。此时呼气阻力的增加大于吸气，久之，使肺过度充气，肺残气量明显增多而并发肺气肿。

肺气肿是末梢肺组织含气量过多伴肺泡间隔破坏，肺组织弹性减弱，导致肺体积膨大、功能降低的一种疾病。其发病机制主要与阻塞性通气、呼吸性细支气管和肺泡壁弹性降低、α_1-抗胰蛋白酶水平降低有关。根据病变部位、范围和性质的不同，可将肺气肿分为：①肺泡性肺气肿，包括腺泡中央型肺气肿、腺泡周围型肺气肿、全腺泡型肺气肿。②间质性肺气肿，由肋骨骨折、胸壁穿透伤或剧烈咳嗽引起肺内压急剧增高等导致细支气管或肺泡间隔破裂，使空气进入肺间质而形成。可在上胸部和颈部皮下形成皮下气肿。③瘢痕旁肺气肿，出现在肺组织瘢痕灶周围，由肺泡破裂融合形成的局限性肺气肿，因其出现的具体位置不恒定，且大小形态不一，故也称为不规则型肺气肿。若气肿囊腔直径超过2 cm，破坏了肺小叶间隔时，称肺大疱，位于肺膜下的肺大疱破裂可引起气胸。④代偿性肺气肿，是指肺萎缩、肺叶切除后的残余肺组织、肺炎性实变病灶周围肺组织的肺泡代偿性过度充气，通常不伴气道和肺泡壁的破坏或仅有少量肺泡壁破裂。⑤老年性肺气肿，是因老年人的肺组织弹性回缩力减弱使肺残气量增多而引起的肺膨胀。镜下见肺泡扩张，肺泡间隔变窄并断裂，相邻肺泡融合成较大的囊腔。肺泡间隔内毛细血管床数量减少，间质内肺小动脉内膜纤维性增厚。小支气管和细支气管可见慢性炎症改变。患者除咳嗽、咳痰等慢性支气管炎症状外，还可发生呼气性呼吸困难、胸闷、发绀等缺氧症状。严重者因长期处于过度吸气状态，使肋骨上抬，肋间隙增宽，胸廓前后径加大，形成"桶状胸"。后期由于肺泡间隔毛细血管床受压迫及数量减少，使肺循环阻力增加，肺动脉压升高，最终导致慢性肺源性心脏病。

慢性肺源性心脏病简称肺心病，是因慢性肺疾病、肺血管及胸廓的病变引起肺循环阻力增加，肺动脉压升高而导致的以右心室壁肥厚、心腔扩大甚至发生右心衰竭的心脏病。最常引起肺心病的是慢性阻塞性肺疾病，尤其是慢性支气管炎并发阻塞性肺气肿，另外也可见于支气管哮喘、支气管扩张症、肺尘埃沉着病、慢性纤维空洞型肺结核和肺间质纤维化等。镜下见肺毛细血管床减少，小血管纤维化、闭塞，还可见肺小动脉炎，肺小动脉弹力纤维及胶原纤维增生，腔内血栓形成和机化使肺循环阻力增加。由于阻塞性通气障碍及肺气血屏障破坏使气体交换面积减少等，均可导致肺泡气 PO_2 降低，PCO_2 升高。缺氧不仅能引起肺小动脉痉挛，还能使肺血管构型改建，即发生无肌细动脉肌化、肺小动脉中膜增生肥厚等变化（肺部主要病变），更增大了肺循环阻力而使肺动脉压升高，最终导致右心肥大、扩张、质量增加。心尖部外观钝圆，右心室前壁肺动脉圆锥膨隆，右心室内乳头肌和肉柱增粗，室上嵴增厚。肺动脉瓣下 2 cm 处右心室前壁肌层厚度超过 5 mm 为诊断肺心病的病理形态标准。镜下可见右心室壁心肌细胞肥大，核增大、深染，也可见缺氧引起的心肌纤维萎缩、细胞质溶解、横纹消失，间质水肿和胶原纤维增生等。肺心病发展缓慢，会逐渐出现呼吸困难、发绀等呼吸功能不全症状，以及体循环淤血、肝脾大、下肢水肿等右心衰竭症状。甚至由于缺氧和二氧化碳潴留、呼吸性酸中毒等导致脑水肿而并发肺性脑病，出现头痛、烦躁不安、抽搐、嗜睡甚至昏迷等症状。

三、实验准备

1. 肺组织学、慢性支气管炎、肺气肿及肺心病的多媒体课件。
2. 肺正常组织学切片。
3. 慢性支气管炎病理学切片。
4. 肺气肿病理学切片。
5. 肺心病病理学切片。

四、实验内容和实验步骤

1. 学生自行制作慢性支气管炎、肺气肿和肺心病的形态学变化、发病机制的多媒体课件。
2. 分组讨论慢性支气管炎的发生过程及病理特点。
3. 分组讨论肺气肿的发生过程及病理特点。
4. 分组讨论肺心病的发生过程及病理特点。
5. 显微镜下对比观察正常肺组织与慢性支气管炎肺组织的形态学特点。
6. 显微镜下对比观察正常肺组织与肺气肿肺组织的形态学特点。
7. 显微镜下对比观察正常肺组织与肺心病肺组织的形态学特点。
8. 讨论慢性阻塞性肺疾病的临床病理联系。

参考文献

［1］苏衍萍，王春艳.组织学与胚胎学.南京：江苏科学技术出版社，2018.

［2］李玉林.病理学.8版.北京：人民卫生出版社，2013.

［3］陆再英，钟南山.内科学.7版.北京：人民卫生出版社，2011.

（刘 蕾）

实验十 甲状腺的组织结构特点与其肿瘤组织学类型的关系

一、实验目的

1. 通过甲状腺组织学结构与其肿瘤组织学类型的对比，探索甲状腺肿瘤发生机制。

2. 加强正常结构与病理结构和功能的融合，培养学生分析问题的能力。

二、实验原理

甲状腺由两种类型的内分泌细胞构成，即起源于原始咽底壁内胚层的滤泡上皮细胞，以及来源于第5对咽囊的滤泡旁细胞，分别分泌甲状腺素和降钙素。

甲状腺表面包有薄层结缔组织被膜。结缔组织伸入腺实质，将其分成许多大小不等的小叶，每个小叶含有许多甲状腺滤泡和滤泡旁细胞。

甲状腺滤泡：由滤泡上皮细胞围成，大小不等，直径为0.02～0.9 mm，呈圆形、椭圆形或不规则形。滤泡腔内充满均质嗜酸性的胶质。正常状态下，滤泡上皮细胞为单层立方形。随着功能状态的不同，滤泡上皮细胞的形态会发生变化。功能活跃时，细胞增高呈低柱状，滤泡腔内胶质减少；反之，细胞变矮呈扁平状，腔内胶质增多。胶质由滤泡上皮细胞产生，为碘化的甲状腺球蛋白。胶质的边缘常存在滤泡上皮细胞吞饮胶质滴所致的空泡。滤泡上皮基底面有完整的基膜，基膜外的结缔组织中富含有孔毛细血管和毛细淋巴管。

滤泡旁细胞：位于滤泡之间和滤泡上皮细胞之间。在HE染色标本上，滤泡旁细胞比滤泡上皮细胞稍大，胞质着色略淡，银染法可见胞质内有嗜银颗粒。电镜下，在滤泡上皮细胞之间的滤泡旁细胞位于基膜上，顶部常被邻近的滤泡上皮细胞覆盖，不与滤泡腔胶质接触。细胞基底部细胞质内有许多分泌颗粒，其以胞吐方式释放颗粒内的降钙素。降钙素是一种多肽。除此之外，滤泡旁细胞也能合成和分泌降钙素基因相关肽。

甲状腺滤泡上皮细胞合成和分泌甲状腺素（thyroxine）。甲状腺素的形成需经过合成、贮存、碘化、重吸收、分解和释放等过程。滤泡上皮细胞从血液中摄取氨基酸，在粗面内质网合成甲状腺球蛋白的前体，运至高尔基复合体加糖并浓缩形成分泌颗粒，以胞吐方式排入滤泡腔内贮存。滤泡上皮细胞有很强的聚碘能力，可以从血液中摄取碘离子，在过氧化物酶的作用下活化，再进入滤泡腔与甲状腺球蛋白结合，形成碘化甲状腺球蛋白。在腺垂体分泌的促甲状腺激素的作用下，滤泡上皮细胞内吞滤泡腔内碘化甲状腺球蛋白，形成胶质小泡。胶质小泡与溶酶体融合，胶质小泡内碘化甲状腺球蛋白被蛋白水解酶分解，形成大量四碘甲腺原氨酸（T_4）和少量的三碘甲腺原氨酸（T_3），即甲状腺激素，T_4和T_3经细胞基底部释放入有孔毛细血管内。甲状腺素的主要功能是促进机体的新陈代谢，提高神经兴奋性，促进生长发育。降钙素则主要与甲状旁腺激素、维生素D_3等共同调节机体钙–磷平衡。降钙素主要作为甲状腺髓样癌的肿瘤标志物在临床应用，其表达程度与肿瘤分化程度和侵袭生长能力有关。

甲状腺发生的肿瘤种类较多，常见的甲状腺肿瘤组织学类型有以下几种。

1. 甲状腺腺瘤

（1）单纯型腺瘤：包膜完整，瘤组织由大小较一致、排列拥挤、内含胶质、与成人正常甲状腺相似的滤泡构成。

（2）胶样型腺瘤：肿瘤组织由大滤泡或大小不等的滤泡组成，滤泡内充满胶质，并可互相融合成囊。

（3）胎儿型腺瘤：主要由小而一致、仅含少量胶质或没有胶质的小滤泡构成，上皮细胞为立方形，似胎儿甲状腺组织。

（4）胚胎型腺瘤：瘤细胞小，大小较一致，分化好，呈片状或条索状排列，偶见不完整的小滤泡，无胶质，间质疏松呈水肿状。

（5）嗜酸性细胞型腺瘤：又称Hurthle细胞腺瘤。较少见，瘤细胞大而呈多角形，核小，胞质丰富、嗜酸性，内含嗜酸性颗粒。电镜下见嗜酸性细胞内有丰富的线粒体，即Hurthle细胞。瘤细胞排列成索网状或巢状，很少形成滤泡。

（6）非典型腺瘤：瘤细胞丰富，部分为梭形，有轻度非典型增生，可见核分裂象。瘤细胞排列成索或巢片状，不形成滤泡，间质少，但无包膜和血管侵犯。

2. 甲状腺滤泡癌

滤泡癌的诊断需要显示确切的包膜和（或）血管浸润，并且缺少甲状腺乳头状癌的核特征。在新分类中，滤泡癌依据浸润范围又进一步分为3组：①微浸润滤泡癌（仅包膜浸润）；②完整包膜内有血管浸润的滤泡癌；③广泛浸润性滤泡癌。

3. 甲状腺乳头状癌

乳头状癌是显示滤泡细胞分化的形态并具有独特细胞核特征的恶性上皮性肿瘤。

大体表现：乳头状癌通常呈浸润性生长，灰白色质硬，边界不清，可由于乳头的出现而呈颗粒状。由于出现砂粒体和纤维化钙化，切面有砂粒感。多灶性病变常见。少数肿瘤界清，有包膜。

组织学表现：在镜下，典型的甲状腺乳头状癌结构表现为由中央为纤维血管轴心、表面衬覆一层肿瘤性上皮所构成。典型的乳头较长，有复杂的分支。衬覆在乳头表面的肿瘤性滤泡上皮细胞核具有特征性改变。细胞核大、互相重叠在一起。核圆形或卵圆形，核边缘欠规则，呈锯齿状或有皱褶，可出现与核长轴平行的核沟。核染色质常平行排列，聚于核内膜下，致使核膜增厚，核空淡，呈毛玻璃样。核仁小，不明显。核分裂现象罕见或无。在乳头纤维血管轴心中、淋巴管内、实性上皮成分之间和肿瘤性滤泡之间的间质中常存在同心圆层状结构的砂粒体。

4. 甲状腺髓样癌

甲状腺髓样癌是起源于甲状腺滤泡旁上皮（C细胞）的一种少见的神经内分泌恶性肿瘤，以分泌降钙素为特征。

大体表现：肿瘤常界限清楚。质地硬，灰白至棕褐色，砂粒感；直径从小于 1 cm（微小癌）至数厘米。常位于侧叶中上 1/3，是 C 细胞密度最高的区域；散发性，常为单侧；家族性，常为多发或双侧。较大的肿瘤可见出血和中心坏死。

组织学表现：可见多角形或肥胖的梭形细胞，细胞核圆形或卵圆形；核多形性常不明显，分裂象少见。肿瘤细胞排列成片状、巢状或不规则细胞岛。在肿瘤细胞岛之间间隔以纤细的纤维血管分隔，脉管较乳头状癌或滤泡癌更明显。80% ~ 85% 的病例可见淀粉样物，数量不恒定，为粉染的无定形物，形成小球或大块沉积物。

5. 甲状腺未分化癌

甲状腺未分化癌又称为间变癌，是恶性程度最高的甲状腺肿瘤，也是所有甲状腺恶性肿瘤中预后最差的一种。表现全部或部分地由未分化细胞构成，免疫组织化学和超微结构特征表明本型肿瘤是上皮分化性的。

大体表现：甲状腺的大部分被高度坏死和出血性的实性肿瘤所取代。肿瘤体积大，鱼肉样，灰白至棕褐色。具有侵袭性，常浸润邻近软组织和器官，如淋巴结、喉、咽、气管和食管。

组织学表现：由梭形细胞、多形巨细胞、破骨细胞样多核巨细胞、上皮样细胞、多角形细胞或圆形细胞混合组成。这些细胞成分的百分比和分布在每个病例是相当不同的。梭形细胞占优势或完全由梭形细胞构成的肿瘤有肉瘤样形态。较多的破骨细胞样多核巨细胞使得肿瘤的形态类似于骨或软组织巨细胞瘤。淋巴管、血管浸润常见。肿瘤细胞易于侵犯静脉壁，取代正常平滑肌，常使管腔消失，是未分化癌一个常见的特征。

三、实验准备

1. 甲状腺的正常组织学和病理学类型的多媒体课件的制作。
2. 正常甲状腺大体标本和组织学切片的准备。
3. 各类型甲状腺肿瘤大体标本和病理学切片的准备。

四、实验内容和步骤

1. 学生自行制作多媒体课件比较分析甲状腺的正常组织形态和常见类型肿瘤的病理学特点。
2. 借助大体标本和显微镜，分组讨论正常甲状腺的肉眼和光镜下结构，以及各类甲状腺肿瘤的肉眼和光镜下形态特点。
3. 撰写甲状腺的组织结构特点及其与甲状腺肿瘤病理学类型的关系实验报告。

参考文献

［1］苏衍萍，王春艳. 组织学与胚胎学. 南京：江苏科学技术出版社，2018.
［2］李玉林. 病理学. 9 版. 北京：人民卫生出版社，2018.

（李东娟）

▶▶▶ **Part 3** | **第三篇**

案例分析

案例分析一

患者，男性，28岁。

主诉：尿频、尿不净、偶尔早泄3年，加重2个月。

现病史：患者3年前无明显诱因出现尿频、尿不净，婚后未采取任何避孕措施未育，夫妻性生活欠和谐，自感勃起不坚，偶尔早泄。门诊诊断为"前列腺炎"，给予药物治疗（具体用药及剂量不详），未见明显好转。近2个月以来，上述症状加重，尿频明显，自感会阴部和尿道疼痛，并伴有腰部疼痛。患者自发病以来，神志清，精神可，饮食、睡眠可，大便正常，体重未见明显改变。

既往史：平时生活规律，无烟酒不良嗜好，无毒物和放射线密切接触史，无长期服药史。否认肝炎、结核、腮腺炎等传染病史，否认高血压、糖尿病史，预防接种史不详。

婚育史：25岁结婚，未育，夫妻感情可，自述配偶身体健康。

家族史：否认家族遗传病史。

体格检查：T 36.7℃，P 72次/min，R 21次/min，BP 120/65 mmHg

青年男性，神志清，精神抑郁，发育正常，营养中等，查体合作。皮肤黏膜无黄染及出血点，浅表淋巴结未触及肿大，双侧眼睑无水肿，双侧瞳孔对光反射灵敏。颈软，气管居中，甲状腺未触及肿大。胸廓对称，心肺听诊无异常，腹软，肠鸣音正常，无压痛和反跳痛，肝脾肋下未触及。脊柱、四肢无畸形，肛门无异常。

专科检查：阴毛分布正常，阴茎无包茎、大小正常，阴囊无水肿；尿道无下裂、硬结，尿道口无分泌物。双侧睾丸和附睾发育正常，未触及硬结、肿物。站立时阴囊皮肤可见曲张静脉，可触及阴囊内曲张的静脉，平卧时曲张的静脉慢慢消失。

辅助检查：

1. 影像学检查：前列腺大小4.2 cm×5.0 cm×3.9 cm，包膜粗糙，内回声不均匀。双侧精囊未见异常。双侧睾丸大小正常，包膜光滑，内回声均匀，未见明显异常。双侧精索静脉迂曲扩张，左右侧静脉直径最宽处分别为0.28 cm、0.23 cm，Valsava可见反流信号。诊断结果：①前列腺炎；②双侧精索静脉曲张（左侧中度，右侧轻度）。

2. 精液常规检查：量3.5 mL，乳白黏稠，液化时间为60 min（正常参考值：量3~5 mL，乳白色，黏度适中，液化时间20~30 min）；精子被检总数180个，密度为40.8×10^6/mL（正常为20×10^6/mL），活动总数20个，活动密度为4.5×10^6/mL，a级5.3%，b级5.8%，c级2.1%，d级86.8%，正常精子7.23%，畸形精子92.77%（正常a级≥20%，b级≥30%，畸形精子≤80%）。

3. 前列腺液检查：灰白黏稠，卵磷脂小体少许，白细胞4+，红细胞+，上皮细胞未检出。

问题讨论

1. 该患者可能患有哪种疾病？

2. 什么是精子的发生？精子发生过程的主要影响因素有哪些？

3. 男性为什么容易发生精索静脉曲张？发生后如何治疗？

4. 前列腺的组织结构和功能是什么？老年男性为什么容易发生前列腺炎？

（杜　辉）

案例分析二

患者，女性，25岁。

主诉：月经不调9年余，同居未避孕未孕3年。

现病史：患者9年前无明显诱因出现月经不调，月经周期45天至2个月，经期2～3天，量少。并发现上唇部和下肢毛发渐浓密。2年前结婚，婚前1年及婚后2年夫妻性生活正常，未采取任何避孕措施，一直未孕。配偶精液常规正常。近1年来，月经周期延长至3个月，量少，无痛经。自发病以来，精神、饮食及大、小便正常。

既往史：无头痛、视物不清及长期服药史。身体健康，自述无阴道炎、宫颈炎等病史，无手术、外伤史，无药物过敏史，无烟酒不良嗜好。预防接种史不详。

家族史：无高血压病、糖尿病等家族遗传病史。

婚育史：16岁初潮，23岁结婚，否认妊娠、流产史。夫妻感情良好。

体格检查：T 36.5℃，P 78次/min，R 18次/min，BP 125/75 mmHg。

青年女性，发育正常，体格匀称，微胖，五官端正，身高165 cm，体重78 kg。皮肤黏膜无黄染，无皮下出血，浅表淋巴结无肿大，上唇可见明显黑色毛发，乳晕和下腹正中线可见数根长约1 cm的毛发。双上臂和双下肢均可见长约1 cm的黑色毛发。神经系统检查未发现明显异常。

专科检查：外阴和阴道发育正常，已婚未产式，可见少量白色分泌物；宫颈光滑，质软，宫口圆形，轻度摇举痛。子宫体前屈、前倾，正常大小，活动不受限，宫颈韧带无明显的触痛。双侧附件区明显增厚，无明显压痛、反跳痛。

辅助检查：

1. 患者自测基础体温（BBT）连续3个月，未见双相体温。

2. 阴式彩超检测：子宫大小形态正常，7.5 cm×3.2 cm×3.8 cm，内膜厚8.6 mm。左侧卵巢体积增大，4.3 cm×4.6 cm×5.2 cm，每一侧面见10个直径3～6 mm的窦状卵泡。右侧卵巢体积为3.9 cm×4.8 cm×5.6 cm，每一侧面见12个直径3～6 mm的窦状卵泡。

3. 性激素检测：卵泡刺激素（FSH）6.3 U/L（正常值卵泡期3.8～15.5 U/L，排卵期9.9～32.1 U/L，绝经期28.0～130.0 U/L）；黄体生成素（LH）13.6 U/L（正常值卵泡期1.6～9.7 U/L，排卵期13.0～63.0 U/L）；催乳素（PRL）110 mU/L（正常值82～490 mU/L）；睾酮（T）5.9 nmol/L（正常值0.9～2.9 nmol/L）；雌二醇（E_2）236.2 pg/mL（正常值卵泡期35.4～245 pg/mL，排卵期190～476 pg/mL，黄体期27.2～299 pg/mL）。

4. 血糖检测：空腹血糖6.14 mmol/L（正常值4.44～6.66 mmol/L）。

5. 尿17-羟与17-酮类固醇排泄量：尿17-羟类固醇10.2 μmol/24 h（正常值为5.5～28 μmol/24 h），尿17-酮类固醇21.3 μmol/24 h（正常值女性为14～52 μmol/24 h，男性为22～88 μmol/24 h）。

问题讨论

1. 该患者可能患有哪种疾病？
2. 该疾病发生的原因是什么？
3. 下丘脑－垂体－卵巢轴如何调节卵泡的发育？
4. 为什么利用对抗雄激素的方法可促进多囊卵巢综合征的患者排卵？

（杜　辉）

案例分析三

患者，女性，30岁。

主诉：停经3个月，阴道流血3天。

现病史：患者3个月前无明显诱因出现停经，无腹痛，无阴道流血，无恶心、呕吐。停经36天开始出现纳差、恶心、呕吐，呕吐物为胃内容物，呕吐次数不定，伴有头晕，3天前无明显诱因出现阴道流血，似月经量，色暗红，有血块，无异常组织排出，伴下腹隐痛，无肛门坠痛。为求进一步诊治来诊。患者自发病以来精神、睡眠可，大小便如常。

月经史：$14\dfrac{4-5}{28-30}$ 2020-03-06，量中等，颜色正常，无痛经及血块，白带正常。

既往史：否认肝炎、结核等传染病史，否认高血压、糖尿病、心脏病等慢性病史，否认重大外伤史，否认药物过敏史及毒物接触史。本次停经未出现发热、咳嗽等上呼吸道感染症状，否认与狗、猫等宠物接触史。

生育史：$G_2P_1A_0L_1$，5年前顺娩一男婴，现体健。

家族遗传病史：否认不良妊娠家族史及其他遗传性疾病、传染性疾病家族史。

体格检查：T 36.7℃，P 72次/min，R 24次/min，BP 110/70 mmHg。

青年女性，一般情况尚可，发育正常，营养良好，神志清，情绪激动但查体合作。皮肤黏膜无黄染，无蜘蛛痣及出血点，浅表淋巴结未触及肿大，头颅无畸形，双侧眼睑无水肿，双侧瞳孔等大形圆，直径2 mm，对光反射灵敏，耳鼻正常，听力、嗅觉粗测正常，口唇无发绀，伸舌居中自如，舌苔薄白，颈软，无抵抗，气管居中，甲状腺未触及肿大及结节，胸廓对称，双侧乳腺正常，双肺呼吸音清，心脏各瓣膜听诊区未闻及异常杂音，腹软，无压痛及反跳痛，耻上3横指可触及包块，质软，活动可，肝脾肋下未触及。脊柱、四肢、肛门未发现异常。

妇科检查：外阴已婚已产型，阴道通畅，可见少许血液，宫颈Ⅲ度糜烂，外口松弛，见大量血性分泌物，无宫颈举痛，子宫前位，增大如孕12周大小，质软，活动可，无压痛，左侧附件触及一囊性包块，大小约6 cm×6 cm，无压痛，右侧附件区无增厚、压痛及包块。

辅助检查：

1. 经腹彩超检查：子宫前位，大小约12 cm×8 cm×7 cm，宫腔内可探及混合性回声团块，其内有多个大小不等的无回声区，大者约2.8 cm×1.8 cm×1.7 cm，子宫后壁变薄，厚约0.5 cm，团块与前壁融合。左侧卵巢内见一无回声团块，大小约6 cm×6 cm×5 cm，右侧附件区未见异常。

2. 激素检测：血液人绒毛膜促性腺激素（hCG）180 000 U/mL。

问题讨论

1. 该患者可能患有哪种疾病？
2. 该疾病产生的原因是什么？
3. 哪种简单的辅助检查可评判治疗效果？

（徐兴华　崔海庆）

案例分析四

患者，女性，39岁。

主诉：停经5个月，发现胎儿畸形1天。

现病史：患者5个月前停经，4个月前开始出现纳差、恶心、呕吐、头晕等，当地医院诊断为"早孕"，停经42天出现咽部干、痛，发热，体温达38.9℃，无咳嗽、咳痰，无胸闷、憋气，自服"感冒药物（具体用药及剂量不详）"，5天治愈。1天前于当地医院行产前检查，B超提示不除外胎儿畸形，为进一步诊治转来我院。患者自发病以来神志清、精神可，饮食尚可，大、小便正常。

既往史：否认肝炎、结核等传染病史，否认高血压、糖尿病、心脏病病史，否认重大外伤史，否认药物过敏史及毒物接触史。本次停经以来未与狗、猫等宠物接触。

月经史：$14\dfrac{4-5}{27-28}$2018-02-06，经量中等，颜色正常，无痛经及血块，白带正常。

生育史：$G_2P_1A_0L_1$，8年前顺娩一女婴，现体健。

家族史：否认不良妊娠家族史及其他遗传性疾病、传染性疾病家族史。

体格检查：T 36.9℃，P 92次/min，R 30次/min，BP 155/110 mmHg。

中年女性，发育正常，营养中等，自主体位，神志清醒，应答切题，查体合作。皮肤黏膜无黄染，无多毛、多汗、紫癜、皮疹、色素沉着，无蜘蛛痣及出血点。浅表淋巴结未触及肿大。头颅无畸形，双眼睑轻度水肿，双瞳孔等大形圆，对光反射正常。耳鼻正常，口唇无发绀，伸舌居中自如，舌苔薄白，颈软，无抵抗，气管居中，甲状腺未触及肿大及结节，胸廓对称，双侧乳腺对称，无红肿、压痛及肿块。胸式呼吸，呼吸双侧对称，双肺呼吸音清，未闻及干湿啰音。心率92次/min，律齐，心脏各瓣膜听诊区未闻及异常杂音。腹部膨隆，如孕5个月大，胎头位于左上方，胎心140次/min，无压痛及反跳痛，肋下未触及肝脾和肿块，无叩击痛，脊柱生理弯曲正常，双下肢轻度水肿，肛门未发现异常。

妇科检查： 外阴已婚已产型，阴道通畅，宫颈Ⅱ度糜烂，宫底脐下1横指（如孕5月），胎头位于左上方，双附件触诊不满意。

辅助检查：

1. 经腹彩超显示：胎儿双顶径5 cm，上唇人中缺失，腭部不清，其他未见异常。颈部可见脐带血流信号，胸、腹、四肢及脊柱均在正常范围，脐带连接正常，肝、胃及双肾未见异常，膀胱可见，2条脐动脉，男性胎儿。超声诊断胎儿唇裂并腭裂可能，脐带绕颈。

2. 尿常规检查：尿蛋白+++。

治疗经过： 向孕妇及家属说明病情，陈述利害，其要求终止妊娠，经充分准备，行依沙吖啶引产术，于2018-07-15日顺利引产一5个月大男性胎儿，经尸检发现确患严重唇裂并腭裂，脐带绕颈2周。

问题讨论

1. 该畸形是怎样发生的？
2. 该畸形发生的原因有哪些？
3. 脐带绕颈可能有哪些危害？
4. 该孕妇可能患有哪种疾病？

（徐兴华　崔海庆）

案例分析五

患者，女性，33岁。

主诉： 停经7个月，发现胎儿畸形2天。

现病史： 患者7个月前无明显诱因出现停经，停经40天开始出现纳差、恶心、呕吐、头晕等，当地医院诊断为"早孕"，停经45天出现咽部干、痛，发热，体温最高达38.9℃，无咳嗽、咳痰，无胸闷、憋气，自服"感冒药物（具体用药及剂量不详）"，7天治愈。2天前来我院行产前检查，B超提示不除外胎儿畸形，遂收住院。患者自发病以来神志清、精神可，饮食尚可，大、小便正常。

既往史： 否认肝炎、结核等传染病史，否认高血压、糖尿病、心脏病病史，否认重大外伤史，否认药物过敏史及毒物接触史。本次停经以来未与狗、猫等宠物接触。

月经史： $14\dfrac{4-5}{27-28}$ 2019-04-06，经量中等，颜色正常，无痛经及血块，白带正常。

生育史： $G_2P_1A_0L_1$，6年前顺娩一女婴，现体健。

家族遗传病史： 否认不良妊娠家族史及其他遗传性疾病、传染性疾病家族史。

体格检查： T 36.3℃，P 84次/min，R 30次/min，BP 115/85 mmHg。

青年女性，发育正常，营养中等，自主体位，神志清，回答切题，查体合作。皮肤黏膜无黄染，无水肿、多毛、多汗、紫癜、皮疹、色素沉着，无蜘蛛痣及出血点，浅表淋巴结未触及肿大，头颅无畸形，双眼睑轻度水肿，双瞳孔等大，对光反射正常，耳鼻正常，口唇无发绀，伸舌居中自如，舌苔薄白，颈软，气管居中，甲状腺无肿大及结节，胸廓对称，双侧乳腺对称，无红肿、压痛及肿块，双肺呼吸音清，未闻及干湿啰音。心率84次/min，律齐，心脏各瓣膜听诊区未闻及异常杂音，腹部膨隆，如孕7个月大，胎头位于盆腔，胎心150次/min，腹无压痛及反跳痛，肋下未触和肝脾和肿块，无叩击痛，脊柱生理弯曲正常，双下肢轻度水肿，肛门未发现异常。

妇科检查： 外阴已婚已产型，阴道通畅，宫颈光滑，宫底脐上3横指（如孕7月），胎头已入盆，双侧附件区触诊不满意。

辅助检查： 经腹彩超显示：胎儿双顶径7.2 cm，其他未见异常，胸、腹、四肢及脊柱均在正常范围，心脏右心室偏大，两心室之间有血流信号，主动脉骑跨在室间隔上，肺动脉明显狭窄。肺、肝、脾、胃及双肾未见异常，膀胱可见，脐带连接正常，2条脐动脉，女性胎儿。超声诊断胎儿患严重先天性心脏病——法洛四联症。

治疗经过： 向孕妇及家属说明病情，陈述利害，其要求终止妊娠，完善术前准备，行依沙吖啶引产术，于2019-11-25日顺利引产一7个月大女性胎儿，经尸检证实患有法洛四联症。

问题讨论

1. 该胎儿畸形是怎样发生的？
2. 该畸形发生的原因可能有哪些？

（徐兴华　崔海庆）

案例分析六

患者，男性，36岁。

主诉： 左上肢疼痛、流血伴活动受限2 h。

现病史： 患者2 h前在家干活时被电锯割伤，左上肢随即感疼痛，流血不止，无昏迷、心慌、恶心、呕吐等，未予特殊处理，由"120"急送我院急诊科。急诊科给予包扎止血后，行左前臂正侧位X线片检示：左侧桡骨骨折，为进一步治疗门诊予以"左侧桡骨骨折、皮肤裂伤"收入院。患者自受伤以来，神志清、精神可，未进食，大小便无异常。

既往史： 既往体健，否认高血压、糖尿病、冠心病等慢性病史，否认肝炎及结核等传染病史及接触史，2013年曾因"锁骨骨折"接受骨折内固定治疗，否认输血史。否认药物及食物过敏史。预防接种随当地社会进行。

体格检查： T 36.2℃，P 60次/min，R 20次/min，BP 139/83 mmHg。

青年男性，神志清，精神可，发育正常，营养中等，体型匀称，自主体位，查体合作。皮肤黏膜未见异常，耳前、耳后、颈前等全身浅表淋巴结未触及肿大。头颅无畸形，心、肺、腹查体未见异常。余（－）。

专科查体：左手背一长约4 cm的皮肤挫裂口，可见肌腱断端，左手背第二掌骨处可见长约3 cm的挫裂伤口，左前臂中段可见一长约20 cm的斜行皮肤挫裂口，活动性出血，创面污染重，肌腱骨外露，可见骨折断端，腕关节屈曲受限，背伸活动时尺偏，拇指背伸活动正常，虎口区、鱼际麻木不适。右侧肢体活动灵活，脊柱生理弯曲存在，无后凸、侧突畸形，骨盆挤压分离试验（－）。

辅助检查：左前臂X线片：左侧桡骨骨折。

手术名称：清创缝合术＋肌腱修复术＋血管神经探查术＋骨折切开复位内固定术。

手术经过：患者入手术室后，核对患者身份、侧别无误后，患者取仰卧位，麻醉成功后，左臂近端安置止血带，充气，加压力200 mmHg；探查见左手背一长约4 cm皮肤挫裂口，可见肌腱断端，左前臂中段可见一长约20 cm斜行皮肤挫裂口，活动性出血，肌腱骨外露，可见骨折断端。清创后常规消毒铺巾，大量生理盐水及过氧化氢反复冲洗患肢创面，常规消毒铺巾。探查见左前臂桡侧、桡背侧、桡掌侧斜行开放伤口，长约20 cm，部分皮肤无血运，桡侧半指浅屈肌、正中神经、桡动静脉、桡侧腕屈肌、肱桡肌、拇长展肌、拇短伸肌、桡侧腕长短伸肌断裂，断端不规整，桡动脉断端挫裂约3 cm，无吻合条件，给予结扎；正中神经断端挫伤重。左桡骨远端斜行骨折，近端桡骨桡侧部分皮质缺损。创面内可见异物污染，桡神经内可见小金属片嵌入。左手背第二掌骨处可见长约3 cm长挫裂伤口，示指固有伸肌及示指伸肌肌腱断裂，断端斜行，不规整。给予清创，大量生理盐水及碘伏反复冲洗，再次消毒铺巾，更换敷料器械。桡骨远端骨折复位，1枚拉力螺钉维持骨折端，6孔加压锁定钢板，骨折远近端各2枚螺钉固定。正中神经断端部分切除，5-0无创伤线缝合，缝合神经外膜。逐一缝合断裂屈肌及伸肌，冲洗，止血，放置引流管1根，关闭伤口，包扎，石膏托外固定。手术顺利，术中出血约200 mL，患者左前臂肿胀明显，予以七叶皂苷钠消肿处理，创面污染重，予以头孢呋辛预防感染治疗。术毕患者安返病房。

问题讨论

1. 结合所提供的临床资料请作出疾病的诊断。
2. 根据术中所见判断哪些组织发生了损伤？分别以哪种方式进行修复？
3. 患者可能出现的后遗症有哪些？

（柳雅玲）

案例分析七

患者，男性，57岁。

基本案情：因交通事故致全身多发损伤，腹痛2 h入院。

诊疗经过： 患者于约 2 h 前骑摩托车与轿车相撞后送当地医院，在急诊科完善各种相关检查后以"创伤性休克"收入院。当时血压低至 67/43 mmHg，心率 108 次 /min，血氧饱和度 99%，周围动脉搏动未触及。轻度贫血貌，胸廓无压痛，双肺呼吸音清，心音低，律整，上腹部压痛明显，轻度肌紧张，余腹部无压痛反跳痛，肠鸣音弱。胸腹部 CT、腰椎CT、骨盆 CT、腹部彩超未见明显异常。入院后给予补液对症治疗，酮咯酸氨丁三醇注射液 30 mg 肌内注射，进一步检查心电图、心脏彩超，结果：心房颤动，完全性右束支传导阻滞，V3–V6 ST 段抬高；节段性室壁运动异常，主动脉瓣反流（轻度），二尖瓣反流（轻度），三尖瓣反流（中度），肺动脉高压（轻度），提示：左心功能降低。急请重症医学科会诊，考虑心肌梗死，病人家属要求转上级医院就诊，予以对症处理后自动出院。出院情况：神志清，血压 86/61 mmHg，血氧饱和度 99%，上腹部疼痛。

上级医院病历摘要： 胸痛 15 h，颈部、胸腹部外伤 7 h 入院；胸腹部疼痛明显，并出现进行性呼吸困难，T 36.4℃，P 85 次 /min，R 24 次 /min，BP 98/56 mmHg。神志清晰，憋喘貌，端坐位，无明显胸部压痛，双肺可闻及干湿啰音，心音低钝，腹软，上腹压痛，双下肢无水肿，四肢肌力、肌张力正常；辅助检查：ECG：V4–V6 导联 ST 段抬高；彩超：脾回声不均匀，脾周积液，左心室动度弥漫性减低；肌钙蛋白 24.94 ng/mL、D 二聚体 0.7 mg/L。急诊多学科会诊后考虑急性心肌梗死，腹部外伤，脾挫裂伤不除外，无法行介入手术治疗及开放性手术治疗。经积极抢救，最终于次日 7 时死亡。

死亡诊断： 1. 急性心肌梗死　2. 腹部损伤　3. 脾挫裂伤？　4. 胸部损伤　5. 颈部损伤　6. 腰椎术后　7. 腹腔积液　8. 盆腔积液。

尸检所见： 头部解剖见蛛网膜下腔出血，小脑脑干切迹处有出血，颅底骨折。胸部解剖见左侧胸腔 300 mL 淡红色积液，右侧见 500 mL 淡红色积液。双肺肺气肿样外观，切面呈蜂窝状，有握雪感，可见多个肺大疱。心脏重 415 g，大小 11 cm × 12.5 cm × 5 cm。心尖钝圆，右心室表面广泛覆盖脂肪，左心室侧壁可见灰白色不规则区域，范围 4.5 cm × 2.4 cm，切面呈暗红色。左冠状动脉质中，切面未见明显斑块、血栓及狭窄。左冠状动脉回旋支管壁增厚，管腔狭窄，管腔内可见暗红色固体质块，伴行静脉内可见固体质块。主动脉弓、胸主动脉、腹主动脉可见多个粥样斑块。余未见明显异常。

组织病理检验： 左心室侧壁心肌细胞坏死、溶解，心肌细胞连续性中断，结构松散，大部分心肌细胞核消失，少部分固缩，部分心肌细胞嗜酸性增强，部分心肌细胞肌质溶解，残留包膜轮廓，局部可见间质内炎细胞聚集，心肌层间质内小血管腔中亦可见较多炎细胞。左冠状动脉回旋支可见严重粥样硬化，斑块内可见大量脂质沉积，泡沫细胞聚集，坏死区内可见胆固醇结晶裂隙，局部钙化，管壁不均匀增厚，管腔狭窄，严重处达 95%。左冠状动脉回旋支管腔内可见血栓，主要由珊瑚状血小板小梁构成，边缘可见较多炎细胞附着，小梁间隙内可见纤维素析出，红细胞形态模糊。与左回旋支伴行的静脉内可见混合血栓形成，血栓内可见大量不规则的血小板小梁，较多炎细胞附着边缘，纤维素析出及红细胞填充。左冠状动脉前降支管壁厚薄均匀，未见动脉粥样硬化斑块及血栓形成，但与之伴行的静脉内可见混合血栓形成，形态同前。双肺广泛淤血、水肿，肺泡腔内可见较多粉染水肿液，肺泡壁毛细血管扩张充血。双肺肺泡腔内可见弥漫性含铁血黄素细胞淤积，肺泡壁未见明显增厚。较多区域可见肺泡壁断裂、融合，形成肺大疱，符合肺泡性肺气肿改变。未见明显炎症表现。

问题讨论

1. 根据上述资料，请做出诊断并论述诊断依据。
2. 请分析死因及死亡过程。
3. 请分析本案例中的伤病关系。
4. 请结合冠状动脉走行分布特点，分析各支栓塞时可能导致心肌梗死的范围。

（孙文平）

案例分析八

患者，女性，32岁。

主诉： 左手中指挫伤后化脓半月，畏寒、高热1天。

现病史： 患者入院前半个月左手中指挫伤化脓，未麻醉用酒精烧灼的小刀自行切开引流，并在当地卫生院予静脉抗生素治疗（具体不详），疗效欠佳。入院当天局部疼痛加剧，高热、卧床、神志不清，急诊入院。起病以来，食欲下降，睡眠差，大小便正常，体重下降约1 kg。

既往史： 既往体健，否认麻疹、肝炎等传染病病史及接触史，否认外伤、手术史，否认输血史，否认药物及食物过敏史。

体格检查： T 39.8℃，P 135次/min，R 42次/min，BP 80/55 mmHg。

急性病容，神志模糊，被动体位，查体欠合作。口唇发绀，颈软，气管居中，胸廓无畸形，双肺可闻及较多湿啰音。心前区无隆起，无震颤，心脏浊音界未叩，心率135次/min，心律齐，无杂音。腹软，肝脾肋下未触及。左前臂发红肿胀，压痛（＋），躯干上半部可见散在皮下瘀斑。余（－）。

辅助检查：

1. 血常规：红细胞3.8×10^{12}/L，白细胞27.0×10^9/L，分类计数：中性粒细胞0.8，单核细胞0.03，淋巴细胞0.13。

2. X线：双肺见散在多个粟粒大阴影和空洞。

治疗经过： 入院后即给予大量抗生素、激素，输血2次，局部切开引流。入院后10 h血压下降，处于休克状态，病情持续恶化，经多方抢救无效，患者于入院后第5日死亡。

尸检摘要： 患者发育正常，营养中等，躯干上半部有散在皮下瘀斑，距左手中指掌指关节0.5 cm处手指尺侧有外科切开引流切口，左手中指尺侧近掌指关节0.5 cm处可见一长1.5 cm的外伤创口，表面有黄色脓性渗出物，左前臂皮肤红肿。双肺上叶背侧与胸壁有灶性纤维性粘连。双肺体积增大，质量增加，广泛充血、实变，有多处大小不等的出血区及多个边界清晰、灰黄色粟粒大病灶。切面肺组织充血，可见多个暗红色楔形病灶和数个小空洞，空洞直径0.2～0.4 cm，空洞壁薄、较光滑。双肺上叶可见多个粟粒大、灰白色病灶，边缘较清楚，质地较硬；左肺上叶灰白色硬结病灶内有一直径0.6 cm的空洞，空洞壁较厚，可见淡黄色物质附着。镜下，脏胸膜增厚、充血。双肺组织弥漫性充血，可见多个边界不清晰的肺组织坏死灶，没有正常组织轮廓，坏死灶内有大量红细胞；肺内还可见多个边界较清晰的坏死灶，坏死灶内可见较多中性粒细胞和细菌团，周围肺组织为浆液性炎，肺泡间隔毛细血管扩张充血，肺泡腔内可见浆液性渗出物。另外，肺组织中可见多个散在或聚集成片的结节状病灶，形状不规则，边界清晰，病灶由上皮样细胞、朗格汉斯细胞、淋巴细胞及纤维结缔组织构成，部分病灶中央可见红染、颗粒状的干酪样坏死物；肺内直径0.6 cm的空洞壁由上皮样细胞、朗格汉斯细胞、淋巴细胞及纤维结缔组织构成，近腔面可见干酪样坏死，抗酸染色查见少许结核杆菌。全身内脏器官明显充血，心、肝、肾、脑实质细胞水肿，心外膜、消化道壁、肾上腺、脾可见散在出血点。肺及肱静脉血培养均检测出革兰阳性链球菌及葡萄球菌。

问题讨论

1. 患者死亡原因是什么？死者生前患有哪些疾病（病变）？
2. 导致患者死亡的疾病是如何发生、发展的？

（王振军）

案例分析九

患者，男，68岁。

主诉：大便次数增多3个月，间断性便血1个月。

现病史：患者3个月前无明显诱因出现大便次数增多，平均每日6次，无腹痛、腹胀，无恶心、呕吐，未予重视。1个月前出现大便带血，伴体重明显下降，为求进一步诊治，门诊以"直肠占位性病变"收入院。患者自发病以来，神志清，精神可，饮食、睡眠可，小便正常，体重下降约5 kg。

既往史：高血压病史20年，否认冠心病、糖尿病、高血脂等病史，否认肝炎、结核、伤寒等传染病病史及接触史。否认外伤史，无输血史。无药物过敏史。预防接种史随当地进行。

体格检查：T 37.2℃，P 80次/min，R 22次/min，BP 148/90 mmHg。

老年男性，消瘦病容，神志清，精神可。自主体位，查体合作。全身皮肤黏膜无黄染及出血点，浅表淋巴结未触及肿大。颈软，气管居中，双侧甲状腺未触及异常。胸廓对称，双肺听诊呼吸音清，未闻及干湿性啰音，心尖区无震颤、抬举性搏动。心浊音界不大，心音有力，心率80次/min，律齐，各瓣膜听诊区未闻及病理性杂音。腹部平软，无压痛、反跳痛，肝脾及肾未触及，肠鸣音稍亢进，脊柱生理弯曲正常，四肢活动灵活，无畸形，肌力、肌张力正常。直肠指检：距肛门8 cm处可触及质硬肿物，指套带血，呈暗红色。

辅助检查：

1. 实验室检查：血常规示白细胞 5×10^9/L，血红蛋白 80 g/L。尿常规正常。

大便潜血试验（＋），癌胚抗原（CEA）22 μg/L。

正常值：血红蛋白 110～150 g/L，癌胚抗原（CEA）0～5 μg/L。

2. 心电图：窦性心律。

3. 影像学检查：腹部CT示腹部淋巴结未见肿大，肝、胆、胰、脾大小正常，未见异常密度影。

4. 肠镜检查：距肛门 8 cm 处可见一溃疡型肿物，肠腔狭窄，肠镜无法进入。

术后病理：在直肠的固有肌层内，可见大小不等的腺体，腺腔形状不规则，细胞体积大，异型性明显，核质比例增加，可见病理性核分裂象。送检淋巴结12枚，阳性淋巴结1枚。

问题讨论

1. 该患者初步诊断和诊断依据是什么？
2. 判断该肿瘤的病理分期。

（王　丽）

案例分析十

患者，男性，53岁，汉族。

主诉：心前区疼痛伴呼吸困难10 h入院。

现病史：患者入院前 10 h 于睡眠中突感心前区剧痛，压迫性疼痛，并向左肩及左臂部放射，进行性加重，伴大量出汗及呼吸困难，咳少量粉红色泡沫样痰，急诊入院。

既往史：有心绞痛病史6年，多于劳累或饭后发作，每次持续 3～5 min，休息或服药后缓解。入院前2个月，疼痛渐频繁，且休息时也时有发作。高血压10余年，未规律服药，血压控制情况不详，否认糖尿病史、高血脂病史，否认肝炎、结核、伤寒等传染病病史及接触史。否认外伤史，无输血史。无药物过敏史。预防接种史随当地进行。

体格检查：T 37.8℃，P 130次/min，R 35次/min，BP 80/40 mmHg。

神志清，精神差，急性病容，端坐呼吸，口唇及指甲发绀，伴咳嗽，并咳粉红色泡沫样痰。皮肤湿冷，颈静脉稍充盈，双肺底部可闻及散在湿啰音，心界向左扩大，心率130次/min，心音弱，心脏各瓣膜听诊区未闻及病理性杂音。腹平软，无压痛及反跳痛，肋下未触及肝脾及肿块，无叩击痛，脊柱生理弯曲正常，四肢活动灵活。

实验室检查：血常规示白细胞 13×10^9/L，中性粒细胞0.80；尿蛋白（＋），血中尿素氮30.2 mmol/L（正常 2.9～7.5 mmol/L），CO_2 结合力 16.0 mmol/L（正常 20～30 mmol/L），低密度脂蛋白（LDL）17.3 mmol/L（正常 ＜3.12 mmol/L），高密度脂蛋白（HDL）0.5 mmol/L（正常 0.7～2.0 mmol/L）。

入院治疗经过：入院后给予抗凝、溶栓、扩冠及对症支持治疗，但病情未见好转，于次日死亡。

尸检：主动脉内膜面有散在灰黄色或灰白色隆起斑块，部分区域伴有钙化和出血，腹主动脉可见斑块伴溃疡形成；脑基底动脉管壁呈偏心性增厚，血管变硬，管腔狭窄；左冠状动脉主干、左前降支、左旋支及右冠状动脉的血管管壁均增厚变硬伴管腔狭窄；室间隔大部、左心室前壁和侧壁、心尖部及右心室前壁及后壁心肌变软、变薄、失去光泽，镜下有不同程度的心肌坏死。肝质量减轻，约900 g，表面弥漫分布着细小颗粒，切面黄褐相间，似槟榔状。双肺肿大，按压肺组织可见粉红色泡沫样液体，且右肺下叶可见多个散在黄色病灶。四肢末端凹陷性水肿。

问题讨论

1. 本病例所患的主要疾病是什么？死因是什么？
2. 肝发生了何种病变？可能的原因是什么？
3. 四肢末端水肿的原因是什么？
4. 双肺及右肺发生什么病变？
5. 此类病人日常生活应注意些什么？

（张景芳）

案例分析十一

患者，男性，77岁。

主诉：反复咳嗽、咳痰、憋喘20余年，加重1周。

现病史：患者因"反复咳嗽、咳痰、憋喘20余年，加重2天"于2020年7月21日第1次入院，当时查体：老年男性，神志清，自主体位，查体合作。眼睑无水肿，口唇无发绀。桶状胸，呼吸动度均等，语颤对称，双肺叩诊过清音，双肺呼吸音低，呼气相延长，双肺可闻及少量干性啰音，未闻及湿性啰音及胸膜摩擦音。心前区无隆起，心界无扩大，心率60次/min，律整，各瓣膜听诊区未闻及病理性杂音。腹软，无压痛，无反跳痛，双下肢无水肿。入院后完善辅助检查，血气分析示pH 7.36，PaCO$_2$ 84 mmHg（正常34～45 mmHg），[HCO$_3^-$] 55.90 mmol/L；诊断为"慢性阻塞性肺疾病急性加重、Ⅱ型呼吸衰竭"，给予"哌拉西林他唑巴坦、甲泼尼龙"及无创呼吸机、雾化吸入等对症治疗，10天后症状缓解出院。

患者出院后，平日不规律应用无创呼吸机及吸入"茚达特罗格隆溴铵"（具体剂量不详）。1周前，因气温变化再次出现咳嗽、咳痰症状，进行性加重，伴憋喘，活动明显受限，夜间躁动，白天嗜睡，在家未行特殊处理，症状未缓解。2天前因喘憋严重，就诊于我院急诊，血气分析示：pH 7.26，PaCO$_2$ 101 mmHg（正常34～45 mmHg），PaO$_2$ 154 mmHg（正常95～100 mmHg）（吸氧状态下），脑钠肽（BNP）1 540.0 pg/mL；C反应蛋白（CRP）

20.2 mg/L；肝功能示谷丙转氨酶56.0 U/L，谷草转氨酶53.0 U/L；肾功能检查示尿素氮14.60 mmol/L，肌酐71.6 μmol/L，钾5.13 mmol/L，钠141.6 mmol/L。X线胸片示"支气管炎、肺气肿"。考虑为"慢性阻塞性肺疾病急性加重、Ⅱ型呼吸衰竭"，给予抗感染、抗炎、祛痰、平喘等对症支持治疗，症状有所缓解，血气分析提示$PaCO_2$ 90 mmHg，为求进一步系统治疗，急诊以"慢性阻塞性肺疾病急性加重"收入院。

既往史：否认高血压、糖尿病、冠心病等病史，否认肝炎、结核等传染病史及接触史，否认输血史。否认药物及食物过敏史。预防接种随当地社会进行。

个人史：生于本地，无外地居住史，否认疫区、疫水接触史，否认工业毒物、粉尘及放射性物质接触史。吸烟40余年，平均40支/天。无饮酒嗜好。否认冶游史及吸毒史。

婚育史：25岁结婚，育有2女，配偶及女儿均健康。

家族史：父亲已故（死因不详）。母亲已故（死于肺心病）。1哥1姐均体健。否认家族遗传病史。

体格检查：T 36.3℃，P 76次/min，R 20次/min，BP 132/77 mmHg。

老年男性，一般情况尚可，发育正常，营养中等，正常体型，慢性病容，表情疲惫，自主体位，神志清，查体合作。桶状胸，双侧肋间隙增宽，双侧呼吸运动对称，呼吸困难，呼吸节律均匀整齐。语音震颤减弱，未触及胸膜摩擦感，无胸骨压痛，双侧肺部叩诊为过清音，双肺呼吸音粗，可闻及少量干性啰音。心前区无隆起，心尖冲动位置正常，无心包摩擦感，未触及心脏震颤，叩诊心浊音界正常，心音低钝，余（－）。

辅助检查：谷丙转氨酶56.0 U/L，谷草转氨酶53.0 U/L；尿素氮14.60 mmol/L，肌酐71.6 μmol/L，钾5.13 mmol/L，钠141.6 mmol/L；血气分析示pH 7.26，$PaCO_2$ 101 mmHg，PaO_2 154 mmHg；BNP 1 540.0 pg/mL；CRP 20.2 mg/L。

问题讨论

1. 根据学过的病理学知识，为该病人做出诊断，并提出诊断依据。
2. 分析病人患病的原因和疾病的发展演变过程。
3. 本病需要与哪些疾病鉴别？

（苗 芳）

案例分析十二

患者，男性，36岁。

主诉：间歇性上腹部疼痛7年，加重1月余，黑便3天。

现病史：病人7年前出现上腹部疼痛，反复发作，每于饭后1 h内出现，经1~2 h后逐渐缓解，直至下餐进食后疼痛再次发作。无恶心、呕吐，无腹胀、纳差，曾多次就诊于当地街道卫生所，诊断为"胃病"，服用"胃得乐、胃必治"等抗酸药后病情好转。近1个月来上腹疼痛加重，呈持续性隐痛，有阵发性加剧，疼痛有时可向后腰部放射，尤以进冷食后明显，同时伴有嗳气、反酸，无恶心、呕吐，未予重视。最近3天出现柏油样黑便，伴头晕、心悸、乏力。就诊于当地镇医院治疗，具体用药及剂量不详，腹痛、黑便等症状未得到缓解，遂就诊于我院，门诊以"胃溃疡、消化道出血"收入院治疗。患者自发病以来精神、睡眠及食欲欠佳，小便正常，体重无明显变化。

既往史： 既往体健，否认高血压、冠心病、糖尿病等慢性病史，否认药物过敏史，否认肝炎、结核病等传染病病史及接触史。

婚育史： 24岁结婚，育有1子1女，配偶及子女均健康。

家族史： 否认家族性遗传病史。

体格检查： T 36.6℃，P 85次/min，R 21次/min，BP 99/60 mmHg。

青年男性，一般情况尚可，发育正常，营养中等，正常体型，慢性病容，神志清，自动体位，查体合作。全身皮肤、黏膜无异常发现，两颌下扪及黄豆大的淋巴结，无痛，活动可。头、颈、胸部检查未见异常。心率85次/min，律齐，各瓣膜区未闻及病理性杂音；腹平软，上腹中轻压痛，无肌紧张和反跳痛，未扪及异常包块；肝、脾肋下未扪及，胆囊区无压痛，墨菲征（−），肠鸣音活跃，直肠指检（−）。

实验室检查： 血常规示 Hb 88 g/L，WBC 9.2×10^9/L，N65%，L 33%，M 2%。PLT 272×10^9/L。尿常规（−）。大便潜血强阳性。肝功能及肾功能、凝血功能检查无异常。胃镜检查提示胃体小弯前壁见0.6 cm×0.4 cm溃疡，中央有血痂形成。腹部超声示肝、胆、脾、胰未见异常。

本次住院经胃镜等系统检查，提示为胃窦部慢性溃疡病变合并出血。经抗酸、止血，同时给予保护胃黏膜的药物及对症治疗后好转出院。

问题讨论

1. 胃液的主要成分、胃黏膜屏障与胃溃疡有何关系？
2. 消化性溃疡的发病原因有哪些？发病的机制如何？
3. 简述便血的诊断及预防方法。
4. 消化性溃疡的并发症常有哪些？
5. 该患者患何病？可以做哪些治疗？依据是什么？
6. 日常生活中如何预防消化性溃疡？

（刘钦来）

案例分析十三

患者，女性，19岁，学生。

主诉： 一过性体温升高、咽痛3周，肉眼血尿1周，尿量减少3天。

现病史： 患者于3周前无明显诱因出现发热，体温39℃以上，伴咽痛，无尿频、尿急，无咳嗽、咳痰，于当地医院就诊，诊断为"急性化脓性扁桃体炎"，使用"青霉素"

治疗（具体剂量不详），数天后体温降至正常，咽痛消失。患者于1周前，发现尿液呈红色，伴双侧眼睑水肿，无尿急、尿痛，约4天前水肿明显加重，并出现尿量减少，每日尿量约350 mL，伴轻度恶心，无呕吐。患者自发病以来精神、睡眠及食欲欠佳，大便正常，体重无明显变化。

既往史：既往体健，否认高血压、冠心病、糖尿病等慢性病史，否认药物过敏史，否认肝炎、结核病等传染病病史及接触史。

月经婚育史：月经 $15\dfrac{5-6}{27-29}$ 2019-05-16，经量中等，颜色正常，无痛经及血块，白带正常。未婚未育。

家族史：否认家族性遗传病史。

体格检查：T 37.2℃，P 100次/min，R 22次/min，BP 135/86 mmHg。

神志清，精神差，颜面及下肢水肿明显，巩膜无黄染，结膜下轻度水肿，咽部无明显充血，扁桃体Ⅱ度肿大，无脓性分泌物，无充血。颈软，颈静脉稍充盈，气管居中，心界无扩大，心尖区闻及第三心音，无奔马律，各瓣膜区未闻及病理性杂音，心包摩擦音（－），右肺下部叩音稍浊，呼吸音低于左侧。腹平软，肝肋下未触及，腹水征（－）。四肢活动灵活，肌力、肌张力正常，病理征未引出。

辅助检查：

1. 实验室检查：

（1）血常规：血红蛋白130 g/L，白细胞 10.1×10^9/L，中性粒细胞0.75，淋巴细胞0.25。

（2）尿常规：尿蛋白（++），红细胞20～50/HP，白细胞10～15/HP，颗粒管型0～1/LP。

（3）24 h尿蛋白定量2.1 g/d，电泳为高分子蛋白尿。

（4）肾功能：血尿素氮（BUN）9.3 mmol/L，血肌酐（SCr）为214 μmol/L。

（5）抗溶血性链球菌素"O"800 U，ESR 110 mm/h，血C3 0.35 g/L，CH50正常，血免疫球蛋白正常。

2. 影像学检查：B超示双肾对称性体积增大。X线胸片示右胸腔少量积液，心影无增大。

问题讨论

1. 请依据病例资料，做出一种主要的病理诊断，并给出相应的诊断依据。
2. 用所学病理学知识解释相应的临床症状。

（杨雷英）

案例分析十四

患者，女性，27岁。

主诉：阴道流血15天，左下腹剧痛，伴头晕、恶心1.5 h。

现病史： 患者于15天前无明显诱因出现阴道流血，量较少，色泽较暗且淋漓不净，无腹痛、腰痛，4天来逐渐出现头晕、乏力及下腹痛，2天前就诊于某社区中医诊所，给予中药治疗（具体不详）后，阴道出血量逐渐增多，但仍少于平时月经量。6 h前突然感到下腹疼痛加剧，伴下坠感，休息后稍缓解，未予重视。1.5 h前再次感到下腹剧痛，伴头晕，随即晕倒，由同事急送我院就诊。患者自发病以来，神志清，精神差，体重无明显变化。

既往史： 既往体健，否认高血压、冠心病、糖尿病等慢性病史，否认药物过敏史，否认肝炎、结核病等传染病病史及接触史。否认食物、药物过敏史，否认手术史、外伤史及输血史。

月经婚育史： 月经 $15\dfrac{4-5}{34}$ 2018-07-22，经量中等，颜色正常，无痛经及血块，白带正常。23岁结婚，孕2产1，末次生产3年前，放置宫内节育器2年。

体格检查： T 36.7℃，P 100次/min，R 20次/min，BP 80/50 mmHg。

青年女性，发育正常，营养中等，神志清，精神差，急性病容，面色苍白，冷汗淋漓，自主体位，查体合作。心肺听诊无异常。外阴可见血迹，阴道通畅，宫颈光滑，有举痛，子宫前位，正常大小，稍软，可活动，轻压痛，子宫左后方可及7 cm×5 cm×5 cm不规则包块，压痛明显，右侧（−），后陷凹不饱满。

辅助检查：

1. 实验室检查：尿妊娠（±），Hb 90 g/L，WBC 10.8×10^9/L，PLT 145×10^9/L。
2. 影像学检查：B超可见宫内避孕环，子宫左后6.8 cm ×5.6 cm囊性包块，形状欠规则，无包膜反射，后陷凹有液性暗区。

问题讨论

1. 根据临床资料，请给出诊断及诊断依据。
2. 做出2~3个鉴别诊断。
3. 简述进一步需做的检查及治疗原则。

（孙文平）

案例分析十五

患者，女性，45岁。

主诉： 发现右颈部肿物1月余。

现病史： 患者1个月前无明显诱因发现右颈部肿物，质地偏韧，可随吞咽动作上下活动，无疼痛及吞咽困难，无声音嘶哑。未予重视。近日患者自觉该肿物逐渐增大，为求进一步治疗就诊于我院，门诊以"右侧甲状腺肿物性质待查"收入。患者自发病以来，神志清，精神可，饮食睡眠可，大小便正常，体重无明显改变。

既往史：既往体健，否认高血压、冠心病、糖尿病等慢性病史，否认药物过敏史，否认肝炎、结核病等传染病病史及接触史。否认食物、药物过敏史，否认手术史、外伤史及输血史。

月经婚育史：月经 $15\dfrac{4-5}{34}$ 2019-06-22，经量中等，颜色正常，无痛经及血块，白带正常。28岁结婚，育有一女，配偶及女儿均体健。

家族史：否认家族性遗传性疾病病史。

专科检查：颈部右侧见一肿物，肿物大小约4.0 cm×3.5 cm，圆形，质地偏韧，欠光滑，边界不清，无压痛，可随吞咽动作上下移动。左侧甲状腺未扪及明显肿物。右侧颈部可扪及数枚明显肿大的淋巴结，较大者约1.5 cm×1.0 cm，质偏硬，界清。颈软，气管稍左偏，颈动脉无异常搏动。

辅助检查：颈部彩超提示：右侧甲状腺中下极见一4.3 cm×3.6 cm低回声结节，形态不规则，界欠清，可见多发性细小点状强回声，右侧颈部大血管旁探及多个低回声结节，部分见点状强回声。左侧甲状腺未见明显异常。CT平扫+增强提示：右侧甲状腺恶性肿瘤伴右颈部淋巴结转移，肺平扫未见异常。电子喉镜示双侧声带运动正常。骨扫描未见明显异常。CEA、降钙素正常。

术中探查：右侧甲状腺中下极见一4.0 cm×4.0 cm肿物，与颈前肌肉稍粘连，右侧颈部多发淋巴结肿大，先行右侧甲状腺腺叶+峡部切除，术中甲状腺冷冻病理检查示右侧甲状腺乳头状癌。

石蜡切片病理检查：肿瘤细胞呈乳头状生长，分化高，偶见病理性核分裂象，间质内常见同心圆形的钙化小体。

问题讨论

1. 根据患者临床表现及病理检查所见如何进行鉴别诊断？
2. 如何对该患者进行随访？

（袁　娜）

案例分析十六

患儿，女，1岁11个月。

主诉：发热、嗜睡3天，抽搐1次。

现病史：患儿3天前无明显诱因出现发热，体温最高达39.5℃，偶有咳嗽，有痰，无寒战，精神弱，嗜睡，伴频繁呕吐，进食后明显，非喷射性，呕吐物为胃内容物，无腹泻，无烦躁、激惹表现，无皮疹，在当地诊所给予对症抗感染治疗2天后，患儿呕吐缓解，给予口服退烧药小儿退热栓（具体剂量不详），物理降温治疗，体温可降至正常，随后继续予以上述治疗。1天前患儿出现轻咳，流涕，咳痰，稍气促，无喘息，发热，体温最高达39.5℃，仍有嗜睡，呕吐2次，呈喷射性，为胃内容物，无咖啡样物，30 min前出现意识丧失，双眼上翻，牙关紧闭，双手握拳，四肢抽动，口周略发绀，持续1~2 min，当时测体温38.0℃，为进一步诊治就诊于我院。患儿自患病以来精神一般、饮食较平时差，大小便正常。

既往史：既往有间断发热病史，否认反复外耳流脓及耳鼻流清亮液体病史。否认颅脑脊柱手术史及颅脑外伤史。否认食物、药物过敏史，否认误服药物、毒物史，否认不洁饮食史。否认癫痫、高热惊厥病史及家族史。未按时预防接种疫苗。

体格检查：T 38.9℃，P 142次/min，R 30次/min，BP 89/60 mmHg，体重11.8 kg。

幼儿女性，营养发育正常，神志清醒，精神一般，嗜睡，面色苍白，全身皮肤未见皮疹及出血点，浅表淋巴结未触及肿大，肩部可见卡介苗接种瘢痕，头颅外观无畸形，前囟平软，额纹对称，眼裂等大，球结膜无水肿，双侧瞳孔等大形圆，直径2 mm，对光反射灵敏，咽充血，扁桃体无肿大，未见脓性分泌物，双侧鼻唇沟对称，咽反射存在。呼吸平稳，双肺呼吸音清晰，未闻及明显干湿啰音，心率142次/min，心音有力，律齐，未闻及病理性杂音。腹平软，未见肠型及蠕动波，肝脾未触及肿大，未及包块。双下肢无水肿。四肢肌力、肌张力正常，角膜反射、腹壁反射正常引出，肱二头肌、肱三头肌、跟膝腱反射正常引出，颈抵抗、Brudzinski征阳性，Kernig征阴性，双侧Babinski征阳性。

辅助检查：

1. 实验室检查：

（1）血常规：白细胞23.5×10⁹/L，中性粒细胞0.87，淋巴细胞0.084，血红蛋白101 g/L，血小板453×10⁹/L。

（2）血生化：C反应蛋白升高，血细胞沉降率增快，电解质、肝肾功能、心肌酶谱大致正常。

（3）血培养：经鉴定无细菌生长。

（4）脑脊液检查：常规，外观浑浊，呈化脓性改变，白细胞数600×10⁶/L，多核细胞占0.85；生化，氯化物104 mmol/L（降低），糖0.37 mmol/L（降低），蛋白质3 320 mg/L；脑脊液墨汁染色、抗酸染色、革兰染色均无异常；细菌培养，肺炎链球菌生长。

2. 影像学检查：

（1）胸部CT：肺血管纹理增多，右上叶后段、右下叶背后段肺野内可见絮片及条状高密度灶，肺门区未见明显病灶，心影不大。气管及隆嵴形态、位置正常，大血管形态、位置正常，纵隔内未见肿大淋巴结。

（2）头颅MRI：右侧基底核区点片状长T2信号，T2WI左颞叶内侧信号增强，神经体高信号不明显，左额颞顶及右额颞少量硬膜下积液。MRA及MRV未见明显异常。眼底正常，无视神经盘水肿。

3. 其他：

（1）脑电图：未见异常。

（2）听力检查正常。

问题讨论

1. 请依据病例资料做出主要的病理诊断，并写出相应的诊断依据。
2. 用所学病理学知识解释相应的临床症状。

（李东娟）

病例分析十七

患者，女性，56岁。

主诉： 右侧胸痛、咳嗽、咳痰3周余，发热2周。

现病史： 患者3周前无明显诱因出现右胸部疼痛，咳嗽、咳痰，痰中带有血丝，伴有盗汗、乏力、体重下降，并逐渐出现下腹部阵发性疼痛，腹胀，腹泻和便秘交替，食欲欠佳，未予重视。2周前开始出现发热，体温最高达38.5℃，就诊于当地门诊。门诊摄X线胸片及超声检查示右侧胸腔积液，胸穿抽液检查，胸液为渗出性。诊断为"肺部感染、胸腔感染"，给予抗感染药物治疗（具体用药及剂量不详），效果一般，体温持续升高。为求进一步诊治，转来我院就诊，门诊收入院治疗。患者自发病以来，神志清，精神差，饮食、睡眠可，体重减轻约5 kg。

既往史： 平素身体健康，否认高血压、糖尿病、冠心病等病史，否认肝炎等传染病史，否认输血史。否认药物及食物过敏史。

月经婚育史： 已绝经。23岁结婚，育有一子，配偶及儿子均体健。

家族史： 父亲患胃癌已病故。母亲于10年前罹患"肺结核"，经治疗后病情稳定。兄弟姐妹4人，身体均健康。否认家族中有遗传病史。

体格检查： T 39.5℃，P 127次/min，R 30次/min，BP 90/60 mmHg。

中年女性，神志清，精神差，自主体位，查体合作，呈贫血消瘦的慢性病容，双侧瞳孔等大形圆，直径2 mm，对光反射灵敏。右侧胸廓饱满，右胸呼吸动度明显减弱，右锁骨中线第4肋间以下、腋中线第5肋间以下、肩胛线第7肋间以下叩诊呈浊音。右胸叩诊浊音区语颤减弱，浊音区上方语颤增强。左肺浊音区呼吸音消失，第4前肋间以上可闻及支气管肺泡呼吸音。心尖冲动在第5肋间左锁骨中线外1 cm处，叩诊心脏略向左移，心率127次/min，心律齐，各瓣膜听诊区未闻及病理性杂音。腹部膨隆，触之柔韧，腹壁静脉曲张，肠鸣音活跃，腹水量中等，有移动性浊音；肝脾正常；左肾叩击痛；双下肢水肿。

辅助检查： 白细胞9.0×10⁹/L，中性粒细胞0.80，淋巴细胞0.11，嗜酸性粒细胞0.03；血红蛋白70 g/L，血细胞沉降率40 mm/h，电解质水平正常，抗结核抗体（++++）。尿液检查：红细胞（++），白细胞（+）。大便潜血（+）。腹水检查：细胞总数40个/L，中性粒细胞0.55，淋巴细胞0.4，间皮细胞0.05。胸片可见右侧胸腔积液，肺部有大小不等的透亮区及结节状阴影，痰液检出抗酸杆菌。B超：左肾内部正常结构消失，可探及多个大小不等的液性暗区，肾实质变薄并有破坏。右肾未见异常，右输尿管下段扩张，膀胱容量小于

50 mL。静脉尿路造影：左肾未显影，右肾显影，结构功能正常，右输尿管全长显影，下段扩张明显。膀胱显影，容量小。

入院后采取抗结核治疗，入院第三天，病情加重，患者大量咯血，呼吸困难，经抢救无效死亡。

尸体检查： 肺：双肺表面及切面有粟粒大小的淡黄色结节，其中有一个无壁的空洞，直径约6 cm。肾：肾包膜不易剥离，切开可见肾的皮、髓质界限不清，有多处干酪样的坏死病灶。腹腔：淡黄色的浑浊液体2 000 mL，空肠有一直径约1 cm的穿孔，肠管部分有狭窄甚至梗阻的现象，肠管与腹膜多处粘连。

镜下检查： 肺、肾、腹膜、肠壁可见由典型的干酪样坏死物质、上皮样细胞、朗格汉斯细胞、淋巴细胞组成的结核结节。

问题讨论

1. 病人的哪些临床表现、体格检查结果、病理检查结果支持其所患何种疾病？
2. 根据病人的临床表现和体格检查结果，推测其肺部和肠道会出现哪些病变？

（袁　娜）

案例分析十八

患者，男性，48岁。

主诉： 右上腹肿块、腹泻半年余，腹痛1周余。

现病史： 患者半年前自觉右上腹出现肿块，腹胀不适，并反复腹泻，无恶心、呕吐，无腹痛、发热，未予重视。近2个月来每日下午自觉畏寒，右上腹肿块逐渐增大。20天前逐渐出现大便次数明显增多，每日可达数十次，大便呈红色果酱样。1周前就诊于当地门诊，行X线气腹造影后出现呕吐、厌食，旋即出现急性上腹痛。以"右上腹部肿块，局限性腹膜炎"收入院治疗，住院后予以药物治疗（具体用药及剂量不详），症状无明显缓解，为继续诊治转来我院治疗。患者自发病以来，神志清，精神差，饮食差，小便正常。体重未见明显变化。

既往史： 既往"慢性气管炎""疟疾"病史，否认高血压、糖尿病、冠心病病史。否认输血史。否认手术、外伤史，否认药物及食物过敏史。

个人婚育史： 24岁结婚，育有1女，配偶及女儿体健。

家族史： 家族中无与患者类似疾病，否认家族有遗传病史。

体格检查： T 39℃，P 90次/min，R 20次/min，BP 139/92 mmHg。

中年男性，神志清，精神差，发育正常，营养差，全身水肿，下腹部压痛阳性，肝大，伴压痛及叩击痛，表面不光滑，腹腔内有少量腹水。

辅助检查： 白细胞15×10^9/L，中性粒细胞0.85，核左移。血细胞沉降率增快。血、尿、大便常规检查无特殊。X线钡餐检查发现胃体外有肿块，胃体被推向左下方。X线气腹造影，发现右膈下无气，胃体外侧有实质性肿块。X线胸腹透视见右膈稍升高，运动正常。

治疗经过：治疗用青霉素、链霉素。次日，体温下降至37～38℃，但进食后立即呕吐，且有腹泻，黏液血便伴腥臭味，每日5、6次。当日下午患者突感气急，右下肺有湿性啰音，疑为肺炎并发症。X线胸部透视见右下胸腔有少量积液。2天后，胸腔积液明显增多，浊音界于第4肋间，气急加重。胸腔穿刺抽得棕红色脓液，诊断为肝右叶阿米巴性脓肿，已穿入右侧胸腔。在脓液中亦找到阿米巴滋养体。即在局麻下做右胸腔闭式引流，昼夜间流出脓液2 000 mL，腹部肿块明显缩小。此外，在肿块处穿刺亦抽得棕红色脓液360 mL。病人气急、呕吐症状无好转。入院第5天，患者气促，昏迷，心音极弱，无脉，四肢湿冷，腹胀，肝浊音界第4～5肋间存在，以下皆为鼓音，抢救无效死亡。

尸体检查：肝重870 g，肝组织呈灰黄色，右叶中部可见一12 cm×9 cm×8 cm单房性囊腔，内含咖啡色黏稠液体，有似烂鱼肉的腐臭味。回肠末端见多发性溃疡，形状、大小不一，最大者6 cm，边缘呈潜行性。腹腔内含草黄色液体约700 mL，肠系膜淋巴结普遍肿大、质软。

镜下检查：在肝囊腔、肠病变的坏死组织与正常组织交界处可查见活动性的阿米巴滋养体，脓肿灶周围有肉芽组织及纤维组织包绕。

问题讨论

1. 根据临床表现、实验室检查及尸体解剖检查结果，做出病理诊断并说明诊断依据。

2. 试分析本病例疾病的发生、发展经过。

3. 本病例死亡原因是什么？

（袁　娜）

▶▶▶ **Part 4** | 第四篇

创新实验

实验一　糖尿病对卵母细胞发育的影响

【研究背景】

糖尿病已成为世界第三大疾病。我国已成为世界第一糖尿病大国，患病率为9.7%，高于世界平均水平的6.4%，另外，还有1.48亿人属于糖尿病前期症状者。据预测，全世界糖尿病患病率（成年人）到2030年将达到7.7%。糖尿病被称为"21世纪的灾难"，给人类健康带来巨大危害，且日趋呈现低龄化患病趋势。

女性1型糖尿病患者，常常面临严重的生殖问题，如不孕、流产、胎儿先天发育异常等。越来越多证据表明，糖尿病对生殖和胚胎的影响可能是由于母体的高糖环境影响卵母细胞成熟造成的。研究表明，糖尿病小鼠超排卵的初级卵母细胞生发泡破裂率降低，卵巢雌激素、孕激素的生成降低，颗粒细胞凋亡增加，卵丘卵母细胞复合体中的缝隙连接显著降低，进而影响了卵母细胞质量。这说明糖尿病严重影响小鼠卵母细胞质量，从而影响受精、早期胚胎的存活、妊娠的建立和维持及胎儿的生长。

探索女性糖尿病患者高血糖浓度对卵母细胞质量的影响及机制，为改善糖尿病患者卵母细胞质量提供理论基础有重要的科学意义。

【实验内容】

1. 请同学们结合以上研究背景，利用图书馆电子资源进一步查阅相关文献，设计实验方案。小组讨论实验方案的可行性。

2. 选择实验动物，制定翔实的研究方法和技术路线，在老师指导下讨论和实施科学研究。

3. 进行预实验，根据预实验的结果验证实验方案的可行性。讨论并制订研究计划。

4. 进行正式实验期间及时与指导老师讨论实验结果，完成实验论文和文献综述撰写。

参考文献

［1］Moley K H. Effect of diabetes mellitus on mouse pre-implantation embryo development. J Reprod Fertil，1991，93（2）：325–332.

［2］Tsai PS，Yamauchi Y，Riel JM，et al. Pregnancy environment，and not preconception，leads to fetal growth restriction and congenital abnormalities associated with diabetes. Sci Rep，2020，10（1）：12254–12260.

［3］Lee J，Lee HC，Kim SY，et al. Poorly-controlled type 1 diabetes mellitus impairs LH-LHCGR signaling in the ovaries and decreases female fertility in mice. Yonsei Med J，2019，60（7）：667–678.

［4］Chang AS，Dale AN，Moley KH. Maternal diabetes adversely affects preovulatory

oocyte maturation，development and granulosa cell apoptosis. Endocrinology，2005，146（5）：
2445-2453.

（隋宏书）

实验二　优质卵母细胞的评价标准

【研究背景】

随着辅助生殖技术（体外成熟、体外受精等）应用的日益增多，挑选优质的卵母细胞已经成为当前哺乳动物生殖研究中的首要问题。评价优质卵母细胞的指标有动物年龄、卵母细胞直径、卵泡直径、卵丘层数及卵细胞质均匀程度等。

研究表明，尽管在成熟培养前对卵母细胞进行了严格的选择（如选择卵丘细胞紧密、卵母细胞胞质均匀的卵丘卵母细胞复合体），但是即使从同一个卵巢收集的卵母细胞，其第一次减数分裂双线期的时相也各不相同。对小鼠生发泡期卵母细胞的研究发现，体积相同或者相似的卵母细胞，其染色质构型并不相同。来自腔比较大的卵泡初级卵母细胞实际上可分为截然不同的两大类：一类称为核仁被包围（surrounded nucleolus，SN）型；另一类称为核仁未包围（non-surrounded nucleolus，NSN）型。前者的染色质十分致密，并特别局限于核仁周围；后者的染色质不甚致密，也不包围核仁。有几方面证据说明 SN 型卵母细胞更接近排卵：①卵泡腔形成前卵泡卵母细胞只有 NSN 型，SN 型只有到胎儿出生后 18 天才出现。②NSN 卵母细胞体积较小。③NSN 型卵母细胞体外成熟的能力和比例都较低。④SN 卵母细胞体外培养后发育到四细胞的比例更高。

因而从不同个体的卵巢、不同大小的卵泡收集的卵母细胞实际上是异质性的。这可能是卵母细胞体外培养成熟质量差异较大，造成体外胚胎发育能力不同的原因之一。所以，仅仅选择细胞质均匀、卵丘细胞紧密的卵丘卵母细胞复合体进行体外成熟培养是不够的，还必须要探索制定出更加严格有效的判定标准，以提高体外成熟卵母细胞的质量。

【实验内容】

1. 结合以上研究背景，利用图书馆电子资源进一步查阅相关文献，深入学习卵母细胞质量的评价标准。

2. 以大鼠、小鼠或豚鼠为研究对象，进行实验方案设计，小组讨论，制定翔实的研究方法和技术路线。

3. 开始进行预实验，根据预实验的结果来验证实验的可行性。与课题组成员讨论，制订研究计划。

4. 进行正式实验期间及时与指导老师讨论实验结果，撰写实验论文或文献综述，课上进行分组讨论。

参考文献

［1］Ge L，Han D，Lan GC，et al. Factors affecting the in vitro action of cumulus cells on the maturing mouse oocytes. Mol Reprod Dev，2008，75（1）：136-142.

［2］Feng W G，Sui H S，Han ZB，et al. Effects of follicular atresia and size on the developmental competence of bovine oocytes：a study using the well-in-drop culture system. Theriogenology，2007，67：1339-1350.

［3］Sui HS，Liu Y，Miao DQ，et al. Configurations of germinal vesicle chromatin in the goat differ from those of other species. Mol Reprod Dev，2005，71（2）：227-236.

［4］Pan LZ，Zhu S，Zhang M，et al. A new classification of the germinal vesicle chromatin configurations in pig oocytes. Biol Reprod，2018，99（6）：1149-1158.

（隋宏书）

实验三　心理应激对人类生殖健康的影响

【研究背景】

心理应激是机体在察觉到环境刺激构成威胁或挑战时，必须做出适应但一时难以应对而表现出来的生理、心理及行为的紧张状态。适度的心理应激会引起大脑皮质唤醒和情绪唤起，产生积极的思维；而过度持久的应激状态，则会损害人的健康，对人体健康起消极作用。

心理应激在现代社会中广泛存在，一般来说，压力事件通过引起消极情绪状态来影响疾病的发病机制，而消极情绪反过来又对影响疾病风险的生物过程或行为模式产生直接影响。现实生活中各种各样的应激刺激都会激活下丘脑-垂体-肾上腺皮质轴（HPA）和交感神经-肾上腺-脊髓（SAM）系统，且长期或反复激活会干扰它们对其他生理系统的控制，从而增加罹患心血管疾病、自身免疫疾病、抑郁、焦虑及癌症的风险。

研究表明，过度的压力和紧张状态可导致睾丸组织中紧密连接的破坏、生殖细胞凋亡及生殖激素水平紊乱等。而当今社会女性承受更高的压力风险，她们对压力的反应也更强烈，因此导致的生殖功能障碍是女性不孕症的一个相对常见的原因。对于女性而言，因不能生育而遭受情绪困扰的可能性是有生育能力的女性的2倍，辅助生殖技术治疗也增加了额外的身体、情感和经济压力。研究表明，接受体外受精和卵子细胞质内单精子注射的妇女、未怀孕的妇女比怀孕的妇女产生更高的焦虑和抑郁，而长期的压力刺激也会加速女性生殖器官的衰老。持久的心理应激和精神紧张状态还会引发女性痛经和经前紧张综合征等问题，严重者可通过降低下丘脑-垂体-卵巢轴（HPO）导致下丘脑闭经。此外，心理应激也可通过靶向调控卵巢、卵泡和卵母细胞的水平间接影响女性生殖生物学，如应激激素（如皮质醇）水平的增加可能通过影响卵泡颗粒细胞的功能来减少雌二醇的产生，从而导致卵母细胞质量下降。妇女妊娠期间的急慢性心理应激可导致自发性早产、先兆子痫、胎儿生长速度减慢、出生时体重下降和头部较小等问题。因此，人们在日常生活中减缓或消除这种心理应激显得尤为重要。

【实验内容】

1. 结合以上研究背景，继续利用图书馆电子资源进一步查阅相关文献，深入探索心理应激的作用机制，选择科学问题，建立假说。

2. 选择合适的模型动物，针对假说进行实验设计，制定研究方案和技术路线，经小组讨论后制订可行性的研究计划。

3. 开始进行预实验，根据预实验的结果来验证实验的可行性。再次与课题组成员讨论，制订翔实的后续研究计划。

4. 进行正式实验期间及时与指导老师讨论实验结果，做好实验记录，着手开始撰写论文和文献综述，课上进行分组讨论。

【参考文献】

[1] Prasad S, Tiwari M, Pandey AN, et al. Impact of stress on oocyte quality and reproductive outcome. J Biomed Sci, 2016, 23 (1): 1-5.

[2] Wang Y, Cao L, Liu X. Ghrelin alleviates endoplasmic reticulum stress and inflammation-mediated reproductive dysfunction induced by stress. J Assist Reprod Genet, 2019, 36 (11): 2357-2366.

[3] Rafique N, Al-Sheikh MH. Prevalence of menstrual problems and their association with psychological stress in young female students studying health sciences. Saudi Med J, 2018, 39 (1): 67-73.

[4] Bleil ME, Adler NE, Pasch LA, et al. Psychological stress and reproductive aging among pre-menopausal women. Hum Reprod, 2012, 27 (9): 2720-2728.

[5] Cohen S, Janicki-Deverts D, Miller GE. Psychological stress and disease. JAMA, 2007, 298 (14): 1685-1687.

（刘　惠）

实验四　动脉平滑肌细胞与血管内膜再生关系的实验设计

【研究背景】

心血管疾病是目前最常见的致死性疾病之一，而动脉粥样硬化是心血管疾病的主要病理原因。对于危及生命的冠状动脉粥样硬化患者，血管成形术、支架植入术、动脉粥样硬化斑块切除和旁路移植术等手术治疗仍然是不可缺少的手段。然而，机械损伤后的血管再狭窄是限制患者预后最突出的问题。血管内膜新生是血管再狭窄的突出病理改变，主要表现为位于手术扩张局部的血管中膜平滑肌细胞（vascular smooth muscle cells，VSMCs）移行至内膜并在内膜增殖，成熟的 VSMCs 由低分化、低增殖的收缩表型去分化为高增殖、高迁移的分泌表型，同时产生大量细胞外基质，造成血管内膜明显增厚，从而促进血管内膜增生的发生和发展。

血管平滑肌细胞（VSMCs）是血管壁的主要细胞，具有多种生理功能。一方面，正常的成熟 VSMCs 主要表现为低增殖、低迁移、低合成和高表达特异性收缩蛋白的收缩表型，以维持血管的收缩力、调节血管张力、调控血压及血流分布；另一方面，与骨骼肌和心肌的终末分化不同，成熟后的 VSMCs 仍具有可塑性，即可通过微环境的改变发生可逆的表型转化。在血管受损、血管重建及动脉粥样硬化的过程中，VSMCs 去分化为高增殖、高迁移、高蛋白分泌的合成表型，是血管性疾病发生和发展的重要病理性因素。VSMCs 的表型转化即 VSMCs 由收缩表型去分化为合成表型的过程。主要表现为 VSMCs 的 α-平滑肌肌动蛋白（SMα-actin，α-SMA），平滑肌肌球蛋白重链（SM MHC）及平滑肌 22α（SM22α）等收缩表型的蛋白标记物表达减少，细胞增殖、迁移特性降低，抑制血管重塑；骨桥蛋白（osteopontin，OPN）等合成表型的蛋白标记物表达增加，细胞增殖、迁移、炎症因子和细胞外基质（extracellular matrix，ECM）分泌增加，加速血管重塑及血管闭塞。

【实验内容】

1. 血管的组织学结构特点，血管平滑肌的结构特点。

2. 动脉粥样硬化的发病机制、病理变化等。

3. 结合以上研究背景，以血管平滑肌细胞为研究对象，利用电子图书资源广泛查阅资料，设计可行的血管平滑肌细胞表型转变模型，并研究可能导致表型转变的因素。

4. 与课题组成员展开讨论，完善实验方案及计划。

5. 指导老师对各组研究方案的科学性、可行性和创新性进行点评，帮助各小组修改、完善其实验方案。

6. 在指导老师指导下进行实验，并写出论文，课堂分组发表。

参考文献

［1］Cannon B. Cardiovascular disease：biochemistry to behavior. Nature，2013，493（7434）：S2-S3.

［2］Katsuki T，Tomoi Y，Yamaji K，et al. Combination therapy of heparin-bonded covered stent and bare-nitinol stent assessed by intravascular ultrasound. Heart Vessels，2020，35（11）：1502-1509.

［3］Wu W，Zhang W，Choi M，et al. Vascular smooth muscle-MAPK14 is required for neointimal hyperplasia by suppressing VSMC differentiation and inducing proliferation and inflammation. Redox Biology，2019，22：101-137.

［4］Shi N，Chen SY. Mechanisms simultaneously regulate smooth muscle proliferation and differentiation. J Biomed Res，2014，28（1）：40-46.

［5］Ding X，Yan Y，Zhang C，et al. OCT4 regulated neointimal formation in injured mouse arteries by matrix metalloproteinase 2-mediated smooth muscle cells proliferation and migration. J Cell Physiol，2020，236（7）：5421-5431.

［6］Lacolley P，Regnault V，Nicoletti A，et al. The vascular smooth muscle cell in arterial pathology：a cell that can take on multiple roles. Cardiovascular Research，2012，95（2）：194-204.

［7］Shi N，Chen SY. Smooth muscle cell differentiation：model systems，regulatory mechanisms，and vascular diseases. J Cell Physiol，2016，231（4）：777-787.

（徐兴华）

实验五　药物致肿瘤细胞凋亡的实验设计

【研究背景】

细胞凋亡即程序性细胞死亡，是细胞普遍存在的一种自发、主动的基因调控过程，在凋亡刺激信号作用下，涉及一系列基因的激活、表达及调控，机体以可控的方式进行自我更新与稳态维持。细胞凋亡其形态和生化方面的变化主要包括DNA断裂、染色质凝聚、细胞皱缩、凋亡小体形成等。肿瘤细胞有两大特点：更高的增殖和分化频率、不容易凋亡。诱导其走向凋亡是肿瘤治疗的重要策略。细胞发生凋亡的内在机制尚待更多的探索，目前一方面主要为相关受体为主的外源性信号（TNF、Fas途径等）通路研究；另一方面为线粒体信号通路研究（细胞缺氧、生长因子缺失等所致，Bcl-2家族蛋白参与调控）和内质网信号（内质网应激等）通路为主的内源性信号通路研究，大多数研究认为凋亡的核心调控分子是Caspase。药物诱导肿瘤细胞凋亡的思路应从通过影响细胞凋亡信号的转导途径、调控凋亡基因和相关蛋白的表达环节入手，寻找凋亡分子靶标，筛选药物及其衍生物，同时要考虑对正常细胞的最小化影响。

【实验内容】

1. 肿瘤的生物学性质。
2. 细胞凋亡的基本概念、分子机制、细胞凋亡与肿瘤发生发展的关系。
3. 药物诱导肿瘤细胞凋亡的机制及选择途径，查阅资料了解哪些临床抗肿瘤药包含凋亡作用。
4. 掌握肿瘤细胞凋亡的检测方法。
5. 结合研究背景知识，利用电子图书资源广泛查阅资料，掌握肿瘤细胞凋亡的机制，以及药物诱导肿瘤细胞凋亡的作用机制。由理解分子机制出发，寻找分子标志物切入点，筛选药物或衍生物，设计研究方法和技术路线，研究小组同学讨论后提交老师分析可行性与科学性，进行实验，整理实验数据形成论文报告，邀请有关研究领域专家点评指导。

参考文献

［1］Nicholson DW, Thornberry NA. Apoptosis: life and death decisions. Science, 2003, 299（6504）: 214–215.

［2］Ziegler DS, Kung AL. Therapeutic targeting of apoptosis pathways in cancer. Curr Opin Onco, 2008, 20（1）: 97–103.

［3］Ke B, Tian M, Li J, et al. Targeting programmed cell death using small-molecule compounds to improve potential cancer therapy. Med Res Rev, 2016, 36（6）: 983–1035.

［4］Cheng X, E Ferrell Jr J. Apoptosis propagates through the cytoplasm as trigger waves. Science, 2018, 361（6402）: 607–612.

［5］Green DR The coming decade of cell death research: five riddles. Cell, 2019, 177: 1094–1107.

［6］Medina CB, Mehrotra P, Arandjelovic S. Metabolites released from apoptotic cells act as tissue messengers. Nature, 2020, 580: 130–135 .

（吴馨培）

实验六　胃癌微环境中癌相关成纤维细胞与胃癌侵袭转移的关系

【研究背景】

胃癌是常见肿瘤之一，目前，有关胃癌侵袭与转移的研究重点放在了癌细胞本身的异常黏附能力或运动能力等方面。然而随着研究的不断深入，发现肿瘤微环境在肿瘤发生、浸润、转移过程中扮演着十分重要的角色。所谓肿瘤微环境是指影响肿瘤发生、生长、侵袭、转移的多种成分组成的复杂整体。肿瘤微环境中主要的细胞成分包括肿瘤细胞、成纤维细胞、脂肪细胞、内皮细胞、炎症细胞及少量浸润细胞等。肿瘤微环境有别于正常细胞与其周围组织所形成的微环境，其最显著的变化是"反应性间质"（即活化的成纤维细胞）的出现。这些活化的成纤维细胞可以合成和分泌适宜肿瘤生长的细胞外基质成分、组织蛋白酶、基底膜，以及促进肿瘤生长、侵袭、转移的各种生长因子和细胞因子等。目前在多种肿瘤中的研究都表明，活化的成纤维细胞（activated fibroblast）决定上皮细胞的命运，其可以促进上皮细胞的恶性转变，在肿瘤的发生发展中有不可忽视的作用，所以又称为癌相关的成纤维细胞（cancer-associated fibroblasts，CAFs）。目前，对其在胃癌演进过程中的详尽机制还有待进一步研究和探讨。

由于肿瘤细胞的遗传不稳定性，目前临床上针对肿瘤细胞本身的治疗往往存在抗药性和疗效越来越差的弊端，肿瘤细胞表面抗原并非治疗癌症的理想靶标，肿瘤微环境中最主要的间质细胞有望成为未来肿瘤靶向治疗的理想靶标。

【实验内容】

1. 胃的组织学结构（主要讨论胃的组织发生、光镜结构及生理功能）。

2. 胃癌的发病机制、病理变化等。

3. 结合以上研究背景，以胃癌组织中癌相关的成纤维细胞为研究对象，检阅相关资料，撰写综述，确定一个拟研究指标。

4. 围绕相应指标，与课题组成员讨论，制订切实可行的实验研究路线和翔实的研究计划。

5. 与指导老师讨论后进行实验操作，并撰写论文。

教师引导学生学习胃组织学、病理学、实验动物学等相关知识，指导学生查阅相关文献。对学生的实验设计从科学性、可行性、创新性和思维方法等方面进行评价和分析。

参考文献

［1］Jemal A，Bray F，Center MM，et al. Global cancer statistics. CA Cancer J Clin，2011，6（12）：69-90.

［2］彭琼乐，孙艳，赵浏阳，等. 癌相关成纤维细胞在肿瘤发生发展中的作用. 生物医学工程学杂志，2013，30（1）：200-203.

［3］Xu BJ，Yan W，Jovanovic B，et al.Microdialysis combined with proteomics for protein identification in breast tumor microenvironment in vivo. Cancer microenviron，2010，4（1）：61-71.

［4］Giaccia AJ，Schipani E. Role of carcinoma-associated fibroblasts and hypoxia in tumor progression. Curr Top Microbiol Immunol，2010，345（10）：31-45.

［5］Cirri P，Chiarugi P. Cancer associated fibroblasts：the dark side of the coin. Am J Cancer Res，2011，1（4）：482-497.

（张景芳）

实验七　导致肝硬化性肝癌因素的实验设计

【研究背景】

原发性肝癌的死亡率在消化道肿瘤的死因中名列第三，每年全世界约有75万例肝癌的新发病例，非洲和亚洲为肝癌的高发地区，近年来其发病率和死亡率明显上升。80%～90%的肝癌患者存在肝硬化，肝硬化是肝癌的最大独立危险因素。最新数据表明，肝硬化并发肝癌的发病率每年为1.5%～6%，肝硬化患者发生肝癌与一些因素有关，全世界5年累积危险度最高的因素是丙型病毒性肝炎肝硬化（17%～30%），其次为血色病（21%）、乙型肝炎肝硬化（10%～15%）、酒精性肝硬化（8%）和胆汁性肝硬化（4%）。其中有症状的晚期肝癌患者5年以上生存率不到10%。如果出现症状以前就进行诊治，5年生存率可超过50%。

肝炎—肝硬化—肝癌三部曲中，早期没有明显的临床症状，发现时，经常已为肝癌晚期。乙型肝炎病毒及丙型肝炎病毒感染是主要危险因素，两者联合起来所导致的肝癌发病数占全部肝细胞癌的80%以上。其中乙型肝炎病毒（HBV）感染是发展中国家肝细胞癌的主要因素，丙型肝炎病毒为发达国家的主要因素。有文献报道，全世界有30%的肝硬化是由HBV感染所致，中国为乙型肝炎高发区，总感染率达60%，即全国有6亿人以上感染过此病毒。有约1.3亿人携带HBV病毒，有1/4可能会发展为慢性肝病，即发病人数超过3 000万，其中10%~20%可发展为肝硬化，1%~5%可演变为肝癌。另外，丁型肝炎也是肝癌的危险因素。丁型肝炎病毒（HDV）是缺陷RNA病毒，复制需要HBV的帮助。大概5%的乙肝表面抗原阳性患者重叠有HDV感染，且重叠感染后肝损伤更为严重，更易发生肝硬化，从而发展为肝癌。

肝硬化性肝癌的发病因素中，其次是脂肪肝和重度饮酒。研究显示，脂肪肝和肝纤维化与肝硬化存在密切关系。不管是哪种原因所引起的脂肪肝，部分病患最后可发展为肝硬化，特别是酒精性脂肪肝，乙醇对肝有明显的毒性作用，长期大量的饮酒，首先可造成脂肪肝，若继续大量饮酒，则可以使酒精性肝炎发展为肝硬化。重度饮酒者80%以上有一定程度的脂肪肝，其中10%~35%可发展为酒精性肝炎，10%~20%可发展为肝硬化。目前不明原因的肝癌发生率正逐渐上升。糖尿病和肥胖是公认的发生肝癌的危险因素，而这两种危险因子与脂肪肝的发生密切相关，因此不明原因的肝癌发生率上升可能与脂肪性肝炎有关，故脂肪性肝炎已被公认为隐源性肝硬化的主要原因。

科学家分析，烟草中可能含有大量肝毒性的物质，如尼古丁，它们会激活许多细胞因子，可导致机体血栓形成、全身炎症及过氧化等，这些因素都可以加快肝硬化的进展。饮酒与吸烟可协同导致双倍以上对机体的危害。另外，黄曲霉毒素浓度与肝癌死亡率呈线性正相关关系，黄曲霉毒素还可以与HBV感染产生协同作用，从而增加肝癌发生危险。

【实验内容】

1. 通过阅读以上研究背景，查阅各种电子及图书资源的相关文献，拟订一个导致肝硬化性肝癌的因素，展开深入调查和研究。

2. 以鼠或兔为研究对象，设计可行的制造肝硬化性肝癌模型的实验方案。

3. 和课题组成员展开讨论，完善实验方案及计划。

4. 指导老师对各组研究方案的科学性、可行性和创新性进行点评，帮助各小组修改、完善其实验方案。

5. 在指导老师的指导下进行实验，并写出论文，课堂上分组发表。

参考文献

［1］韩英，朱疆依. 肝硬化并发肝癌危险因素筛查及综合治疗. 中国实用内科杂志，2013，33（9）：694–697.

［2］Bruix J，Sherman M. Management of hepatocellular carcinoma：an update. Hapetology，

2011，53：1020–1022.

［3］程海文，麦炜.病毒性乙型肝炎预防措施的探讨.中国保健，2007，15（8）：25–26.

［4］汤伯明，张竹梅，王其军，等.饮酒与肝癌的病例对照研究.实用肿瘤学杂志，2002，16（2）：88.

［5］王其军，边建超，张竹梅，等.洛阳市饮酒人群与肝癌发生的相关性研究.实用肿瘤杂志，2003，18（1）：62.

［6］林德南，徐光，杨国安，等.深圳市健康教育与健康促进中长期规划的背景研究.中国健康教育，2005，21（7）：514.

［7］任建松，乔友林.原发性肝癌危险因素与预防研究进展.中国肿瘤，2008，17（4）：293–296.

［8］曹忆嵘，彭利军，欧阳阳阳，等.乙型肝炎病毒感染患者肝硬化发生相关临床危险因素评价.肝脏，2013，18（4）：211–215.

（刘钦来）

实验八　非特异性免疫调节与肿瘤免疫治疗的实验设计

【研究背景】

肿瘤免疫治疗是利用人体的免疫机制，通过主动或被动的方法来增强患者免疫功能，达到杀伤肿瘤细胞的目的，为肿瘤生物治疗方法之一。它主要分为主动免疫治疗、被动免疫治疗和非特异性免疫调节治疗三类。肿瘤免疫治疗的原理是通过增强抗肿瘤免疫应答和打破肿瘤的免疫抑制产生抗肿瘤作用。主动免疫治疗主要是肿瘤疫苗，被动免疫治疗是我们熟知的单克隆抗体（单抗）和近年来名声大噪的嵌合抗原受体T细胞免疫疗法（CAR-T疗法）。而非特异性免疫调节治疗主要是效应细胞刺激剂和免疫负调控抑制剂，其中就包括比较热门的PD-1单抗。

免疫检查点本是人体免疫系统中起保护作用的分子，起类似刹车的作用，防止T细胞过度激活导致的炎症损伤等，称为免疫刹车。肿瘤细胞利用人体免疫系统这一特性，通过过度表达免疫检查点分子，抑制人体免疫系统反应，逃脱人体免疫监视与杀伤，从而促进肿瘤细胞的生长，这称为免疫逃逸。肿瘤限制宿主免疫反应的一个重要机制是提高PD-1配体在肿瘤微环境中的表达量。提高PD-1配体的表达量可以通过多种机制来进行。一种方式是肿瘤细胞本身癌变过程中信号通路的失常导致PD-1配体表达量上升。这些信号通路失常包括EGFR、MAPK或者PI3K-Akt信号通路激活，STAT3和HIF-1表达量升高等。程序性细胞死亡受体1（PD-1）是免疫检查点之一。PD-1在活化的T细胞上表达。PD-1与其配体PD-L1和PD-L2之间的相互作用是复杂的，并发生在免疫应答的多个步骤中。在淋巴结活化后早期的相互作用中，抗原呈递细胞（树突细胞）上的PD-L1/PD-L2通过

PD-1负性调节T细胞活性。PD-1途径在肿瘤微环境中也可能是重要的，其中由肿瘤表达的PD-L1与T细胞上的PD-1相互作用，以抑制T细胞功能。

PD-1免疫疗法的作用机制是针对PD-1或PD-L1设计特定的蛋白质抗体，阻止PD-1和PD-L1的识别过程，部分恢复T细胞功能，从而使T细胞可以杀死肿瘤细胞。从2014年Keytruda获批到2017年底，已有五大PD-1/PD-L1抗体药物上市。主要应用于黑色素瘤、非小细胞肺癌、尿路上皮癌、默克尔细胞癌等。虽然目前还面临不少问题，我们相信通过患者基因筛选，与传统化疗药物联合治疗，一定会给患者带来新的希望。

【实验内容】

1. 相关文献总结：学生利用本校图书馆（含电子数据库）和其他互联网资源仔细全面地查阅相关文献，学习肿瘤免疫治疗相关的基本概念和研究现状，以及PD1/PD-L1单抗的最新进展。课上分组发言讨论，指导教师进行点评。

2. 研究设计：选择尚未应用于临床对应的肿瘤细胞株为研究对象。学生根据已应用于临床肿瘤治疗的实验方案进行分组讨论，研究实验方法和技术路线的改进，重点是针对已知治疗中的不足。教师对各组研究方案的可行性和创新性进行点评，协助完善实验方案。

3. 实验实施：学生在教师指导下采购实验的试剂和耗材。首选进行预实验，根据结果修订后再正式进行实验。学生要认真进行实验并对实验结果进行细致观察和客观记录，实验中遇到问题积极与指导教师沟通探讨及时解决问题。实验完成后，学生汇报总结实验结果，与指导老师一起分析数据，特别是意料之外的数据，撰写实验报告，争取发表研究相关论文。

参考文献

［1］邢续扬，王孝春，何伟.肿瘤免疫治疗及其药物研发进展.中国药科大学学报，2021，52（01）：10-19.

［2］Mahoney KM，Rennert PD，Freeman GJ.Combination cancer immunotherapy and new immunomodulatory targets. Nat Rev Drug Discov，2015，14（8）：561-584.

［3］Tkachev V，Goodell S，Opipari AW，et al.Programmed death-1 controls T cell survival by regulating oxidative metabolism. J Immunol，2015，194（12）：5789-5800.

［4］Chen DS，Mellman I. Oncology meets immunology：the cancer-immunity cycle. Immunity，2013，39（1）：1-10.

［5］Mu CY，Huang JA，Chen Y，et al. High expression of PD-L1 in lung cancer may contribute to poor prognosis and tumor cells immune escape through suppressing tumor infiltrating dendritic cells maturation. Med Oncol，2011，28（3）：682-688.

（刘钦来）

实验九　导致消化性溃疡的病因分析及相应防治方案设计

【研究背景】

消化性溃疡是临床上常见的一种消化系统疾病，是指发生于胃和十二指肠为主的一种消化道慢性溃疡，临床上十二指肠溃疡的发病率要高于胃溃疡。患者人群的年龄也呈现出不同的趋向，十二指肠溃疡多发生于青壮年，胃溃疡则多出现于中老年。也可发生在食管下端、胃空肠吻合术后吻合口周围等处。其形成与胃和十二指肠壁受到胃酸、胃蛋白酶的自身消化作用有关，故称为消化性溃疡。

消化性溃疡起病多缓慢，也可以急性转为慢性。病程可长达几年或数十年。该种疾病多以上腹部疼痛、反酸、嗳气、恶心、呕吐及胃中灼热等为主要表现，并且有病程长、发作周期性、疼痛节律性的特征。疼痛多局限在上腹部。典型胃溃疡多数位于剑突下正中或偏左，十二指肠溃疡则大多在正中偏右，可以为烧灼痛、饥饿痛、痉挛痛及钝痛等。具有某些特定的节律性，胃溃疡常在进食后疼痛发作，经 $1\sim2\,h$，胃排空后疼痛有所缓解。十二指肠溃疡多在空腹时疼痛，常在餐后 $3\sim4\,h$ 发作。疼痛发作的时间还与食物结构、胃肠动力、食物数量和食物在胃肠内停留的时间有关。有时可无腹痛等溃疡病的典型表现，表现为呕血和黑便，严重时可出现多种并发症，如出血、幽门梗阻、穿孔、癌变等。其发病原因常是多因素的，且与外来因素有密切关系。本病时有家族史，其发作与幽门螺杆菌的感染、季节变化、精神紧张或忧郁、吸烟、饮食不调、服用某些药物等因素有关。

由于该病在临床中症状比较多样，病因复杂，临床诊疗时需与胃黏膜脱垂、胃神经症、胃泌素瘤、慢性胃炎及溃疡型胃癌相鉴别。胃镜检查对良、恶性溃疡的区别有重要意义。所以早期做胃镜检查及活组织病理检查极为重要，对癌变的前期及早期胃癌的诊断特别有价值。

比此类溃疡病更为严重的情况则是复合性溃疡，即胃和十二指肠同时出现溃疡；而若胃或十二指肠同时发生两个以上的溃疡，则可以发展为所谓的多发性胃或十二指肠溃疡。只有防治结合，才能从根本上让更多的人远离消化性溃疡的侵扰，筑好消化系统的健康防线。

【实验内容】

1. 文献调查：结合背景知识，查阅相关电子及图书资源，深入学习导致消化性溃疡的常见病因及相应治疗方案。撰写小综述，课上分组发表，教师对分组综述进行点评。

2. 研究设计：以鼠或兔为研究对象，设计可行的制造消化性溃疡模型的实验方案及相应防治方案。学生分组讨论方法及技术路线可行性。学生以 PPT 形式展现研究方案，在课上汇报，并回答来自教师和其他学生的提问。教师对各组研究方案的科学性、可行性和创新性进行研究和点评，帮助各小组修改、完善其实验方案。

3. 方案实施：学生在教师指导下采购实验所需试剂、耗材和动物，反复多次进行预实验，在其可行性得到验证的前提下进入正式实验阶段。学生应养成良好的科研习惯，对实验过程和结果进行观察和记录，并及时跟指导老师沟通和探讨。实验结束后，各小组总结实验结果，撰写科研论文。

参考文献

［1］Wolf S. Peptic ulcer. Psychosomatics，1982，23（11）：1101-1105.

［2］Ebell MH. Peptic ulcer disease. Am Fam Physician，1992，46（1）：217-227.

［3］杨增杰.浅谈消化性溃疡.科技展望，2014，14：161-162.

［4］晁宏军.胃溃疡的病因及防治概述.临床合理用药，2012，5（3）：147.

［5］朗社芳.消化性溃疡常见病因的调查及临床分析.临床医药文献杂志，2017，4（47）：9186.

［6］文海.消化性溃疡常见病因的调查及临床分析.中国医药指南，2016，8（14）：157-158.

［7］杨艺，孟宪生.消化性溃疡的研究进展.世界中医药，2017，4（12）：951-955.

（刘钦来）

实验十　上皮间质转化与肿瘤浸润转移的实验设计

【研究背景】

中国疾病预防控制中心的最新资料显示，目前在我国城镇居民疾病死因中列第一位的是恶性肿瘤，其发生率正呈逐年上升趋势。恶性肿瘤种类繁多，具有不同的组织学来源，并呈现出多样的生物学行为和临床特征。其中，浸润和转移是恶性肿瘤最显著的生物学特征，也是肿瘤患者治疗失败和死亡的直接原因。对多种恶性肿瘤研究的结果表明，尽管其起因、基因型有较大的差异，但肿瘤在发生浸润和转移的过程中却表现出相似的分子机制。这些机制包括：肿瘤细胞黏附特性的改变、细胞外基质的降解、肿瘤细胞迁移、淋巴管血管的生成、肿瘤细胞逃避免疫打击，以及转移靶器官的趋化和生长。理论上讲，如果能够干扰或抑制以上一种或多种机制，就能有效地抑制恶性肿瘤的浸润与转移。

近年来，上皮-间质转化（epithelial-mesenchymal transition，EMT）的概念逐渐成为肿瘤学研究的热点。EMT表述的是上皮细胞逐渐丧失极性及上皮细胞表型，细胞骨架发生改变，获得间质细胞表型的过程。许多研究表明，上皮性恶性肿瘤即癌发生EMT后，癌细胞的迁移、侵袭能力增强，更易向周围组织浸润生长，更易转移扩散至远隔部位。因此，针对肿瘤细胞EMT的相关研究可以帮助我们在抑制恶性肿瘤浸润与转移的治疗中找到新的方法和策略。

【实验内容】

1. 文献调查：学生利用电子及图书资源广泛查阅文献，深入学习肿瘤细胞浸润转移的分子生物学基础，特别是EMT机制。学生撰写小综述，课上分组发表。教师对分组综述进行点评。

2. 研究设计：选择常见的、发生率较高的肿瘤细胞株作为研究对象。各组学生在教师的指导下，根据前期文献调查的结果，集体讨论研究的切入点，自行设计研究方法和技术路线，证实肿瘤细胞中EMT现象的存在，并研究抑制肿瘤细胞EMT对其浸润转移能力的影响。以幻灯形式展现研究方案，在课上进行汇报，回答来自教师和其他同学的提问。教师对各组研究方案的科学性、可行性和创新性进行点评，帮助各小组修改、完善其实验方案。

3. 方案实施：学生在教师指导下采购实验所需试剂和耗材。反复多次进行预实验，在其可行性得到验证的前提下，进入正式实验阶段。学生应养成良好的科研习惯，对实验过程和结果进行细致观察与记录，同时及时与指导教师沟通探讨。实验结束后，各小组总结实验结果，撰写研究论文。

参考文献

［1］莫颖禧，黄光武. 细胞黏附分子在肿瘤浸润转移中的作用. 中国癌症防治杂志，2010，2（2）：140-142.

［2］张华东，黄勇，李宏伟，等. 上皮 - 间质转化研究进展. 中国现代医学杂志，2011，21（31）：3907-3911.

［3］刘君君，陈小松，沈坤炜. 乳腺癌上皮间质转化与耐药关系的研究进展. 肿瘤，2011，32（11）：945-948.

［4］Kalluri R，Weinberg RA. The basics of epithelial-mesenchymal transition. J Clin Invest，2009，119（6）：1420-1428.

［5］Bates RC，Mercurio AM. The epithelial-mesenchymal transition（EMT）and colorectal cancer progression. Cancer Biol Ther，2005，4（4）：365-370.

（李亚琼）

郑重声明

高等教育出版社依法对本书享有专有出版权。任何未经许可的复制、销售行为均违反《中华人民共和国著作权法》，其行为人将承担相应的民事责任和行政责任；构成犯罪的，将被依法追究刑事责任。为了维护市场秩序，保护读者的合法权益，避免读者误用盗版书造成不良后果，我社将配合行政执法部门和司法机关对违法犯罪的单位和个人进行严厉打击。社会各界人士如发现上述侵权行为，希望及时举报，本社将奖励举报有功人员。

反盗版举报电话　（010）58581999　58582371　58582488
反盗版举报传真　（010）82086060
反盗版举报邮箱　dd@hep.com.cn
通信地址　北京市西城区德外大街4号　高等教育出版社法律事务与版权管理部
邮政编码　100120

防伪查询说明

用户购书后刮开封底防伪涂层，利用手机微信等软件扫描二维码，会跳转至防伪查询网页，获得所购图书详细信息。也可将防伪二维码下的20位密码按从左到右、从上到下的顺序发送短信至106695881280，免费查询所购图书真伪。

反盗版短信举报

编辑短信"JB，图书名称，出版社，购买地点"发送至10669588128

防伪客服电话

（010）58582300